Wie arbeite ich mit diesem Buch?

Die Farbgestaltung der Seiten orientiert sich an den einzelnen Kapiteln.

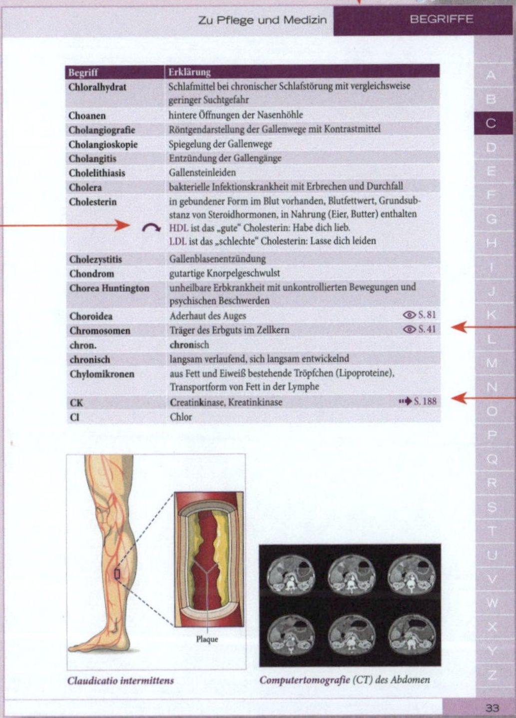

Begriff	Erklärung
Chloralhydrat	Schlafmittel bei chronischer Schlafstörung mit vergleichsweise geringer Suchtgefahr
Choanen	hintere Öffnungen der Nasenhöhle
Cholangiografie	Röntgendarstellung der Gallenwege mit Kontrastmittel
Cholangioskopie	Spiegelung der Gallenwege
Cholangitis	Entzündung der Gallengänge
Cholelithiasis	Gallensteinleiden
Cholera	bakterielle Infektionskrankheit mit Erbrechen und Durchfall
Cholesterin	in gebundener Form im Blut vorhanden, Blutfettwert, Grundsubstanz von Steroidhormonen, in Nahrung (Eier, Butter) enthalten HDL ist das „gute" Cholesterin: Habe dich lieb. LDL ist das „schlechte" Cholesterin: Lasse dich leiden
Cholezystitis	Gallenblasenentzündung
Chondrom	gutartige Knorpelgeschwulst
Chorea Huntington	unheilbare Erbkrankheit mit unkontrollierten Bewegungen und psychischen Beschwerden
Choroidea	Aderhaut des Auges S. 81
Chromosomen	Träger des Erbguts im Zellkern S. 41
chron.	chronisch
chronisch	langsam verlaufend, sich langsam entwickelnd
Chylomikronen	aus Fett und Eiweiß bestehende Tröpfchen (Lipoproteine), Transportform von Fett in der Lymphe
CK	Creatinkinase, Kreatinkinase S. 188
Cl	Chlor

Plaque

Claudicatio intermittens

Computertomografie (CT) des Abdomen

Abkürzungen, Fremdwörter und Pflegefachbegriffe können mit Hilfe der Buchstabenleiste einfach und zügig gefunden werden.

Eselsbrücken fördern das Behalten schwieriger Sachverhalte.

Der durchbrochene Pfeil verweist auf Übersichten im Anhang.

Zahlreiche Abbildungen und Cartoons dienen der Veranschaulichung von Sachverhalten.

Pflegias

Fachwörter

Friedhelm Henke

unter Mitarbeit von der Verlagsredaktion

Cornelsen

Redaktion: Nicole Ebser, Susanne Stucki
Außenredaktion: Grit Dietze, Stefan Schiefer
Umschlaggestaltung: Rosendahl Grafikdesign
Layout und technische Umsetzung: zweiband media, Berlin

www.cornelsen.de

1. Auflage, 3. Druck 2023

Druck: H. Heenemann, Berlin

ISBN 978-3-06-451233-7 (Schulbuch)
ISBN 978-3-06-451498-0 (E-Book)

PEFC/04-31-1156

PEFC zertifiziert
Dieses Produkt stammt aus nachhaltig bewirtschafteten Wäldern und kontrollierten Quellen.

www.pefc.de

Verflixt noch einmal, was bedeutete gleich EBN? Nun schau' ich schon zum dritten Mal nach! Ach ja, Evidence Based Nursing, die evidenzbasierte Pflege. Wer kennt diese Situation nicht? Die vielen Abkürzungen und ständig neuen Begriffe im Pflegealltag können einem schon zu schaffen machen. Im pflegerischen und medizinischen Sprachgebrauch existieren etwa 30 000 Fachbezeichnungen für Organe und deren Funktionen. Es gibt rund 60 000 zu einem Großteil lateinische Begriffe für Krankheiten, Diagnosen und Operationsmethoden, Tendenz steigend. Die Pflegewissenschaft trägt dazu bei, dass zahlreiche weitere, meist englischsprachige Fachbegriffe in den Pflegealltag Einzug halten. Erschwerend kommt hinzu, dass die Schreibweise einzelner Fachbegriffe nicht einheitlich ist oder dass es für ein Phänomen mehrere Fachbegriffe gibt. So findet man den Blinddarm unter den Begriffen Caecum, Coecum, Zökum und Zäkum.
Dieses Buch soll helfen, sich schnell zu einem Fachbegriff zu informieren. Ein vollständiges Nachschlagewerk ist mit diesem Buch nicht beabsichtigt, es soll Sie schließlich im Praxisalltag begleiten. Kurze, prägnante Erläuterungen pflegerelevanter Begriffe bzw. Abkürzungen, mit Abbildungen und Cartoons veranschaulicht, sollen sowohl Berufseinsteigern als auch erfahrenen Pflegekräften eine ständige Hilfe im Pflegealltag sein.
Für die Neubearbeitung in der Reihe für Pflegefachfrauen und -männer wurden die Stichworte und Bilder überprüft, ergänzt und aktualisiert.

Viel Vergnügen beim Suchen, Finden und Merken
wünschen Ihnen

Friedhelm Henke

August 2018

Vorsilbe	Erklärung	Beispiel
a-, an-	fehlend	**a**septisch, **An**urie
aero-	luft	**Aero**sol
angio-	Gefäß-	**Angio**grafie
anti-	gegen	**Anti**körper
arthr, arthro-	Gelenk-	**Arthro**skopie
auto-	selbst	**auto**aggressiv
bi-	zwei	**bi**lateral, **Bi**geminus
bio-	Leben(s)-	**Bio**grafie
brady-	verlangsamt	**Brady**kardie
broncho-	die Bronchien betreffend	**Broncho**skopie
chol-	Galle-	**Chol**angiografie
contra-	gegen	**Kontra**zeptiva
derm-, dermat-	Haut-	**Dermat**itis
dia-	durch, zwischen	**Dia**stole
dys-	erschwert, schmerzhaft	**Dys**pnoe
endo-	innen	**Endo**thel
entero-	Darm-	**Entero**stoma
enzephalo-	Gehirn	Elektro**enzephalo**grafie
epi-	auf, darüber	**Epi**thel
eu-	normal, gut	**Eu**pnoe
ex-	aus, heraus	**ex**trahieren
exo-	außen	**exo**krin
extra-	außerhalb	**extra**uterin
fibro-	Bindegewebe	**Fibro**blastom
gastr-, gastro	Magen-	**Gastr**itis
häm- , hämato-	Blut-	**Hämat**om
hemi-	halbseitig, einseitig	**Hemi**plegie
hepat-, hepato-	leber-	**Hepato**megalie
hetero-	verschieden	**hetero**sexuell
homo-	gleich	**homo**sexuell
hydro-	wasser-	**hydro**phil
hyper-	über	**Hyper**tonie
hypo-	unter	**Hypo**tonie
inter-	zwischen	**Inter**zellularsubstanz
intra-	innerhalb	**intra**zellulär
iso-	gleich	**iso**ton
kard-, kardio-	herz-	**Kard**iogramm
kin-	bewegen	**Kin**ästhetik
kryo-	Kälte-	**Kryo**therapie
laparo-	Bauch-	**Laparo**tomie
lipo-	fett-	**lipo**phil
lith-	stein-	**Lith**iasis

Vorsilbe	Erklärung	Beispiel
lumb-	lende-	**Lumb**alpunktion
makro-	groß	**Makro**angiopathie
mikro-	klein-	**Mikro**angiopathie
muko-	schleim-	**Muko**viszidose
multi-	viel	**Multi**ple Sklerose
myo-	muskel-	**Myo**fibrillen
myk-, myko-	Pilz-	**Myko**logie
nephro-	niere-	**Nephro**logie
neuro-	nerv-	**Neuro**logie
non-	nicht-	**Non**-Hodgkin-Lymphom
olig-, oligo-	wenig, gering	**Oligo**urie
onko-	Krebs-	**onko**gen
ortho-	gerade, richtig	**Ortho**stase
ost-, osteo-	knochen-	**Osteo**porose
ot-, oto-	Ohr-	**Ot**itis
päd-,	Kinder-	**Päd**iatrie
pan-	ganz, alles	**Pan**demie
para-	neben, daneben	**para**venös
patho-	krankhaft	**patho**logisch
peri-	um, herum	**peri**oral
phys-, physiokörperlich	bedingt	**Phys**iologie
phleb-, phlebo-	vene-	**Phlebo**grafie
pneumo-	lungen-	**Pneumo**nie
poly-	viel	**Poly**urie
post-	nach	**post**operativ
prä-	vor	**prä**operativ
primär-	erst-	**Primär**prävention
pro-	vor, zuvor	**Pro**gnose
pseudo-	unecht, falsch, vorgetäuscht	**Pseudo**peritonitis
psych-, psycho-	Seele-	**Psycho**logie
pulmo-	Lunge	**Pulmo**nalarterie
py-, pyo-	eiter-	**Py**othorax
radio-	Strahlen-	**Radio**logie
re-	wieder, rück-	**Re**konvaleszenz
ren-	nieren-	**Ren**in
retro-	zurück, hinter	**retro**peritoneal
rhin-, rhino-	Nase-	**Rhin**itis
semi-	halb	**semi**permeabel
sub-	unter	**sub**febril
super-	über	**super**ior
supra-	über, oberhalb	**supra**pubisch
tachy-	beschleunigt	**Tachy**pnoe

Vorsilbe	Erklärung	Beispiel
thyro-, thyreo-	Schilddrüsen-	Hypothyreose
trans-	durch	**trans**dermal
tri-	drei	**Tri**kuspidalklappe
uro-	urin-, harn-	**Uro**genitalsystem
zyst-, zysto-	blase-	**Zysto**skopie
zyto-	Zell-	**Zyto**logie

Endung	Erklärung	Beispiel
-alg, -algie	-schmerz	**Analgesie**
-ämie	-blut	An**ämie**
-ästhesie	-empfindung	Lokalan**ästhesie**
-ektasie	-erweiterung	Bronchi**ektasie**
-ektomie	operative Entfernung	Zyst**ektomie**
-gen	-erzeugend, erzeugt	pyo**gen**, exo**gen**
-graf, -grafie	-aufzeichner, -aufzeichnung	Elektrokardio**grafie**
-insuffizienz	-schwäche	Nieren**insuffizienz**
-itis	-entzündung	Periton**itis**
-kard	Herz-	Myo**kard**
-logie	-lehre	Physio**logie**
-lyse	-auflösung	Thrombo**lyse**
-megalie	-vergrößerung	Akro**megalie**
-om	-geschwulst, -erguss	Hämat**om**
-ose	krankhafter Zustand, Krankheit	Psych**ose**
-penie	-mangel	Thrombo**penie**
-phil	Vorliebe für etwas	lipophil
-phob	Ablehnung von etwas	**Phobie**
-plasie	-bildung, -formung	Neo**plasie**
-pnoe	-atmen, Atmung	Eu**pnoe**
-poese	-bildung	Erythro**poese**
-rrhö	-fluss	Dia**rrhö**
-skopie	-spiegelung, -betrachtung	Gastro**skopie**
-stase	-stauung, -stillstand	Chole**stase**
-statika	-hemmer	Viro**statika**
-stomie	-eröffnung	Nephro**stomie**
-tomie	-schnitt	Tracheo**tomie**
-top	-ort	ek**top**isch
-trop	-wirkend	ino**trop**
-troph	-(er)nährt	hypo**troph**
-typ	-bild	Phäno**typ**
-urie	-harnausscheidung	Poly**urie**
-zid	-abtötend	bakteri**zid**

A B C D E F G H I J K L M N O P Q R S T U V W X Y Z

Abkürzung	Erklärung
a	Jahr
A	Anleitung
A. Aa. *(Pl.)*	**A**rteria, **A**rteriae (Arterie, -n)
allg.	**allg**emein
B	Beaufsichtigung
bakt.	**bakt**eriell
BB	**B**lut**b**ild
bds.	**b**ei**ds**eits
BE	**B**erechnungs**e**inheit (veraltet Broteinheit); **B**ase **E**xcess
bes.	**bes**onders
bzw.	**b**e**z**iehungs**w**eise
C	Kohlenstoff
C_2H_5OH	Alkohol
ca.	**c**irc**a**
Cal.	**Cal**orie (s. Kalorie)
chron.	**chron**isch
Cl	Chlor
CO	Kohlenmonoxid
CO_2	Kohlendioxid
CT	**C**omputer**t**omografie
CTG	**C**ardio**t**oko**g**ramm (Aufzeichnung von Wehentätigkeit und kindlichen Herztönen)
d	Tag
dB	**D**ezi**b**el
DD	**D**ifferenzial**d**iagnose
desc.	**desc**endens (absteigend)
Diff.-BB	**Diff**erenzial**b**lut**b**ild
EBK	**E**isen**b**indungs**k**apazität
EEG	**E**lektro**e**nzephalo**g**ramm
EK	**E**rythrozyten**k**onzentrat
EKG	**E**lektro**k**ardio**g**ramm
EMG	**E**lektro**m**yo**g**ramm
Essl.	**Essl**öffel
etc.	**et c**etera
EU	**E**nergie**u**msatz
EW	**E**i**w**eiß
EZ	**E**rnährungs**z**ustand
F	**F**rauen; **F**aktor
Fe	Eisen
ggf.	**g**e**g**ebenen**f**alls
Gluc	**Gluc**ose
GU	**G**rund**u**msatz
H	Wasserstoff
h	Stunde
H_2O_2	Wasserstoffperoxid, Wasserstoffsuperoxid
HCl	Salzsäure
HN_3	Ammoniak
HN_4	Harnstoff
HWZ	**H**alb**w**ert**z**eit
I	Iod
i. a.	**i**ntra**a**rteriell
i. c.	**i**ntra**c**utan
i. m.	**i**ntra**m**uskulär
i. v.	**i**ntra**v**enös
ICD	**I**nternational Statistical **C**lassification of **D**isease and Related Health Problems (Internationale statistische Klassifikation der Krankheiten und verwandter Gesundheitsprobleme)
IE	**i**nternationale **E**inheiten
IQ	**I**ntelligenz**q**uotient
IU	**I**nternational **U**nit (s. IE)
J	**J**ahre; **J**od (alt); **J**oule
K	Kalium
Kal.	**Kal**orie (s. Calorie)
kcal	**K**ilo**cal**orien

Abkürzung	Erklärung
kg	**K**ilo**g**ramm
KG	**K**ranken**g**ymnastik oder Körpergewicht
KH	**K**ohlen**h**ydrate
kJ	**K**ilo**j**oule
l	**L**iter
li.	**li**nks
Lj.	**L**ebens**j**ahr
M	**M**änner
m, männl.	**männl**ich
Mg	**M**a**g**nesium
min, Min.	**Min**ute
min.	**min**imal
Mio.	**Mi**lli**o**n(en)
mon, Mon.	**Mon**at(e)
Mrd.	**Mi**lli**ard**e(n)
MRT	**M**agnet**r**esonanz**t**omografie
ms	**M**illi**s**ekunden
N	Stickstoff
Na	**Na**trium
NaCl	Natriumchlorid
neg.	**neg**ativ
NH_3	Ammoniak
NH_4	Harnstoff
NO	Stickstoffmonoxid
NO_2	Stickstoffdioxid, Lachgas
O, O_2	Sauerstoff
O_3	Ozon
o. B.	**o**hne **B**efund, **o**hne **B**esonderheiten
P	Phosphor
Pl.	**Pl**ural
pO_2	Sauerstoffpartialdruck
pp	**p**ost**p**randial
p.p.	**p**ost **p**artum
präop.	**präop**erativ

Abkürzung	Erklärung
R., Rr. *(Pl.)*	**R**amus (Zweig, Ast)
re.	**re**chts
respir.	**respir**atorisch
rezid.	**rezid**ivierend
Rö	**Rö**ntgen
RR	Blutdruck nach **R**iva-**R**occi
RV	**R**esidual**v**olumen
stdl.	**st**ün**dl**ich
syn.	**syn**onym
tägl.	**tägl**ich
Tbl.	**T**a**bl**ette
ther.	**ther**apeutisch
Ther.	**Ther**apie
u. a.	**u**nd **a**ndere, **u**nter **a**nderem
UAW	**u**nerwünschte **A**rzneimittel**w**irkung
UV	**U**ltra**v**iolett
u. U.	**u**nter **U**mständen
V	**V**olt
V. a.	**V**erdacht **a**uf
v. a.	**v**or **a**llem
V., Vv. *(Pl.)*	**V**ene(n)
vgl.	**v**er**gl**eiche
Vit.	**Vit**amin
VK	**V**ital**k**apazität, **V**erbrauchs**k**oagulopathie, **V**erlust**k**oagulopathie
VT	**V**erhaltens**t**herapie
VW	**V**erband**w**echsel
Wo.	**Wo**che(n)
WW	**W**echsel**w**irkung
z. B.	**z**um **B**eispiel
Z. n.	**Z**ustand **n**ach
z. Z.	**z**ur **Z**eit

Begriff	Erklärung	
Abduktion	von der Körpermitte wegführen	S. 11
Adduktion	zur Körpermitte hinführen	S. 11
anterior	vorderer	
Anteversion	nach vorn führen	
ascendens	aufsteigend	
Außenrotation	von der Körpermitte wegdrehen	S. 172
basal	an der Basis liegend	
descendens	absteigend	
dexter, dextra, -um	der, die, das rechte / rechts liegende	
distal	vom Rumpf entfernt gelegene Teile (Extremitäten)	S. 173
dorsal	rückwärts, zum Rücken hin liegend	
Extension	Streckung	
externus, -a, -um	außen liegend	
fibular	auf der Wadenbeinseite liegend	
Flexion	Beugung	
frontal	stirnwärts	
Frontalebene	den Körper in vordere und hintere Hälfte teilende Ebene	S. 172
Horizontalachse	Querachse	
Horizontal- oder Transversalebene	den Körper in obere und untere Hälfte teilende Ebene	S. 172
inferior	unterer	
Innenrotation	Drehung zur Körpermitte	S. 11
internus, -a, -um	innen liegend	
kaudal	steißwärts	S. 173
kranial	kopfwärts	S. 173
lateral	seitlich	S. 173
longitudinal	längsverlaufend	
Longitudinalachse	Längsachse	S. 172
medial	mittelwärts, zur Körpermitte hin liegend	S. 173
median	in der Medianebene (Körpermitte) liegend	
Medianebene	den Körper in rechte und linke Körperhälfte teilende Ebene	
okzipital	hinterhauptswärts	
palmar	handflächenwärts	
plantar	fußsohlenwärts	
posterior	hinterer	S. 173
profundus, -a, -um	tief liegend	
Pronation	Einwärtsdrehung	S. 11

Pronation	und	**Supination**
Brot schneiden		Suppe löffeln

<table>
<tr><th>Begriff</th><th>Erklärung</th></tr>
<tr><td>proximal</td><td>rumpfnah gelegene Teile (von Extremitäten) S. 173</td></tr>
<tr><td>radial</td><td>auf der Speichenseite liegend S. 173</td></tr>
<tr><td>Retroversion</td><td>nach hinten führen</td></tr>
<tr><td>Sagittalachse</td><td>von vorn nach hinten verlaufende „Pfeilachse“ S. 172</td></tr>
<tr><td>Sagittalebene(n)</td><td>Medianebene und alle Parallelebenen S. 172</td></tr>
<tr><td>sinister, sinistra, -um</td><td>der, die, das linke/links liegende S. 173</td></tr>
<tr><td>superficialis</td><td>oberflächlich liegend</td></tr>
<tr><td>superior, superius</td><td>oberer</td></tr>
<tr><td>Supination</td><td>Auswärtsdrehung unten
<table><tr><th>Pronation</th><th>und</th><th>Supination</th></tr><tr><td>Brot schneiden</td><td></td><td>Suppe löffeln</td></tr></table></td></tr>
<tr><td>tibial</td><td>auf der Schienbeinseite liegend</td></tr>
<tr><td>transversal</td><td>quer verlaufend</td></tr>
<tr><td>ulnar</td><td>auf der Ellenseite liegend</td></tr>
<tr><td>ventral</td><td>bauchwärts S. 173</td></tr>
</table>

Bewegungsrichtungen

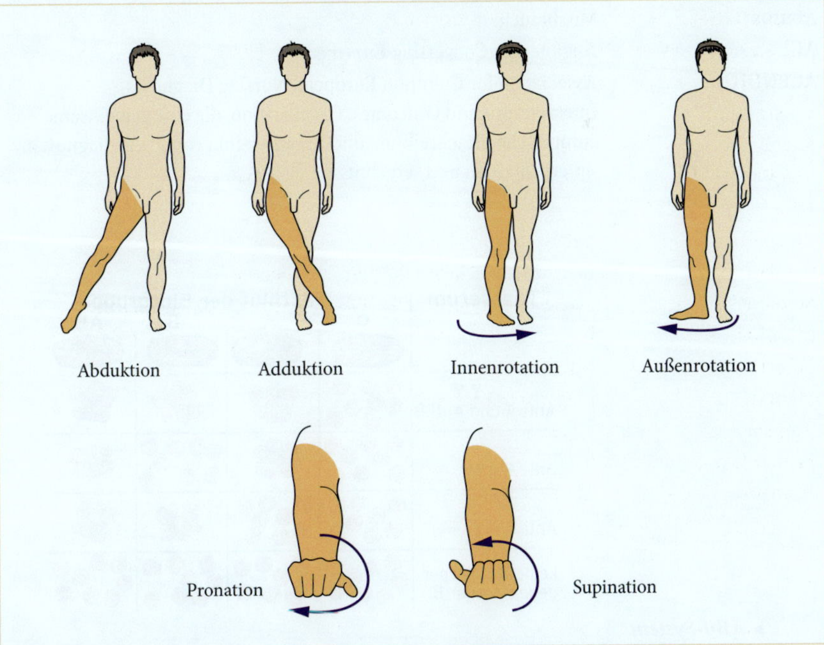

Begriff	Erklärung
a	Jahr (von lat. annum, das Jahr)
A. Aa. *(Pl.)*	**A**rteria, **A**rteriae (Arterie, -n) ➡ S. 174
a.-v.	**a**rterio-**v**enös
AB0-System	Blutgruppensystem nach Landsteiner; Blutgruppen: A, B, AB und 0 👁 unten
abdom.	**abdom**inal(is)
Abdomen	der Bauch
abdominal	den Bauch betreffend
Abdominalatmung	Bauchatmung, Zwerchfellatmung
Abduktion	von der Körpermitte wegführen 👁 S. 11
ABEDL	**A**ktivitäten, **B**eziehungen und existenzielle **E**rfahrungen **d**es **L**ebens; Pflegekonzept nach Monika Krohwinkel 👁 S. 13
Abführmittel *(syn. Laxanzien)*	Mittel zur Förderung und Erleichterung der Stuhlentleerung
Ablatio mammae	chirurgische Entfernung der weiblichen Brustdrüsen
Abort(us)	Fehlgeburt
Abrasio	Ausschabung
Abscence *= engl.: Abwesenheit*	nur wenige Sekunden lange Bewusststeinsstörung (bei ► Epilepsie)
Abstinenz	freiwilliger oder unfreiwilliger Verzicht, Enthaltsamkeit
Abstrich	Methode zur Gewinnung von Untersuchungsmaterial
Abszess	eitrig entzündliche Gewebseinschmelzung
Abusus	Missbrauch
ACE	**A**ngiotensin **C**onverting **E**nzyme
ACENDIO	**A**ssociation for **C**ommon **E**uropean **N**ursing **D**iagnoses, **I**nterventions and **O**utcomes, Organisation, die eine gemeinsame europäische Beschreibung und Klassifikation von Pflegediagnosen, -interventionen und -ergebnissen fördert

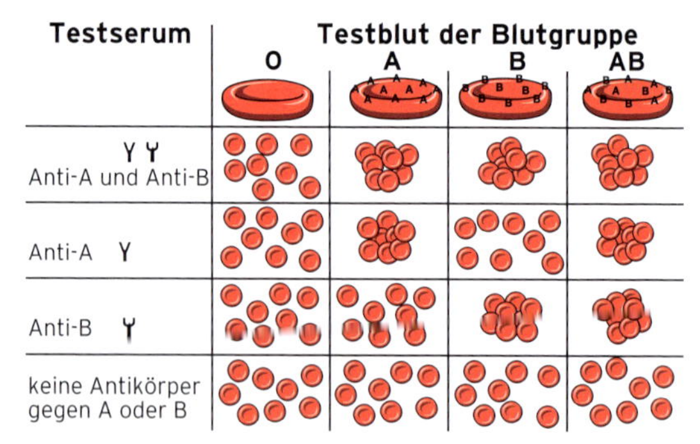

► *AB0-System*

Begriff	Erklärung
Acetylcholin	Botenstoff, Neurotransmitter
Acetylcystein	Arzneimittel zum Lösen von zähem Bronchialschleim
Acetylsalicylsäure	schmerzhemmender Medikamentenwirkstoff
Achillesehnenreflex	Eigenreflex durch Beklopfen oberhalb der Ferse, löst Kontraktion der Beugemuskulatur des Unterschenkels aus
ACTH	**a**dreno**c**ortico**t**ropes **H**ormon ➡ S. 179
ACVB	**A**orto-**C**oronaer-**V**enen-**B**ypass
Adaptation *(syn. Adaption)*	Anpassung, Reaktion des Organismus auf die Umwelt
Adaptionssyndrom	dreiphasige Reaktion des Körpers auf Stress
Adduktion	zur Körpermitte hinführen 👁 S. 11
Adenom	gutartige Drüsengeschwulst
ADH	**a**nti**d**iuretisches **H**ormon ➡ S. 179
ADHS	**A**ufmerksamkeits-**D**efizit-**H**yperaktivitäts-**S**yndrom
Adipositas	Fettsucht, Fettleibigkeit
Adjuvanz, Adjuvantien *(pl)*	Hilfsstoff(e) zur Wirkungsverstärkung (z. B. von Arzneimitteln)

<table>
<tr><td colspan="3">Der Mensch benötigt selbst Fähigkeiten und er benötigt Ressourcen aus der Umgebung, um als Person</td></tr>
<tr><td colspan="3">I Aktivitäten des Lebens zu realisieren und hierbei mit existenziellen Erfahrungen umgehen zu können</td></tr>
<tr><td colspan="3">1 kommunizieren zu können</td></tr>
<tr><td colspan="3">2 sich bewegen zu können</td></tr>
<tr><td colspan="3">3 vitale Funktionen aufrechterhalten zu können</td></tr>
<tr><td>4 sich pflegen zu können</td><td>5 sich kleiden zu können</td><td>6 ausscheiden zu können</td></tr>
<tr><td>7 essen und trinken zu können</td><td>8 ruhen, schlafen und sich entspannen zu können</td><td>9 sich beschäftigen, lernen, sich entwickeln zu können</td></tr>
<tr><td>10 die eigene Sexualität leben zu können</td><td colspan="2">11 für eine sichere und fördernde Umgebung sorgen zu können</td></tr>
<tr><td colspan="3">II Soziale Beziehungen sichern und gestalten und dabei mit existenziellen Erfahrungen umgehen zu können</td></tr>
<tr><td colspan="3">1 im Kontakt sein und bleiben zu können (mit sich und mit anderen)</td></tr>
<tr><td colspan="3">2 fördernde Beziehungen erhalten, erlangen, wiedererlangen zu können</td></tr>
<tr><td colspan="3">3 mit Belastungen in Beziehungen umgehen zu können</td></tr>
<tr><td colspan="3">III mit existenziellen Erfahrungen umgehen und sich hierbei entwickeln zu können</td></tr>
<tr><td colspan="3">1 fördernde Erfahrungen zu machen</td></tr>
<tr><td colspan="3">2 mit belastenden und gefährdenden Erfahrungen umgehen zu können</td></tr>
<tr><td colspan="3">3 Erfahrungen, welche die Existenz fördern oder gefährden, unterscheiden zu können</td></tr>
<tr><td colspan="3">4 lebensgeschichtliche Erfahrungen einbeziehen zu können</td></tr>
<tr><td colspan="3">5 Sinn finden zu können</td></tr>
<tr><td colspan="3">Soziale Bereiche sichern und zu gestalten und dabei mit existenziellen Erfahrungen umgehen zu können.</td></tr>
</table>

ABEDL® – Konzeptionen, Konzepte und Kategorien ©Krohwinkel 1993 in der Fassung 2007/2008

Begriff	Erklärung
Adnexe	Anhangsgebilde der Gebärmutter (Eileiter und Eierstock)
Adoleszenz	letzter Abschnitt zwischen Jugend- und Erwachsenenalter, Reifezeit
Adrenalin	Notfallmedikament, Sympathikomimetikum
Advanced Life Support	europäisch-amerikanische Reanimationsmaßnahmen
aero-	luft-
aerob	Sauerstoff zum Leben brauchend
Aerosol	Gas mit fein zerstäubten festen oder flüssigen Schwebeteilchen
Affekt	zeitlich kurze, intensive Gefühlsregung
afferent	zuführend (bezügl. Nervenfasern)
Affolter-Konzept	Wahrnehmungsförderung durch Fühlen von Handlungsabläufen
Agar-Agar	gelatineartiges Algenprodukt, dient mikrobiologisch als Nährboden
Ageism	engl.: Altersdiskriminierung
Agitiertheit	körperliche Unruhe durch starke Erregung
Agnosie	Störung des Erkennens bei vorhandener Wahrnehmung, empfundene Reize können nicht gedeutet werden
Agonie	Sterbephase, Phase vor Eintritt des Todes
AIDS	**A**cquired **I**mmuno-**D**eficiency **S**yndrome (erworbenes Immunschwächesyndrom durch HIV) S. 168
Air-fluidized-Bett	Spezialbett mit Mikroglaskugelgebläse zur Behandlung von Dekubitus oder Verbrennungen
Ak	▸ **Anti**k**ö**r**per**
Akalkulie	Rechenstörung
Akkommodation	Anpassung der Augenlinse an Entfernungsänderungen
Akren *(Pl.)*	Körperspitzen: Finger, Zehen, Nase, Mund, Kinn, Ohren
Akromegalie	Riesenwuchs der Akren
Aktin	Muskeleiweiß für die Muskelkontraktion (zusammen mit Myosin) ▸ Myosin
Aktinische Keratose	durch Strahlen(therapie) verursachte verstärkte Verhornung, ▸ Spinaliom
Aktionspotenzial	elektrische Spannungsänderung zur Reizweiterleitung und Erregung von Nerven, Muskeln, Drüsen
Aktivitätstheorie	gerontologische Theorie, dernach Aktivität im Alter das Wohlbefinden erhöht
akut	plötzlich, schnell, intensiv
A-Lagerung	Lagerungsform zur Unterstützung der Atmung S. 165
ALAT	**Ala**nin**a**mino**t**ransferase; Enzym der Leber S. 188
Alb	**Alb**umin
Albumine	wasserlösliche kleine Eiweiße im Blutplasma, regulieren kolloidosmotischen Druck
Albuminurie	Vorkommen von Albuminen im Urin
Alexie	Unfähigkeit, den Sinn von Gelesenem zu erfassen

Alveole
(Lungenbläschen)

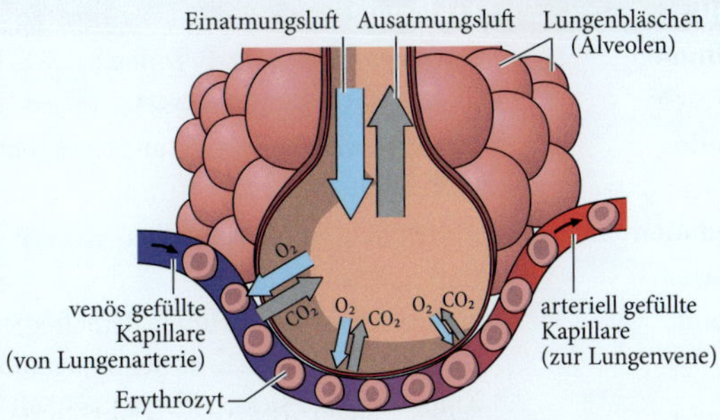

Begriff	Erklärung
Alginat	Material zur Wundversorgung aus Rot- und Braunalgen
Alkalose	Verschiebung des Säure-Basen-Gleichgewichts (pH-Wert des Blutes > 7,45)
ALL	**a**kute **l**ymphatische **L**eukämie
Allen Test	Durchblutungstest an der Hand vor einer Arterienpunktion
Allergen	allergieauslösender Stoff
allg.	**allg**emein
Allgemeinzustand	Bezeichnung für die körperliche Verfassung
Alltagskompetenz	Fähigkeit zum selbstständigen und eigenverantwortlichen Erfüllen der täglichen Aufgaben
Alltalk	Gerät, das mit einer künstlichen Stimme sprechen kann; wird z. B. bei Dysarthrien oder nach Kehlkopfoperationen eingesetzt
Alopezie	Haarausfall
ALS	**a**myotrophe **L**ateral**s**klerose
Altinsulin	veraltete Bezeichnung für Normalinsulin; schnell wirksames Insulin
Altruismus	Selbstlosigkeit
Alveole	Lungenbläschen oben
Alzheimer-Krankheit	nach Alois Alzheimer benannte, neurodegenerative Demenz-Erkrankung
Amaurose	Blindheit
Ambiguitätstoleranz	Fähigkeit, Widersprüche auszuhalten
Ambivalenz	Zwiespältigkeit
ambulant	ohne stationäre Aufnahme
Amenorrhö	Ausbleiben der monatlichen Regelblutung
Aminosäure	Baustein der Eiweiße
Ammoniak	NH_3, Eiweißstoffwechselprodukt S. 189
Amnesie *(retrograd, antegrad)*	Gedächtnisverlust *(vor dem Ereignis, nach dem Ereignis)*
Amp.	**Amp**ulle
Amphetamin	stimulierendes, aufputschendes Rauschmittel mit Suchtpotential

A B C D E F G H I J K L M N O P Q R S T U V W X Y Z

Begriff	Erklärung
Amplitude	Schwingungsbreite, z. B. Differenz zwischen systolischem und diastolischem Blutdruckwert
Ampulle	bauchiges Gefäß; Erweiterung eines röhrenförmigen Organs (z. B. Mastdarm)
Amputation	Abtrennung von Körperteilen
Amylase	stärkespaltendes Enzym
Amyloid	körpereigenes Eiweiß mit fehlerhafter Struktur, welches sich in Organen ablagert (z. B. Proteinablagerungen bei der Alzheimer-Krankheit) und sich zu Plaques anhäuft.
Anabolika *(Pl.)*	Körpereiweiß aufbauende Substanzen
anaerob	ohne Sauerstoff lebend
anal	den After betreffend
Analgesie	Aufheben der Schmerzempfindung
Analgetika *(Pl.)*	Schmerzmittel S. 169
Analogskala	Hilfe zur individuellen Schmerz- oder Prioritätserfassung
Analtampon	Schaumstoff zum Verschluss des Rektums bei Stuhlinkontinenz
Anämie	Blutarmut, Verminderung der Erythrozytenzahl
Anästhesie	Betäubung; Kurzform für die anästhesiologische Abteilung im Krankenhaus; Unempfindlichkeit gegenüber Schmerz-, Temperatur- und Berührungsreizen, Muskelrelaxation
Anästhesiologie	Lehre von der Allgemeinanästhesie (Narkose)
Anästhetika	Medikamente zur allgemeinen oder lokalen Anästhesie
Anamnese	Krankengeschichte S. 17
Anaphylaktischer Schock	akute, maximale und lebensbedrohliche Überempfindlichkeitsreaktion
Anastomose	Verbindung, Öffnung
Anatomie	Lehre vom Bau des Körpers, Kunst des Zergliederns
Androgene	männliche Sexualhormone
Andrologie	Männerheilkunde, männliche Sexualität und Fruchtbarkeit
Aneurysma	Gefäßerweiterung/-aussackung (meist einer Arterie) mit erhöhter Rupturgefahr
Angina	Enge
Angina pectoris	Brustenge
Angiografie	röntgenologische Gefäßdarstellung mit Kontrastmittel
Angiom	Gefäßgeschwulst
Anhidrosis	fehlende Schweißsekretion
Anleitung	Vermittlung von Fertigkeiten
Anomalie	Abweichung von der Regel
Anorexia nervosa	Magersucht
Anosognosie	krankheitsbedingtes Nichterkennen einer halbseitigen Lähmung (Erblindung oder Taubheit)

Anamnese

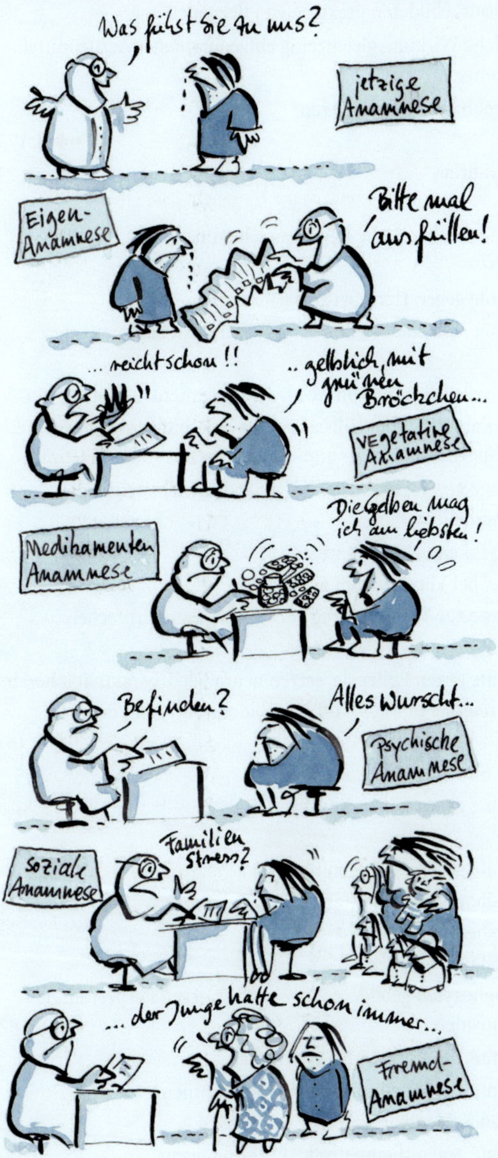
Was führt sie zu uns?
jetzige Anamnese
Eigen-Anamnese
Bitte mal ausfüllen!
... reicht schon!!
... gelblich, mit grünen Bröckchen...
vegetative Anamnese
Medikamenten Anamnese
Die gelben mag ich am liebsten!
Befinden?
Alles wurscht...
Psychische Anamnese
soziale Anamnese
Familien Stress?
... der Junge hatte schon immer...
Fremd-Anamnese

Begriff	Erklärung
ANP	**A**dvanced **N**ursing **P**ractice, engl.: fortgeschrittene Pflegepraxis von universitär ausgebildeten praktischen Pflegenden
Antagonismus	gegensätzliche Wirkung gleichzeitig eingenommener Arzneimittel, ▸ Synergismus
Antazida *(Pl.)*	magensäurebindende Substanzen
anterior	vorderer ➡ S. 173
Anteversion	nach vorn führen
anti-	gegen
Antiallergika *(Pl.)*	Substanzen, die allergische Reaktionen hemmen bzw. therapieren
Antiarrhythmika *(Pl.)*	Medikamente gegen Herzrhythmusstörungen
Antibiotika *(Pl.)*	Medikamente, die Bakterien in ihrem Wachstum hemmen oder abtöten
Anticholinergika *(Pl.)*	Substanzen, die Wirkung von Acethylcholin unterdrücken
Antidekubitussystem	aufeinander abgestimmte Hilfsmittel zur Dekubitusprophylaxe und -therapie (Spezialmatratzen- und -bettensystem)
Antidepressiva *(Pl.)*	Medikamente gegen Depressionen, wirken antriebssteigernd, stimmungserhellend
Antidiabetika *(Pl.)*	blutzuckersenkende Medikamente
Antidot	Gegenmittel bei Vergiftungen ▸ Antitoxin
Antiemetika *(Pl.)*	Medikamente zur Verhinderung von Übelkeit und Erbrechen
Antiepileptika *(Pl.)*	Medikamente gegen Epilepsie, setzen neuronale Überaktivität herab
Antigen	als körperfremd erkannter Stoff, der Bildung von Antikörpern bewirkt ➡ S. 182
Antihistaminika *(Pl.)*	histaminhemmende Medikamente
Antihypertensiva *(Pl.)*, **Antihypertonika** *(Pl.)*	Medikamente gegen hohen Blutdruck
Antihypotonika *(Pl.)*	Medikamente gegen niedrigen Blutdruck
Antikoagulanzien	gerinnungshemmende Substanzen
Antikoagulation	Gerinnungshemmung
Antikonvulsiva	Arzneimittel gegen Epilepsie
Antikörper	von B-Lymphozyten gebildete Abwehrstoffe gegen körperfremde Mikroorganismen ➡ S. 182
Antimykotika *(Pl.)*	Medikamente, die Pilzwachstum hemmen
Antiphlogistika *(Pl.)*	Medikamente, die Entzündungsprozesse hemmen
Antipyretika *(Pl.)*	fiebersenkende Medikamente
Antirheumatika *(Pl.)*, **nichtsteroidale** (NSAR)	Medikamente gegen rheumatische Erkrankungen
Antisepsis	Maßnahmen zur Abtötung und Inaktivierung von Mikroorganismen an lebendem Gewebe ▸ Desinfektion

Begriff	Erklärung
Antiseptika *(Pl.)*	Mittel gegen Wundinfektionen
Antithrombin *(syn. AT III)*	thrombin- und damit gerinnungshemmende Substanzen im Blutplasma
Antitoxin	Gegengift, ▸ Antidot
Antitranspirant	schweißhemmendes Mittel
Anti-Trendelenburg-Lagerung	Beintieflagerung
Antitussiva *(Pl.)*	hustenhemmende Mittel
Anton-Piek-Hotje	Wohn- und Pflegeeinrichtung in Holland für demenziell erkrankte Menschen als Alternative zum psychogeriatrischen Pflegeheim, die eine Versorgung im häuslichen Kontext betont
Antrum	Magenhöhle, der Bereich vor dem Magenpförtner
Anurie	fehlende Urinproduktion
Anus praeter	künstlicher Darmausgang (veraltet), Enterostoma, kurz: Stoma unten
ANV	**a**kutes **N**ieren**v**ersagen
Anxiolytika *(Pl.)*	angstlösende Arzneimittel
Aorta	Hauptschlagader S. 174
AP	**A**lkalische **P**hosphatase
Apallisches Syndrom	Wachkoma, Funktionsverlust der Großhirnrinde
Apathie	Teilnahmslosigkeit
apathogen	nicht krankmachend
APGAR-Schema	Schema zur Beurteilung von **A**tmung, **P**uls, **G**rundtonus, **A**ussehen und **R**eflexen von Neugeborenen unmittelbar nach der Geburt
Aphasie	zentrale Sprachstörung
Aphthen	schmerzhafte entzündliche Geschwüre mit Fibrinbelag, häufig an der Mundschleimhaut unten
Apnoe	Atemstillstand
Apoplex, Apoplexie	Schlaganfall, Schlaganfallsleiden S. 157

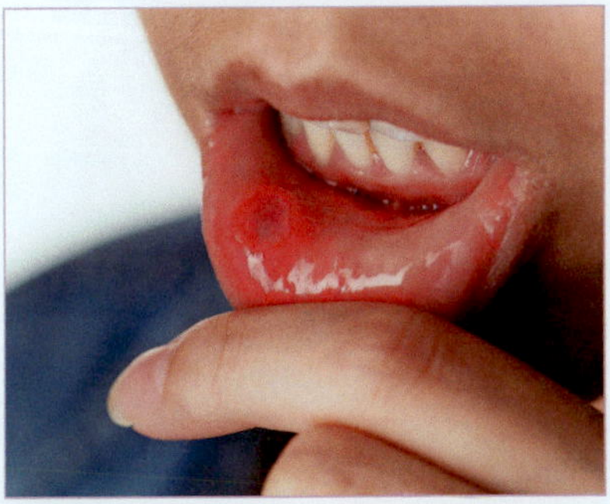

Aphthen

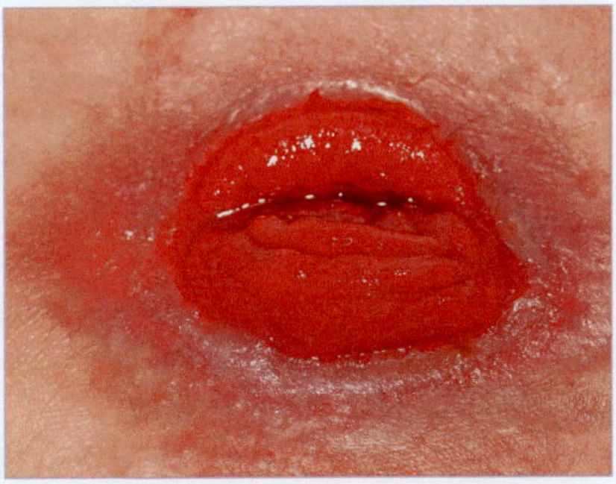

Anus praeter

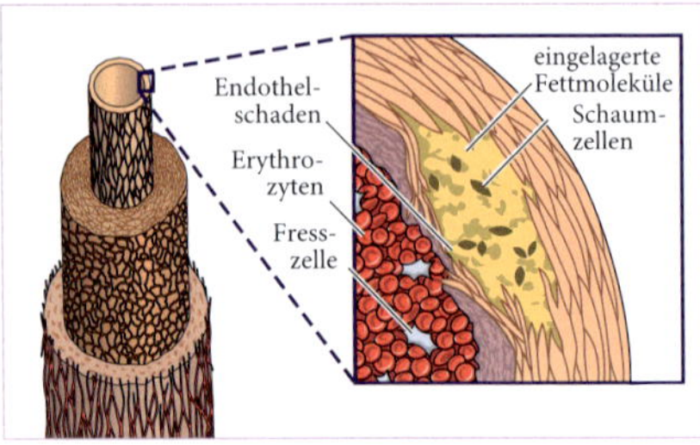

Arteriosklerose

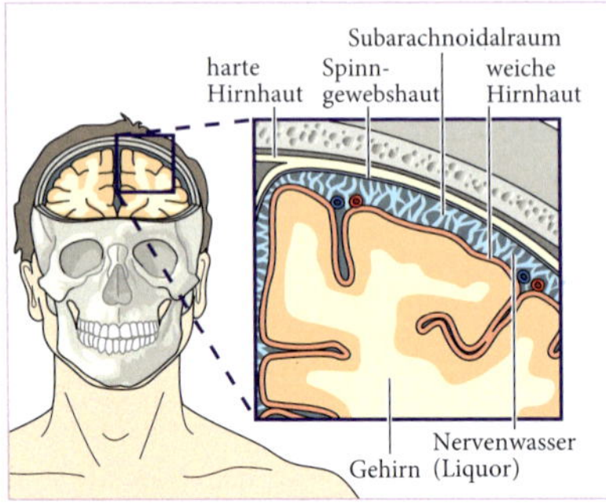

Arachnoidea

Begriff	Erklärung
Appendektomie	Wurmfortsatzentfernung
Appendizitis	Wurmfortsatzentzündung
Applikation	Verabreichung
Apraxie	Störung von /Unfähigkeit zu Handlungs- und Bewegungsabläufen
Arachnoidea	Spinngewebshaut zwischen Pia mater (weicher Hirnhaut) und Dura mater (harter Hirnhaut) 👁 oben
ARDS	**A**cute **R**espiratory **D**istress **S**yndrome ► Schocklunge
Aromatherapie	therapeutische Anwendung von ätherischen Ölen
Arrhythmie	unregelmäßige Herzschlagfolge
Art.	**Art**iculatio (Gelenk)
Artefakt	Kunstprodukt; selbst zugefügte Wunde
Arteria carotis	Halsschlagader ➡ S. 174
Arterie	Schlagader ➡ S. 174
arteriell	die Arterie betreffend
Arteriolen	Widerstandsgefäße zw. Arterien und Kapillaren 👁 S. 83
Arteriosklerose	auch Atherosklerose, Arterienverkalkung 👁 oben
Arthralgie	Gelenkschmerz
Arthritis	Gelenkentzündung
Arthrose	chronischer Gelenkverschleiß
Arthroskopie	Gelenkspiegelung
AS	**A**mino**s**äure
ASA-Klassifikation	Schema zur Einteilung von Patienten bezüglich des Körperzustandes vor Operationen und Narkosen
ASAT	**As**partat**a**mino**t**ransferase; Enzym der Leber
ASB	**a**ssistierte **S**pontan**b**eatmung; **A**rbeiter-**S**amariter-**B**und
ascendens	aufsteigend
ASE	**a**tem**s**timulierende **E**inreibung

Begriff	Erklärung
Asepsis	Keimfreiheit zur Vermeidung von Infektion durch ▸ Sterilisation
Asomnie	Schlaflosigkeit
Aspiration	Ansaugen in die Atemwege
ASS	▸ **A**cetyl**s**alicyl**s**äure; Medikament
Assessment	standardisierte Beurteilung, dokumentierte Einschätzung von Patienten zum Zweck der Datensammlung
Assessment-instrumente	Erhebungsinstrumente in Form von standardisierten Fragebögen oder Skalen zur Datenerhebung und Einschätzung von Patienten, ▸ PAS, Barthelindex etc.
Assimilation	Angleichung, Anpassung
Associate Nurse	Pflegekraft zur Vertretung in der Bezugspflege (Primary nursing)
-ästhesie	-empfindung
Asthma	anfallsweise auftretende, heftige Atemnot
Asystolie	fehlender Herzschlag
Aszites	Bauchwassersucht, Ansammlung von Flüssigkeit in der Bauchhöhle unten
AT III	**A**nti**t**hrombin **III**
Ataxie	Unfähigkeit zur Koordination von Bewegungsabläufen
Atelektase	nicht belüfteter Lungenabschnitt aufgrund kollabierter Alveolen
Atemfrequenz	Anzahl der Atemzüge pro Minute
Atemhilfsmuskeln	Atemmuskeln, die bei verstärkter Atmung aktiviert werden S. 175
Atemtrainer	auch SMI-Trainer, Gerät zur Ventilationssteigerung und Pneumonieprophylaxe unten
Ätiologie	Ursachenlehre

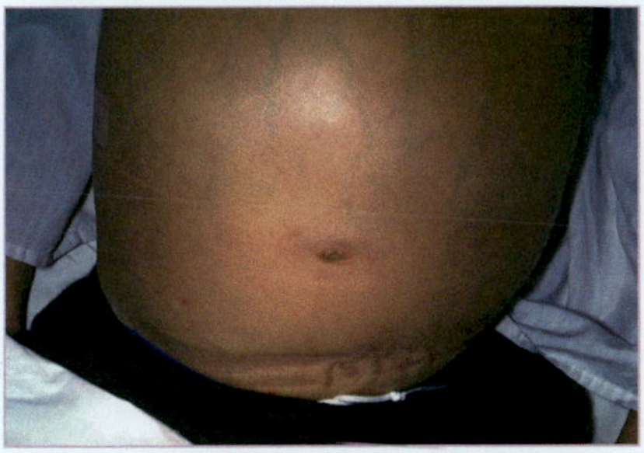

Aszites

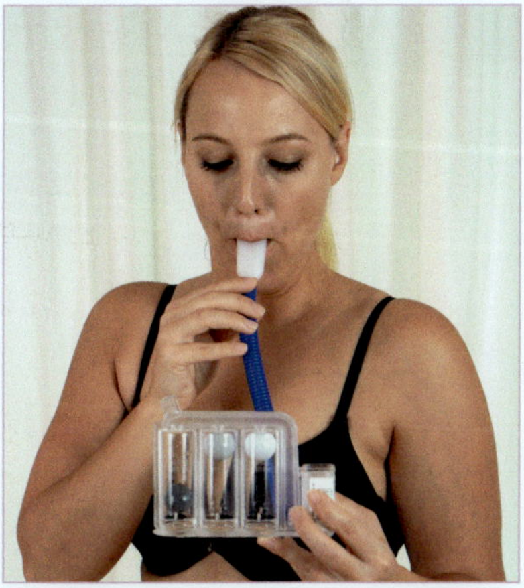

Atemtrainer

Begriff	Erklärung
ATL	Aktivitäten des täglichen Lebens S. 23
Atlas	erster Halswirbel unten
Atonie	Erschlaffung, Spannungslosigkeit
Atopie	erbliche Veranlagung zur Allergie (Asthma bronchiale, Neurodermitis, Heuschnupfen, Nahrungsmittelallergien)
ATP	Adenosintriphosphat
Atrium	Herzvorhof
Atrophie	Schwund, Rückbildung
ATS	Antithrombosestrumpf
Audit	Überprüfung im Rahmen des Qualitätsmanagements
Aura	Vorbote eines epileptischen oder Migräneanfalls (ungewöhnliche Sinnesempfindung)
Auskultation	Abhören unten
Außenrotation	von der Körpermitte wegdrehen S. 11
Ausräumung	manuelle (digitale) Entfernung von Stuhl aus dem Rektum
Auswurf	▸ Sputum, Schleim/Sekret aus den Atemwegen
Autismus	Kontaktstörung mit Rückzug und Isolation von der Umwelt
auto-	selbst
Autoinfektion	Selbstansteckung durch im Körper bereits vorhandenen Krankheitserreger
Autoklav	Sterilisator
Autonomie	Selbstständigkeit, Selbstbestimmung
Autopsie *(syn. Obduktion)*	Leicheneröffnung
Autorität	Anerkennung, Achtung, Führungskompetenz
AV-Block	häufige Herz-Rhythmusstörung, Reizstörung zwischen Herzvorhöfen und -kammern

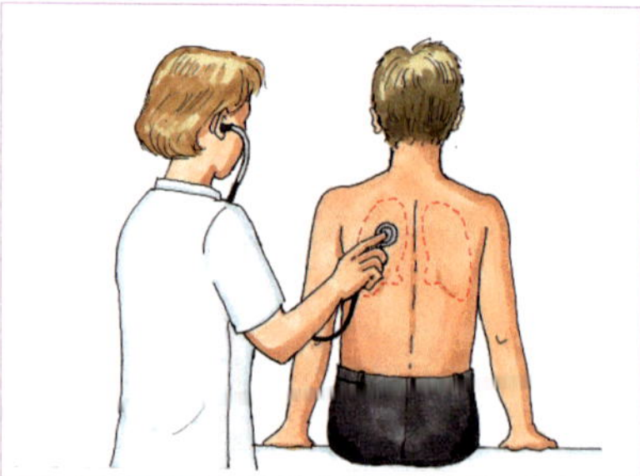

Auskultation

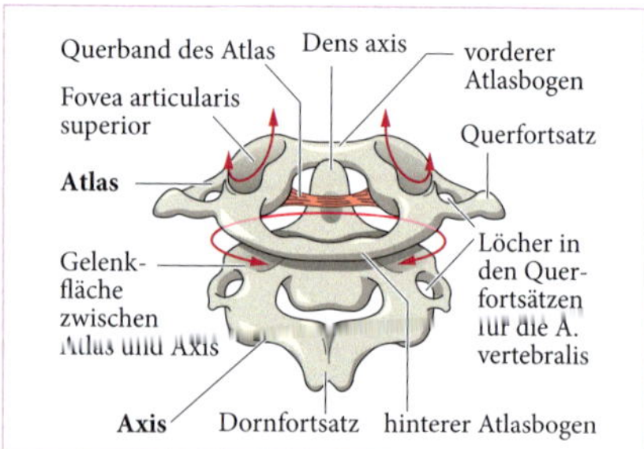

Atlas und Axis

Begriff	Erklärung
AVK	**A**rterielle **V**erschluss**k**rankheit
AWI	**A**tem**w**egs**i**nfektion
AWO	**A**rbeiter**wo**hlfahrt (Wohlfahrtsverband)
axillar	in der Achselhöhle
Axis	zweiter Halswirbel S. 22
Axon	langer schlauchartiger Nervenzellfortsatz zur Reizweiterleitung, synaptischer Neurit
Ayurveda	indische Wissenschaft zur Behandlung von Krankheiten und Förderung der Gesundheit
AZ	**A**llgemein**z**ustand
Azetongeruch	nach überreifem Obst oder Nagellackentferner riechende Ausatmungsluft bei extremem Insulinmangel
Azidose	Übersäuerung, Störung des Säure-Basen-Gleichgewichts (pH-Wert < 7,4)
AZV	**A**tem**z**ug**v**olumen S. 140

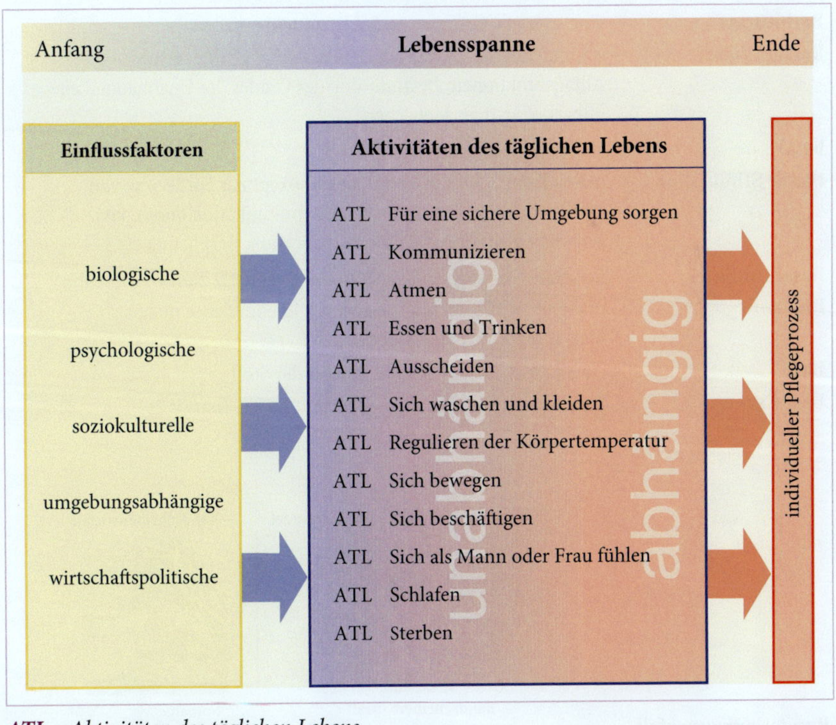

ATL *– Aktivitäten des täglichen Lebens*

A B C D E F G H I J K L M N O P Q R S T U V W X Y Z

Begriff	Erklärung
B I, B II	Billroth I und II, Operationsmethoden bei Magenresektion
Babinski-Reflex	Bestreichen des Fußrandes führt zur Streckung der Großzehe und zum Auseinanderspreizen der anderen Zehen, Symptom bei Störung oder Verletzung der ► Pyramidenbahn
Babixhülle	spezielle muldenförmige Röntgen-Fixierhilfe für Säuglinge
Bacillus	► Bazillen
bakteriell	durch Bakterien verursacht
Bakteriämie	Vorhandensein von Bakterien im Blut
Bakteriophagen	Viren, die sich in Bakterien vermehren
Bakteriurie	Ausscheidung von Bakterien im Urin
bakterizid	bakterientötend
BAL	**b**ronchio**al**veoläre **L**avage ► Bronchiallavage
Balintgruppe	berufsbezogene Selbsthilfegruppe, im Zentrum stehen Beziehungen zwischen Behandelnden und Patienten
Ballonsonde	Sonde mit endständigem, aufblasbarem Ballonsegment
Balneologie	Bäderkunde
Bandscheibenvorfall	auch Bandscheibenprolaps, Verlagerung bzw. Austritt des gallertigen Kerns der Bandscheibe mit evtl. Kompression des benachbarten Rückenmarksnervs unten
Barbiturate	eine spezielle Gruppe von Schlafmitteln
Barthel-Index	standardisiertes Verfahren zur Erfassung grundlegender Alltagsfunktionen, Bestimmung des Grades der Unabhängigkeit pflegebedürftiger Menschen
basal	an der Basis liegend
Basale Stimulation	heilpädagogisches, pflegerisches Konzept zur Förderung von Wahrnehmung, Bewegung und Kommunikation durch das Anbieten grundlegender Reize (Vibration, Berührung etc.)
Basalinsulin	Langzeit-, Verzögerungsinsulin, im Gegensatz zum ► Altinsulin
Basaliom	maligner, infiltrierender und destruierender aber nicht metastasierender Hauttumor
Base	ein alkalischer Säure-neutralisierender Stoff
Base Excess	Basenüberschuss, Störung des Säure-Basen-Haushalts

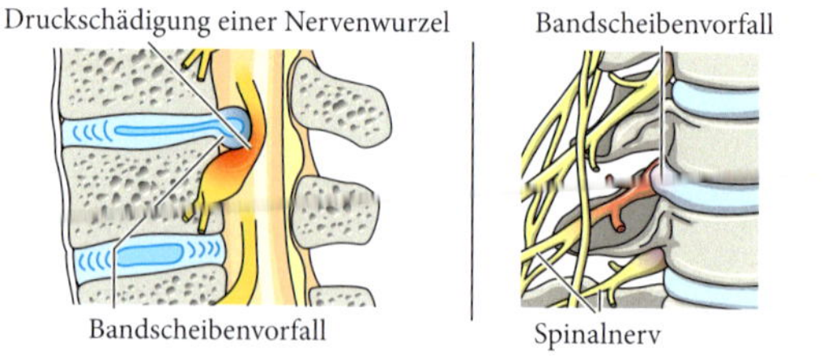

Bandscheibenvorfall

A B C D E F G H I J K L M N O P Q R S T U V W X Y Z

Begriff	Erklärung
Basedow-Krankheit *(M. Basedow)*	Schilddrüsenüberfunktion mit Merseburger Trias (Struma, Exophtalmus, Tachykardie)
Basic Life Support	Grundmaßnahmen der kardiopulmonalen Reanimation, auch für Laien
basophil	Affinität zu basischen, bläulichen Farbstoffen
Bauchpresse	Zusammendrücken des Bauchinhaltes durch die Bauchmuskeln
Bauhin-Klappe *(Ileozäkalklappe)*	Schleimhautfalten an der Mündung des Dünndarms in den Dickdarm
Bazillen	sporenbildende Bakterien
Beatmung	Belüftung der Lunge durch Hilfsmittel (Beatmungsbeutel, Beatmungsmaschine)
Bechterew-Krankheit	von W. Bechterew beschriebene Autoimmunkrankheit, chronisch-entzündliche Erkrankung mit Kontrakturgefahr der Wirbelsäule
Beckenboden	muskulöser Verschluss des Beckenausgangs 👁 unten
Beckenendlage	Kindslage vor/während der Geburt, bei der das Beckenende vorausgeht
Bedside test	Kontrolle der AB0-Blutgruppen unmittelbar vor einer Bluttransfusion, „am Bett ausgeführt" 👁 unten
Behavioral Pain Scale	Verhaltensschmerzskala zur Fremd-einschätzung z. B. bei beatmeten Patienten
Belastungs-EKG	Aufzeichnung der elektrischen Herzaktivität unter kontrollierter Belastung, meist Fahrradergometrie
benigne	gutartig (im Gegensatz zu maligne) ▸ maligne
Benzodiazepine	angstlösende, sedierende Psychopharmaka
Berechnungseinheit	Rechenhilfe für Diabetiker zur Bestimmung des Kohlenhydratgehalts von Nahrungsmitteln z. B.: 1 Apfel 1,0 BE; Quark 0,3 BE Getreide 5,0 BE; gegarte Kartoffeln 1,2 BE

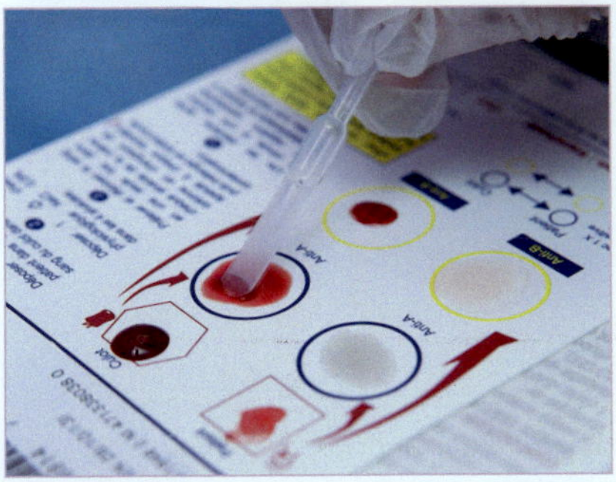

Bedside test

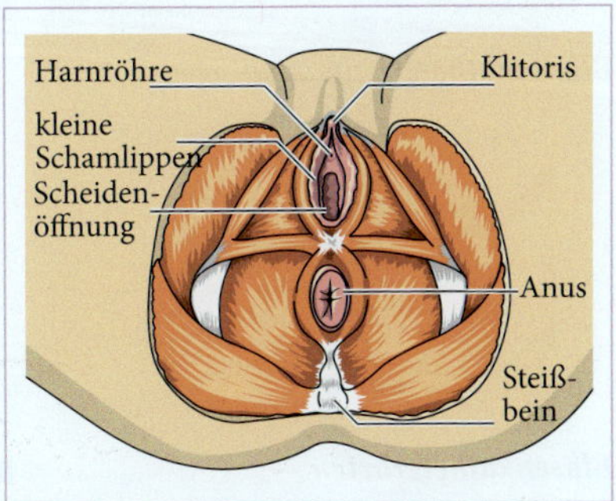

Beckenboden

Begriff	Erklärung
Betablocker, Betarezeptorenblocker	Arzneimittel, die Wirkung der Neurotransmitter Adrenalin und Noradrenalin an den Betarezeptoren der Erfolgsorgane (wie Herz, Bronchien, Arteriolen) hemmen
Betasympathikomimetika *(Pl.)*	Arzneimittel mit stimulierender Wirkung auf die Betarezeptoren
Betreutes Wohnen	Wohnform in Wohngemeinschaften in der Jugend-, Behinderten- oder Altenhilfe
Bewegungsapparat	anatomische Gesamtheit von Knochen und Gelenken, Muskeln, Sehnen und Bändern ➡ S. 175, 176
Bezugspflege	Auch Primary Nursing; Pflegesystem, bei dem eine Pflegende die Betreuung einer oder mehrerer Patienten für deren Aufenthalt in der Pflegeeinrichtung, ggf. auch darüber hinaus, eigenverantwortlich übernimmt.
BfArM	**B**undesinstitut **f**ür **Ar**zneimittel und **M**edizinprodukte
BGA *(Blutgasanalyse)*	Bestimmung von Sauerstoff- und Kohlendioxidzusammensetzung sowie Säure-Basen-Haushalt im Blut
BGH	**B**undes**g**erichts**h**of
BGW	**B**erufsgenossenschaft für **G**esundheits- und **W**ohlfahrtspflege
BIA	**B**ioelektrische **I**mpedanz**a**nalyse, zur Bestimmung der Körperzusammensetzung

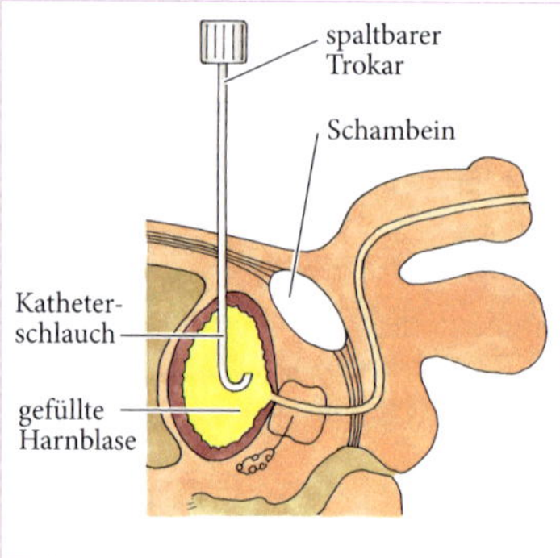

Blasenkatheter, *suprapubischer*

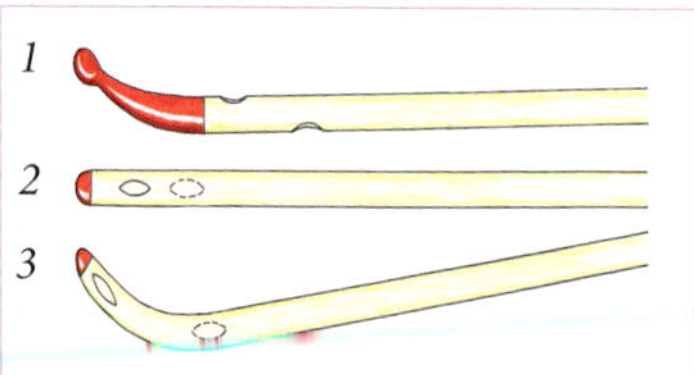

Blasenkatheterarten
1. Tiemann 2. Nélaton 3. Mercier

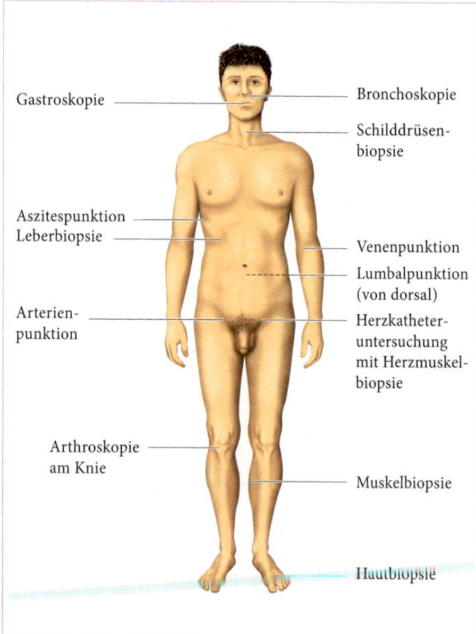

Biopsie: *Punktions-, Endoskopie- und Biopsiearten*

Begriff	Erklärung
Bias	Systemfehler durch falsch ausgerichtete Methoden (z. B. Suggestivfragen)
Bigeminus	Zwillingspuls, Form der ► Arrhythmie
Bili	**Bili**rubin ➡ S. 189
Bilirubin	Gallenfarbstoff, Abbauprodukt des Hämoglobins ➡ S. 189
Bilirubinämie	Anreicherung von Bilirubin im Blut
Bioethik	moralischer Umgang des Menschen mit der belebten Natur
Biofeedback	biologische Rückkopplung; Methode der Psychotherapie
Biofilm	glänzender Wundbelag infolge einer Keimbesiedlung, der die Heilung stört
Biografiearbeit	Einbeziehen biografischer Daten von Pflegebedürftigen in die Pflegeplanung mit dem Ziel einer patientenorientierten Pflege
Biopsie	Entnahme einer Gewebeprobe mittels Hohlnadel am lebenden Patienten 👁 S. 26
Biorhythmus	periodische Schwankungen der Körperfunktionen
Biot-Atmung	intermittierende Atmung, tiefe Atemzüge werden von Atempausen unterbrochen
Biotin	Vitamin H
Bisphosphonat	Arzneimittel zur Regulierung des Kalziumstoffwechsels (z. B. bei Osteoporose) ► Kalzitonin
Blasenkatheter	Instrument zur künstlichen Harnableitung
Blasenkatheter, suprapubischer	künstliche Harnableitung durch die Bauchdecke oberhalb der Symphyse 👁 S. 26
Blutdruckamplitude	Differenz zwischen systolischem und diastolischem Blutdruck
Blutdruckmessung, invasive	auch direkte oder blutige Blutdruckmessung mittels arterieller Kanüle und Messsystem mit Druckwandler in einem arteriellen Blutgefäß
Blutdruckmessung, noninvasive	Blutdruckmessung mittels Messgerätes an einer Extremität, nach Riva-Rocci, oszillatorisch oder palpatorisch
Blutkultur	Keimanzüchtung aus einer venösen Blutprobe
Blutplasma	flüssiger Blutanteil mit Gerinnungsfaktoren
Bluttransfusion	Übertragung von Blut oder Blutbestandteilen

***Blutdruckmessung**, invasiv:*

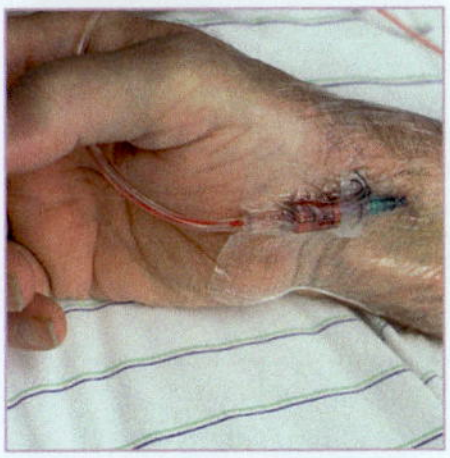

a) Arterielle Verweilkanüle

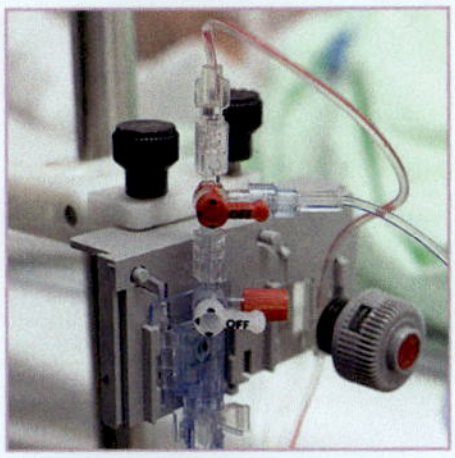

b) Druckwandler

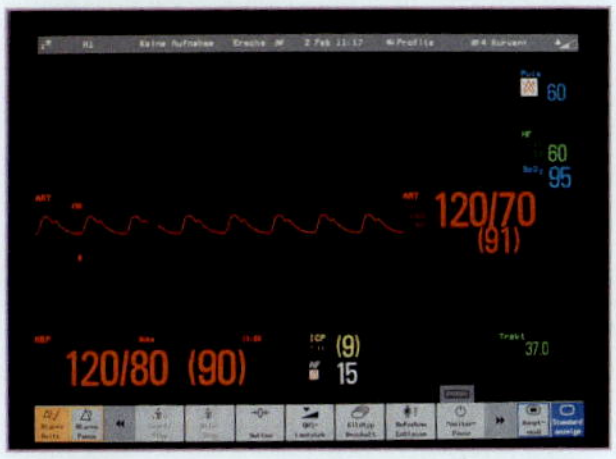

c) Arterielle Druckkurve

A B C D E F G H I J K L M N O P Q R S T U V W X Y Z

Begriff	Erklärung
Blutserum	flüssiger Blutanteil ohne Gerinnungsfaktoren
Blutzucker	Glukosegehalt im Blut S. 39, 181 S. 190
BMG	**B**undes**m**inisterium für **G**esundheit
Bobath-Lagerung	Lagerung nach der Bobath-Methode, um spastischen Lähmungserscheinungen entgegenzuwirken
Bobath-Methode	physiotherapeutisches Behandlungskonzept zur Verhinderung bzw. Abschwächung spastischer Lähmungen bei Apoplex
Body-Mass-Index	Index zur Beurteilung des Körpergewichtes nach der Formel BMI = Körpergewicht in kg/Körperlänge in m im Quadrat
Böhm-Interaktionsmodell	Psychodynamisches Pflegemodell, von Erwin Böhm 1999 in Österreich entwickelt
Bolus	Bissen; Medikamentenmenge auf einmal eingenommen/verabreicht
Borderline-Syndrom	psychische Störung (emotional instabile Persönlichkeit)
Borken	Verkrustungen, z. B. auf der Mundschleimhaut
Borreliose	durch Borrelien verursachte fieberhafte Infektionskrankheit
Botulismus	durch Toxine des Bakteriums Clostridium botulinum verursachte Vergiftung, meist Lebensmittelvergiftung
Bougierung	Aufdehnung, Weitung
Bowman-Kapsel	becherförmige Einstülpung der Harnkanälchen um Gefäßknäuel des Nierenkörperchens unten
Bradenskala	Assessmentinstrument, Skala zur Einschätzung des Dekubitusrisikos
Bradykardie	verlangsamter Herzschlag
Bradykinese	verlangsamte Bewegung
Bradypnoe	verlangsamte Atmung

Bradykardie	und	Tachykardie
Bei **Bra**dykardie stell dir eine **Bre**mse vor.		Bei **Tach**ykardie stell dir ein **Tach**ometer (Geschwindigkeitsmesser) vor.

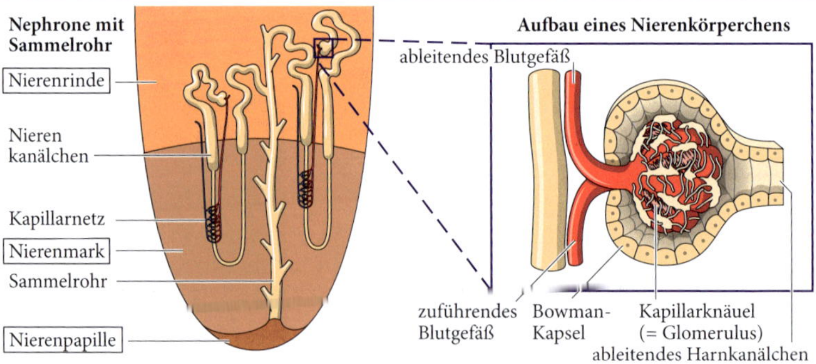

Bowman-Kapsel

Begriff	Erklärung
Brailleschrift	von Louis Braille entwickelte Punktezeichensystem, Blindenschrift
Braun-Schiene	Schaumstoffschiene zur Lagerung und Ruhigstellung der unteren Extremitäten
Briden	Verwachsungsstränge
Brief-Pain-Inventory	Anamnese und Verlaufsbogen zur Schmerzerfassung
bronchial	an den Bronchien
Bronchiallavage	Spülung der Bronchien z. B. mit physiologischer Kochsalz-Lösung
Bronchialtoilette	Absaugen von Bronchialsekret
Bronchiektasen	irreversible, sackförmige Erweiterungen der Bronchien
Bronchitis	Entzündung der Bronchien
Bronchoskopie	endoskopische Untersuchung der Luftröhre und Bronchien
Bronchospasmus	Krampf der Bronchialmuskulatur
Brustwand-ableitungen	unipolare Ableitungen der elektrischen Herztätigkeit von der Brustwand (V1–V6, V7–V9) nach Wilson unten
BSG	**B**lutkörperchen**s**enkungs**g**eschwindigkeit S. 187
BSN	Berner Schmerzscore für Neugeborene
BSR	**B**izeps**s**ehnen**r**eflex
BSV	Bandscheibenvorfall
BtM	**B**e**t**äubungs**m**ittel
BtMG	**B**e**t**äubungs**m**ittel**g**esetz
Bucca	Wange
Bülau-Drainage	Pleuradrainage, Thoraxdrainage zur Entfernung von Luft oder Sekret aus dem Pleuraspalt
Bulimie *(Bulimia nervosa)*	Essstörung, Ess-Brech-Sucht
Buried-Bumper-Syndrom	Inaktivität der Magensonde, wenn deren Halteplatte in die Magenschleimhaut eingewachsen ist
Burn-out-Syndrom	Ausgebranntsein, Erschöpfungsreaktion
Bursa	Schleimbeutel
Bursitis	Schleimbeutelentzündung

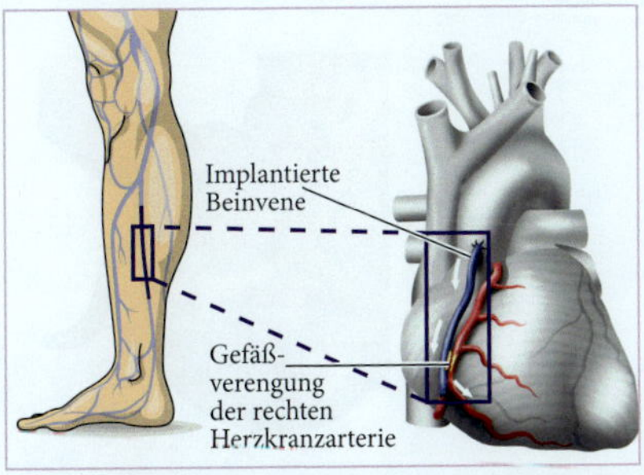

***Brustwandableitungen** nach Wilson*

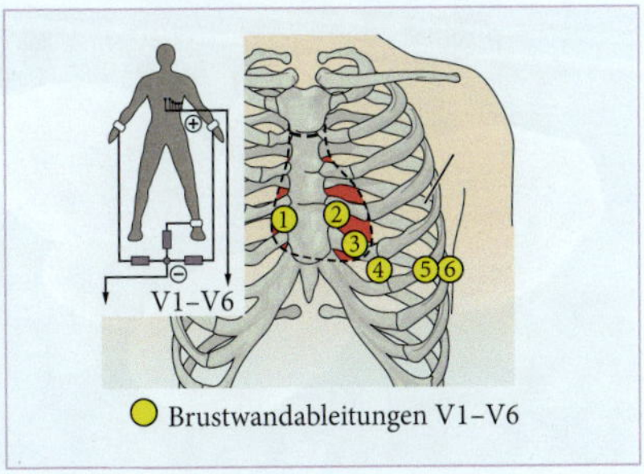

***Bypass**-Operation*

A B C D E F G H I J K L M N O P Q R S T U V W X Y Z

Begriff	Erklärung	
Butterfly	Flügelkanüle mit Kunststoff-Fügeln, -Schlauch und Stahlhohlnadel	
BVZ	**B**rand**v**erletzten**z**entrum	
BWK	**B**rust**w**irbel**k**örper	➜ S. 177
BWS	**B**rust**w**irbel**s**äule	➜ S. 177
Bypass	Umgehung, z. B. von verschlossenen Koronararterien	👁 S. 29
BZ	**B**lut**z**ucker	👁 S. 39, 181 ➜ S. 190
B-Zellen	B-Lymphozyten	➜ S. 182
bzw.	**be**ziehungs**w**eise	
Ca-Antagonisten, Kalziumantagonisten	Substanzen, die Kalziumeinstrom in die Zelle hemmen, wirken blutdruck- und/oder herzfrequenzsenkend	
Caecum	Blinddarm	👁 unten
Calcitonin	Schilddrüsenhormon, reguliert Knochenstoffwechsel	
Callus, Kallus	neugebildeter Knochen an der Bruchstelle einer Fraktur	
Calor	Hitze; Zeichen der Entzündung: 1. Rötung (Rubor), 2. Schwellung (Tumor), 3. Schmerzen (Dolor), 4. Überwärmung (Calor), 5. Funktionsverlust (Functio laesa)	
Canaliculus	kleiner Kanal, Kanälchen	
Canalis	Kanal	
Cancer	Krebs, siehe Karzinom	
Candida albicans	Hefepilz, Erreger der Candida-Mykosen (= Pilzinfektionen)	👁 unten
Candidose	Infektionskrankheit durch Pilze der Gattung Candida	
Cannabis	Droge, indischer Hanf, erzeugt Rauschzustände	
Cantou-Modell	engl.: Feuerstelle, familienähnliche Lebens- und Wohnform mit zentraler Küche (Herd)	
Capsaicin	Chilischoten-Wirkstoff, inaktiviert bestimmte Schmerzrezeptoren (der C-Fasern)	

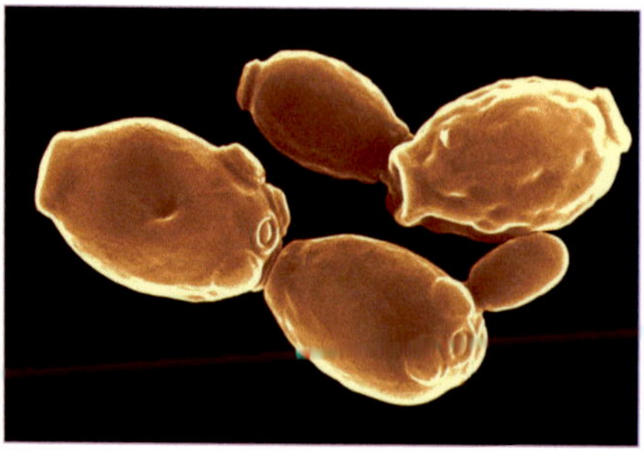

Candida albicans

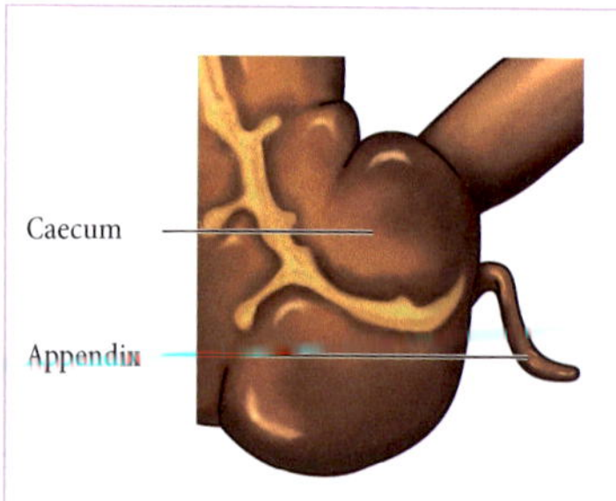

Caecum

Begriff	Erklärung
Capsula	Kapsel
Caput	Kopf
Carcinom, Karzinom	bösartige (maligne) Geschwulst des Epithelgewebes, umgangssprachlich Krebs unten
Cardia, Kardia	Mageneingang; Herz
Cardiac index	CI, ► Herzindex
Cardiologie, Kardiologie	Lehre vom Herzen, medizinische Fachrichtung für Herzerkrankungen
care	engl. für Sorge, Fürsorge, Pflege
Care Management	Organisationsform für Pflegedienstleistungen
Carina tracheae	Aufzweigungsstelle der Luftröhre in die beiden Hauptbronchien
Carotis	► Arteria carotis
Cartilago	Knorpel
Case Management	Fallmanagement zur Koordination der Behandlung eines Patienten
Catgut	chirurgisches Nahtmaterial, selbstauflösend/resorbierbar
Cauda equina	„Pferdeschweif", ab dem dritten Lendenwirbel frei verlaufende Nervenfasern
cave	Vermeide! Beachte!
CAVH	**C**ontinued **A**rteriovenous **H**emofiltration (kontinuierliche arterio-venöse Hämofiltration)
CAVK	**c**erebral **a**rterielle **V**erschluss**k**rankheit
Cavum	Hohlraum
CCT	**C**ranial **C**omputerized **T**omography (Schädel-CT)
Cephalgie	Kopfschmerz

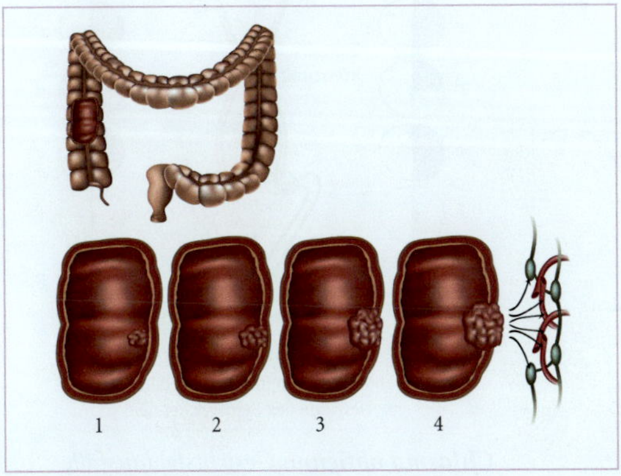

*Colon-**Carcinom**; vier Stadien*

A B C D E F G H I J K L M N O P Q R S T U V W X Y Z

Begriff	Erklärung
Cerebellum	Kleinhirn unten
cerebral	auf das Gehirn bezogen
Cerebrum	Großhirn S. 100
cervikal	den Hals betreffend
Cervix	Hals z. B. Gebärmutterhals
Charge	Produktionsserie, Menge eines Arzneimittels pro Herstellungsvorgang
Charrière	Einheit für die Dicke von Kathetern, z. B. Blasenkatheter 1 Charriere = 1/3 mm
Charta	Urkunde für Staats- u. Völkerrecht, z. B. Charta der Rechte hilfe- und pflegebedürftiger Menschen
Chemorezeptoren	Nervenendigungen, die auf chemische Reize (z. B. Geruch) reagieren
Chest-Pain-Units	Brust-Schmerz-Einheiten, stationäre Abteilungen für Patienten mit Brustschmerzen
Chemotherapeutika *(Pl.)*	Wirkstoffe, die natürlich vorkommen oder künstlich hergestellt werden und gegen Bakterien oder Tumorzellen wirken
Chemotherapie	Einsatz von Chemotherapeutika
Cheyne-Stokes-Atmung	periodische Atmung mit Pausen und zu- und abnehmender Atemtiefe
Chiasma opticum	Sehnervenkreuzung unten
Chirotherapie	manuelle Behandlung zum Einrenken verschobener Gelenke
Chirurgie	operative Behandlung von Krankheiten und Verletzungen

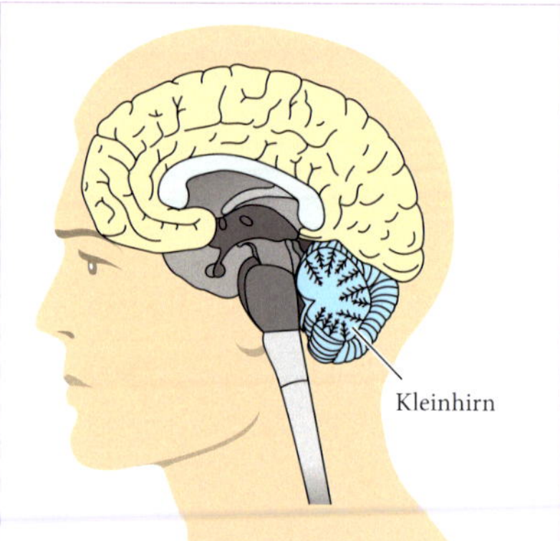

Cerebellum *(Kleinhirn)*

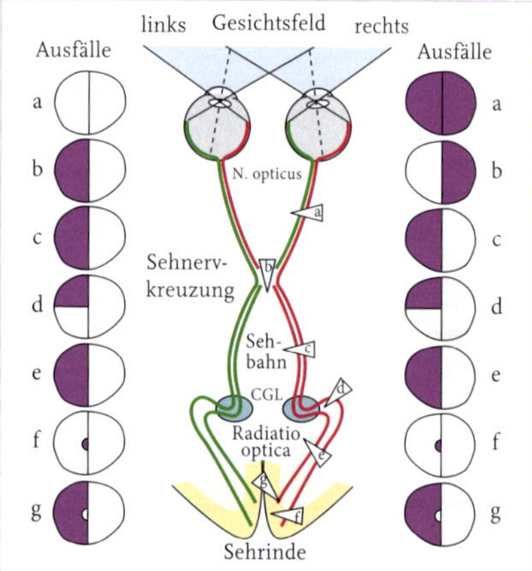

CGL = Corpus geniculatum laterale, ist ein Kerngebiet im Zwischenhirn, in dem 90% der Neurone des Sehnervs enden

Chiasma opticum: *Gesichtsfeldausfälle bei Störungen*

Begriff	Erklärung
Chloralhydrat	Schlafmittel bei chronischer Schlafstörung mit vergleichsweise geringer Suchtgefahr
Choanen	hintere Öffnungen der Nasenhöhle
Cholangiografie	Röntgendarstellung der Gallenwege mit Kontrastmittel
Cholangioskopie	Spiegelung der Gallenwege
Cholangitis	Entzündung der Gallengänge
Cholelithiasis	Gallensteinleiden
Cholera	bakterielle Infektionskrankheit mit Erbrechen und Durchfall
Cholesterin	in gebundener Form im Blut vorhanden, Blutfettwert, Grundsubstanz von Steroidhormonen, in Nahrung (Eier, Butter) enthalten HDL ist das „gute“ Cholesterin: Habe dich lieb. LDL ist das „schlechte“ Cholesterin: Lasse dich leiden
Cholezystitis	Gallenblasenentzündung
Chondrom	gutartige Knorpelgeschwulst
Chorea Huntington	unheilbare Erbkrankheit mit unkontrollierten Bewegungen und psychischen Beschwerden
Choroidea	Aderhaut des Auges S. 81
Chromosomen	Träger des Erbguts im Zellkern S. 41
chron.	**chron**isch
chronisch	langsam verlaufend, sich langsam entwickelnd
Chylomikronen	aus Fett und Eiweiß bestehende Tröpfchen (Lipoproteine), Transportform von Fett in der Lymphe
CK	**C**reatin**k**inase, Kreatinkinase S. 188
Cl	Chlor

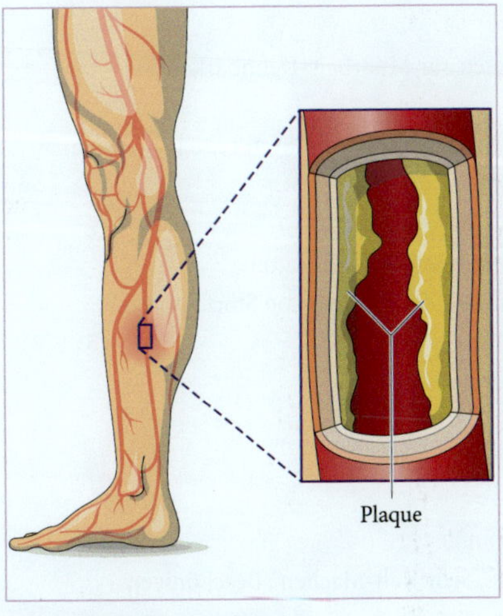

Claudicatio intermittens

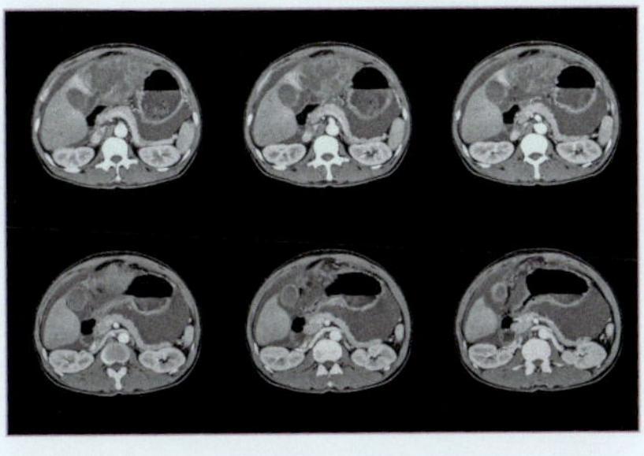

Computertomografie (CT) des Abdomen

A B C D E F G H I J K L M N O P Q R S T U V W X Y Z

Begriff	Erklärung
Claudicatio intermittens	„Schaufensterkrankheit“, heftiger Wadenschmerz nach Gehen einer bestimmten Wegstrecke aufgrund einer arteriellen Verschlusskrankheit in den Beinen S. 33
Clavicula	Schlüsselbein S. 176
Clearance	Reinigung (Entfernung bestimmter Substanzen aus dem Blut durch Ausscheidungsorgane; z. B. renale Clearance); Klärwert
Clipping	schonende Haarkürzung mit elektrischem Haarschneidegerät (Clipper)
CLL	**c**hronisch **l**ymphatische **L**eukämie
Clonidin	analgetisch, antihypertonisch und sedierender Wirkstoff, z. B. bei Opioidtolerenz
CML	**c**hronisch **m**yeloische **L**eukämie
CMV	**C**yto**m**egalie-**V**irus
CNV	**c**hronisches **N**ieren**v**ersagen
CO	Kohlenmonoxid
CO_2	Kohlendioxid
Coaching	Beratung, Betreuung, Förderung
Cochlea	Hörschnecke S. 50
COLD/COPD	chronisch-obstruktive Lungenerkrankung
Colitis	Dickdarmentzündung
Colitis ulcerosa	chronisch entzündliche Darmerkrankung
Collum	Hals
Colon	Grimmdarm, größter Teil des Dickdarms S. 180
Columna vertebralis	Wirbelsäule S. 177
Coma vigile	Wachkoma, ► Apallisches Syndrom
Commotio (cerebri)	Gehirnerschütterung
communis	gemeinsam
Compliance	Bereitschaft eines Patienten zur Mitarbeit; Dehnbarkeit
Compressio cerebri	Hirnquetschung
Computertomografie	CT, computergestütztes bildgebendes Verfahren mittels Röntgenstrahlen, „Schichtröntgen“ S. 33
Concha nasalis	Nasenmuschel
Conduit	Rohr zur künstlichen Harnableitung, > Urostoma
Confounding	etwas durcheinanderbringen, der Einfluss von Störfaktoren
Conjunctiva	Bindehaut des Auges S. 81
Conjunctivitis, Konjunktivitits	Augenbindehautentzündung
contra-	gegen
Contusio cerebri	Gehirnprellung
Conus, Konus	Kegel; Ansatzstück für Kanüle
Coolout-Syndrom	ergänzend zum Burnout, „Sich-Kalt-Machen“, Beschönigen, Anpassen

Begriff	Erklärung
COPD/COLD	chronisch-obstruktive Lungenerkrankung
Coping	Bewältigungsverhalten
Cor	Herz
Cor pulmonale	Rechtsherzbelastung bis -insuffizienz durch Druckerhöhung im Lungenkreislauf
Corium	Lederhaut S. 81
Cornea	Hornhaut des Auges S. 81
Corona	Strahlenkranz des Ziliarkörpers des Auges S. 81
Corpus	Körper
Corpus luteum	Gelbkörper unten
Cortex	Rinde
Cortison, Kortison	Hormon der Nebennierenrinde
Costa(e)	Rippe(n) S. 176
Couveuse	Wärmebett für Früh- und Neugeborene oder postoperativ
Coxarthrose	Hüftgelenksverschleiß
CPAP	**C**ontinuous **P**ositive **A**irway **P**ressure (kontinuierlicher Atemwegsdruck); Beatmungsmodus
CPPV	**C**ontinuous **P**ositive **P**ressure **V**entilation (kontinuierliche positive Druckbeatmung); Beatmungsmodus
CPR	**c**ardio**p**ulmonale **R**eanimation ► HLW
Cranium	knöcherner Schädel S. 176
Crea, Krea	**Crea**tinin S. 189
Creutzfeldt-Jakob-Krankheit	bei Menschen, durch Prionen hervorgerufene Zerstörung der Hirnzellen
CRH	**C**orticotropin **R**eleasing**h**ormon
Crista	Leiste, Kamm
Crista-Methode	intramuskuläre Injektion (nach Peter Sachtleben) in den mittleren Gesäßmuskel mit Orientierung am Beckenkamm

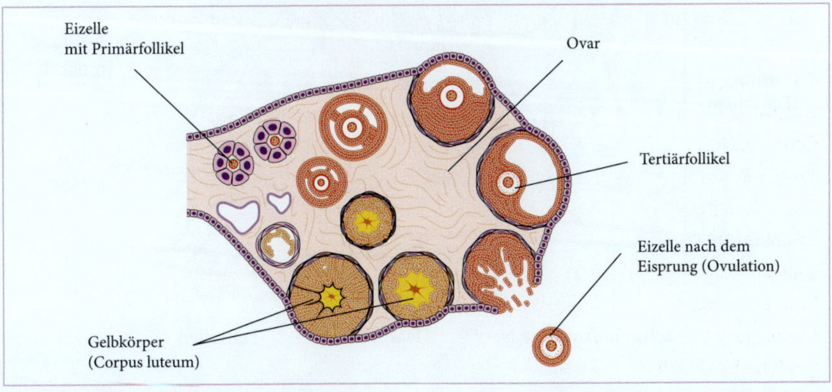

Eierstock (Ovar) mit ***Corpus luteum***

Begriff	Erklärung
CrP	**C**-**r**eaktives **P**rotein, Entzündungsparameter
CRPS	komplexes regionales Schmerzsyndrom
Crutchfield-Klammer	Extensionsklammer zur Behandlung von Halswirbelfrakturen
CT	**C**omputer**t**omografie S. 33
CTG	**C**ardio**t**oko**g**ramm (Aufzeichnung von Wehentätigkeit und kindlichen Herztönen)
Cuff	aufblasbare Manschette am distalen Ende eines Endotrachealtubus
Cumarine, Kumarine	gerinnungshemmende Substanzen, z. B. in Marcumar®
Curare	Sammelbezeichnung für Pfeilgift, Muskelrelaxans für Narkosen
cure	engl. für Heilung
Curettage, Kürettage	Gewinnung bzw. Entfernung von Gewebe aus dem Uterus
Cushing-Syndrom	komplexes Krankheitsbild, hervorgerufen durch einen erhöhten Cortisolspiegel im Blut Symptome: Vollmondgesicht, Stammfettsucht, Büffelnacken, Hypertonie, Osteoporose, starke Behaarung u.a.
Cutis	Haut unten
CVVH	**C**ontinuos **V**eno**v**enous **H**emofiltration (kontinuierliche veno-venöse Hämofiltration); Dialyseverfahren
CVVHD	**C**ontinuos **V**eno**v**enous **H**emo**d**iafiltration (kontinuierliche veno-venöse Hämodiafiltration); Dialyseverfahren

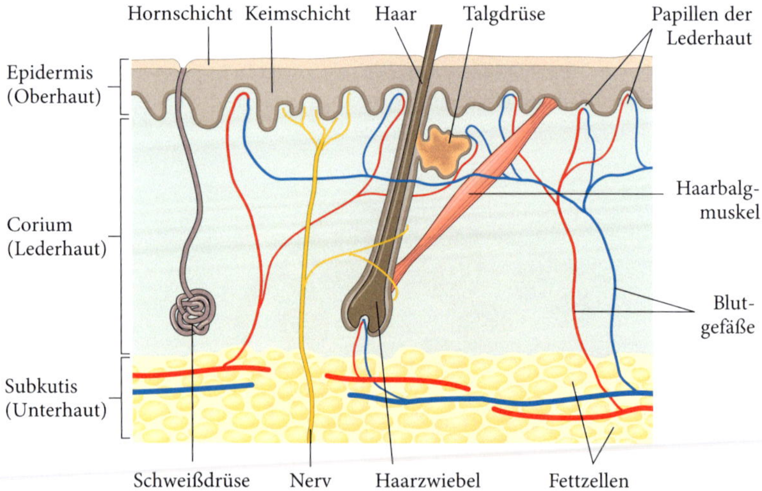

***Cutis:** Querschnitt durch die Haut*

Begriff	Erklärung
Dämmerzustand	▸ Somnolenz
Darmmotilität	Darmbewegung
DART	**D**eutsche **A**ntibiotika-**R**esistenzs**t**rategie
DAT	Demenz vom Alzheimer-Typ
DBfK	**D**eutscher **B**erufsverband **f**ür (**K**ranken-)Pflege
DBVA	**D**eutscher **B**erufs**v**erband für **A**ltenpflege
DCM	Dementia Care Mapping
DD	**D**ifferenzial**d**iagnose
Débridement	Wundausschneidung, Wundtoilette
Defäkation	Stuhlentleerung
Defibrillation	elektrisches Verfahren zur Durchbrechung eines Herzkammerflimmerns (siehe unten)
Defizit	Ausfallerscheinung
Defizitmodell	Betrachtung von Vorhandenem unter dem Gesichtspunkt dessen, was fehlt und ergänzt werden soll
Defizitorientierung	am Defizitmodell ausgerichtete Sichtweise in der Pflege
Deformierung	Verformung
Degeneration	Abbau zellulärer Strukturen oder Funktionen (siehe unten)

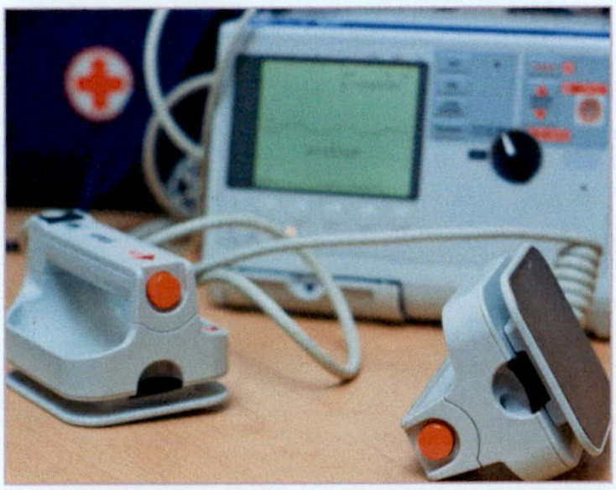

Defibrillator

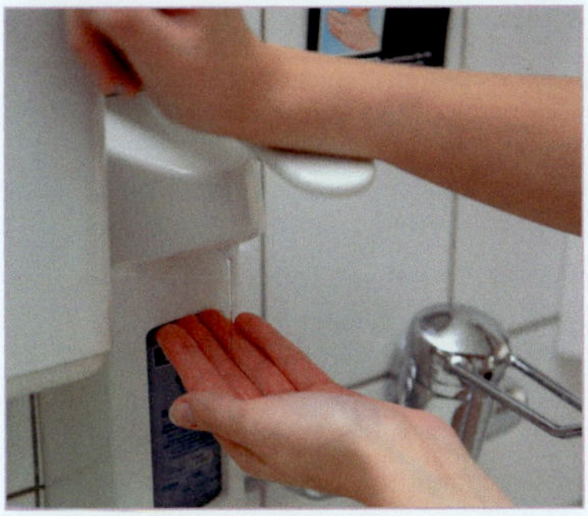

***Desinfektion** der Hände*

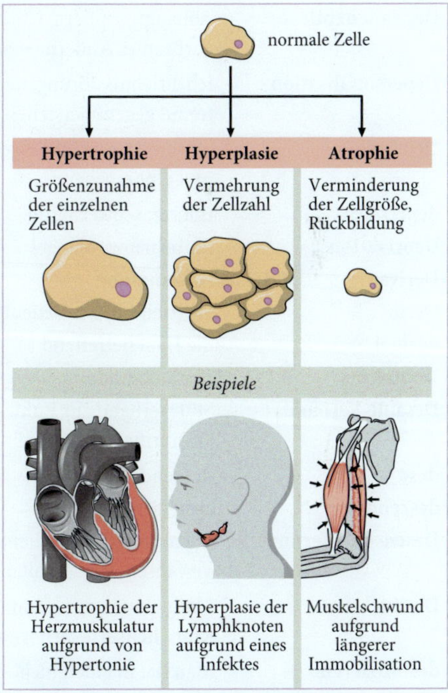

***Degeneration:** Arten von Zelldegeneration*

A B C D E F G H I J K L M N O P Q R S T U V W X Y Z

Begriff	Erklärung
Dehydratation	Abnahme des Körperwassers, Wasserverlust
Dekompensation	nicht ausreichender Ausgleich einer verminderten Leistung
Dekompression	Druckabfall, Druckentlastung
Dekontamination	Entseuchung
Dekubitus	Druckgeschwür, Wundliegen
Dekubitusprophylaxe	Sammelbezeichnung von Maßnahmen zur Verhütung eines Druckgeschwürs
Delir, Delirium	krankhaft veränderte Bewusstseinslage mit Verwirrtheit, Unruhezuständen und Halluzinationen
Delirium tremens	Alkoholdelir, nach Exzess oder Entzug auftretend
Delta-Gehrad	dreirädiger Rollator, Gehilfe
Demand-Schrittmacher	Bedarfsherzschrittmacher, der Stromimpulse abgibt, wenn das Herz keine eigene Aktion auslöst
Demenz	Syndrom als Folge einer meist chronischen oder fortschreitenden Krankheit des Gehirns mit Störung vieler Funktionen, bspw. Gedächtnis, Denken, Orientierung; Bewusstsein ist nicht getrübt
Dendrit	kurzer Fortsatz einer Nervenzelle S. 105
Dens	Zahn; Zahnfortsatz
Dens axis	Zahnfortsatz des zweiten Halswirbels S. 177
dental	die Zähne betreffend
Dependenzpflege	Abhängigenpflege, Übernahme und Erfüllung des Selbstpflegebedarfs eines Andern (► Selbstpflegedefizit)
Depersonalisation	Ich-Erlebnisstörung; der eigenen Person oder dem eigenen Körper fremd gegenüberstehen
Depression	Störung der Gefühlslage, mit seelischer Verstimmung und Schwermut einhergehend
depressiv	traurig, schwermütig
Deprivation	Entbehrung, Mangel
Derivat	Abkömmling
Derm-	Wortteil mit der Bedeutung Haut
dermal	die Haut betreffend
Dermatitis	Hautentzündung
Desault-Verband	Stützverband zur Ruhigstellung des Schultergelenks und des Oberarms
desc.	**desc**endens
descendens	absteigend
Desensibilisierung	unempfindlich machen; Verfahren zur Behandlung von Allergien; Verfahren der Verhaltenstherapie
Desinfektion	Maßnahmen zur Hemmung, Entfernung und/oder Abtötung von Krankheitserregern S. 37
desinfizieren	Material in einen nichtinfektiösen Zustand versetzen

Begriff	Erklärung
Desorientiertheit	Verwirrung in Bezug auf Ort, Zeit und Person
Detergenzien	Stoffe in Reinigungs- und Waschmittel, die einen Reinigungsprozess erleichtern
Detrusor-Sphinkter	Harnblasen-Schließmuskel
Devianz	Abweichung
dexter, dextra, -um	der, die, das rechte … ➔ S. 173
DGF	**D**eutsche **G**esellschaft für **F**achkrankenpflege
DGKH	Deutsche Gesellschaft für Krankenhaushygiene
dia-	durch, zwischen
Diab. mell.	▸ **Diab**etes **mell**itus
Diabetes insipidus	stark vermehrte Harnausscheidung; ADH-Mangel führt zu gestörter Wasseraufnahme in den Sammelrohren der Niere; „nichtsüßer Durchlauf“
Diabetes mellitus	Zuckerkrankheit; „süßer Durchlauf“ unten
Diagnose	Zuordnung einer Gesundheitsstörung zum Krankheitsbegriff

Volkskrankheit Diabetes mellitus

Die Funktion des Kohlenhydrat-Stoffwechsels

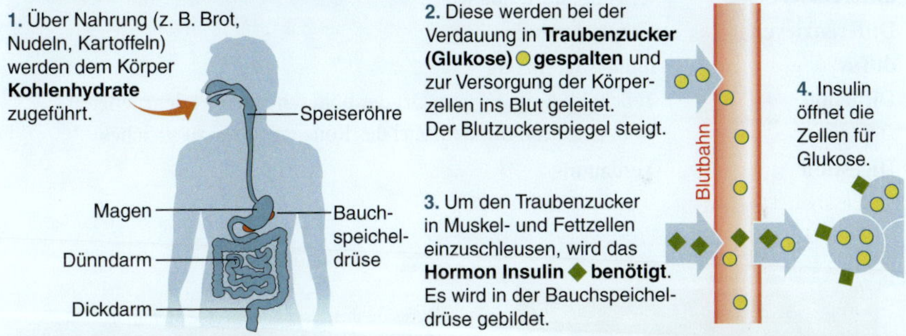

Diabetes Typ 1		Diabetes Typ 2
Insulinproduzierende Zellen werden vom eigenen Immunsystem zerstört.	Merkmale	Das Insulin wirkt nicht mehr richtig: trotz erhöhtem Insulinspiegel gelangt immer weniger Zucker in die Körperzellen.
Autoimmunerkrankung	Ursache	erbliche Veranlagung, starkes Übergewicht, wenig Bewegung
Kindes- und Jugendalter	Erkrankungsalter	meist nach dem 40. Lebensjahr
300 000	Betroffene in Deutschland	rund 6 Mio.
lebenslange Therapie mit Insulingabe	Behandlung	Umstellen der Ernährung, Tabletten, Insulingabe

dpa•23914 Quelle: Deutsche Diabetes-Hilfe, Deutsche Diabetes-Gesellschaft

Diabetes mellitus

A B C D E F G H I J K L M N O P Q R S T U V W X Y Z

A B C D E F G H I J K L M N O P Q R S T U V W X Y Z

Begriff	Erklärung
Diagnosis Related Groups	DRGs, diagnoseorientierte Fallpauschalen zur Leistungsabrechnung im Krankenhaus
Diagnostik	Verfahren zur Abklärung einer Krankheitsursache
Dialysat	Waschlösung zur ▸ Dialyse
Dialysator	Dialysefilter
Dialyse	Blutreinigungsverfahren, auch Nierenersatztherapie, mittels Stoffaustausch über eine Membran erfolgt eine Entfernung harnpflichtiger Substanzen außerhalb des Körpers unten
Diameter	Durchmesser
Diaphragma	Zwerchfell
Diaphyse	Knochenschaft eines Röhrenknochen
Diarrhö	Durchfall
Diastole	Erschlaffungs- und Erholungsphase des Herzmuskels S. 68
Diät	gelenkte Ernährung, besondere Kostform
Diathese	Krankheitsbereitschaft = Disposition
dichotom	zweiteilig, zweigliedrig
Diff.-BB	**Diff**erenzial**b**lut**b**ild
Differenzialdiagnose	Gesamtheit aller Diagnosen, die für die Erklärung eines Krankheitszeichens möglich sind
differenziert	fein abgestuft, nuanciert
Differenzierung	Unterscheidung
diffus	ohne Abgrenzung
Diffusion	Teilchenbewegung vom Ort der höheren zum Ort der niederen Konzentration mit dem Ziel des Konzentrationsausgleiches
Digestion	Verdauung

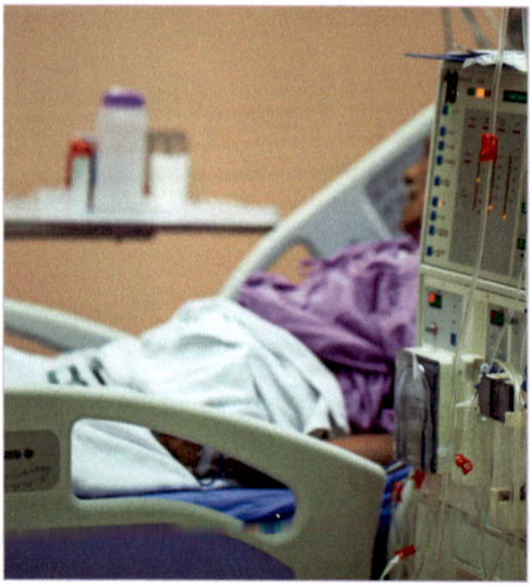

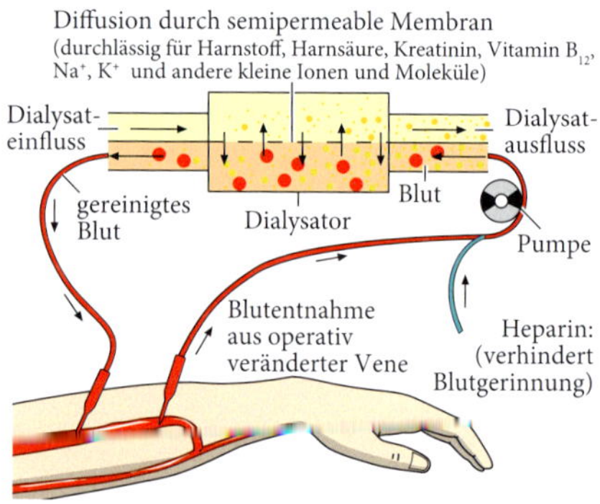

Dialyse

Begriff	Erklärung
digital	mit dem Finger
Digitalisglykoside	herzkraftsteigernde Medikamente; Fingerhutgifte
Dilatation	Erweiterung
dilatieren	erweitern
DIN	**D**eutsches **I**nstitut für **N**ormung
Disaccharide	Zweifachzucker, z. B. Malzzucker, Rohrzucker, Rübenzucker
Disease *(engl.)*	Krankheit
Disease Management	Programm zur Therapiesteuerung bei chronischen Krankheiten
Diskrepanz	Widersprüchlichkeit, Abweichung
Diskrimination	Unterscheidung
Disposition	Bereitschaft, Empfänglichkeit
distal	vom Rumpf entfernt gelegene Teile (z. B. Extremitäten)
Distanz	Abstand
Distorsion	Überdehnung, Verstauchung (von Sehnen, Bändern und Gelenken)
Distress *(engl.)*	negativ empfundener Stress
Distribution	Verteilung (des Arzneistoffes)
Diurese	Urinausscheidung
Diurese, forcierte	durch harntreibende Medikamente und Infusion beschleunigte Urinausscheidung zur Therapie von Intoxikationen
Diuretika	harntreibende Medikamente
Divertikel	Ausstülpungen in den Wänden von Hohlorganen
DK	**D**auer**k**atheter
DKG	**D**eutsche **K**rankenhaus**g**esellschaft
DNQP	**D**eutsches **N**etzwerk für **Q**ualitätsentwicklung in der **P**flege
DNS	**D**esoxyribo**n**uklein**s**äure, engl. DNA unten
Dolor	Schmerz; Entzündungszeichen ► Calor

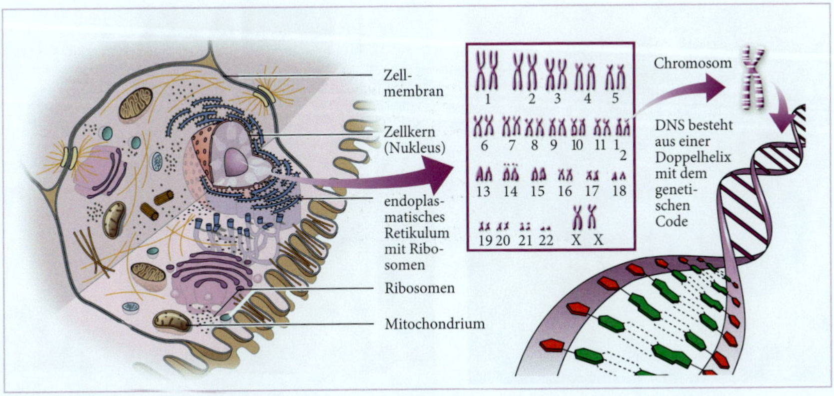

Schematischer Aufbau einer Zelle: Vom Chromosom zur ***DNS***

Begriff	Erklärung
Doppler-Effekt	Frequenzänderung je nach der Entfernung des Schall- o. Lichterzeugers
Doppler-Sonografie	Ultraschalluntersuchung zur Messung der Blutflussgeschwindigkeit
dorsal	rückwärts, nach dem Rücken hin liegend ➜ S. 173
Dorsalflexion	Beugung der Hand, des Fußes zur Rückseite
Dosieraerosol	Darreichungsform von Arzneimittel zur Inhalationstherapie, Zerstäuber 👁 unten
Dosimeter	Strahlendosismesser
Douglasraum	tiefster Punkt in der Bauchhöhle
Down-Syndrom	Symptome infolge gestörter Erbanlagen, das 21. Chromosom kommt ganz oder teilweise dreifach vor
DPR	**D**eutscher **P**flege**r**at
dpt.	**D**io**pt**rien
DPV	**D**eutscher **P**flege**v**erband
Drain	kleines Rohr, kleiner Schlauch zur Ableitung von Flüssigkeit
Drainage	Ableitung von Flüssigkeit anhand eines gewebefreundlichen Kunststoffröhrchens
Drei-Punkt-Gang, Drei-Gang-Takt	Methode zur Anwendung von zwei Gehstützen Anfangs werden beide Stützen vorgestellt. Danach beginnt hier jedoch das betroffene (verletzte) Bein mit einer teilweisen Belastung und das gesunde Bein schreitet danach vollbelastend. 👁 unten
DRG	► **D**iagnosis **R**elated **G**roups
Drg.	**Dr**a**g**ee
DRK	**D**eutsches **R**otes **K**reuz
Ductus	Gang (anat.)
duodenal	den Zwölffingerdarm betreffend

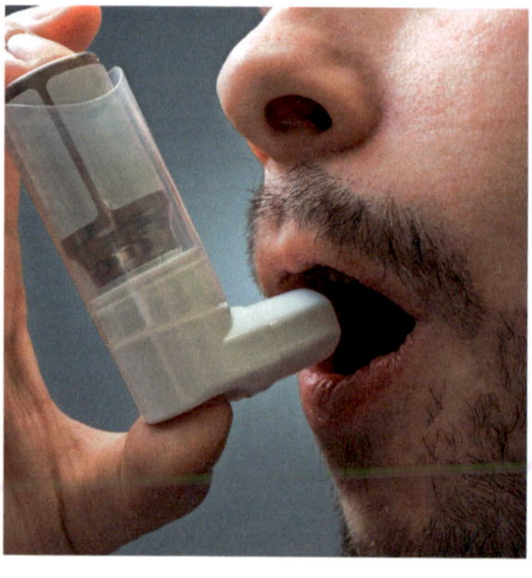

Dosieraerosol

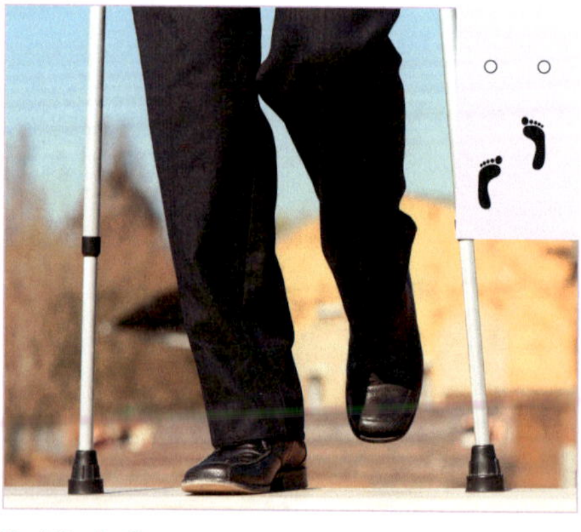

Drei-Punkt-Gang

Begriff	Erklärung
Duodenum	Zwölffingerdarm S. 117
Duplexsonografie	bildgebendes Verfahren mittels Ultraschallwellen zur Darstellung von Blutströmung/Blutgefäßen
Dura mater	harte Hirnhaut S. 20
Durchgangssyndrom	vorübergehende akute organische Psychose, oft einhergehend mit Bewusstseins- und Orientierungsstörung
DVT	Demenz vom Vaskulären-Typ
dys-	erschwert, schmerzhaft
Dysarthrie	gestörte Sprachartikulation, Lautstärke und Sprechgeschwindigkeit
Dyskrenie	Bildung zähen Schleims
Dyslalie	Artikulationsstörungen, Stammeln
Dysmenorrhö	schmerzhafte Regelblutung
Dysphagie	Schluckstörung
Dysphonie	Heiserkeit
Dysplasie	Fehlbildung
Dyspnoe	subjektive Atemnot
Dysrhythmie	nächtliche, kurze, nicht therapiepflichtige Herzrhythmusstörung bei Kindern
Dysthrophie	Wachstumsstörung von Gewebe oder körperliche Unterentwicklung bei Kindern
Dysurie	erschwertes, ggf. schmerzhaftes Wasserlassen

E. coli	Escherichia **coli** unten
E'lyte	Elektrolyte
E'pho(rese)	► Elektrophorese
Easy-flow-Drainage	weiches, längs geripptes Kunststoffrohr zur passiven Wundsekretableitung
EBDD	Europäische Beobachtungsstelle für Drogen und Drogensucht

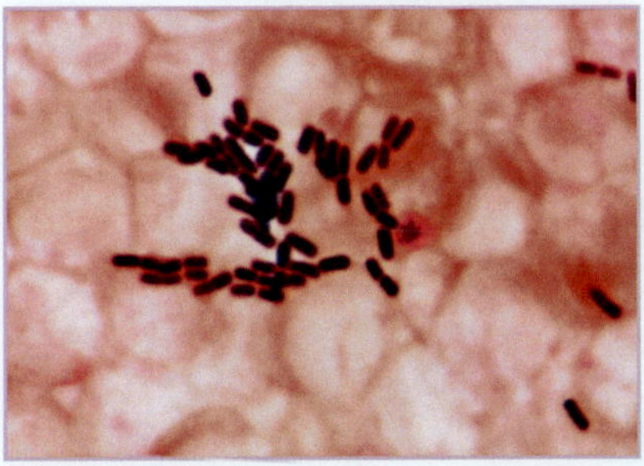

Escherichia coli

A B C D E F G H I J K L M N O P Q R S T U V W X Y Z

Begriff	Erklärung
EBK	Eisen**b**indungs**k**apazität
EBM	Evidence-**b**ased **M**edicine

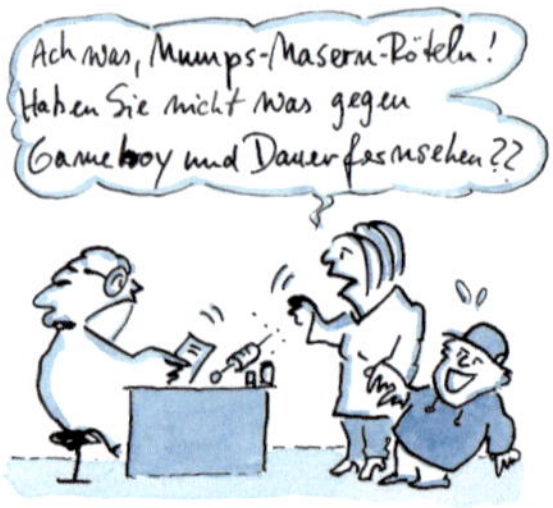
Ach was, Mumps-Masern-Röteln!
Haben Sie nicht was gegen
Gameboy und Dauerfernsehen??

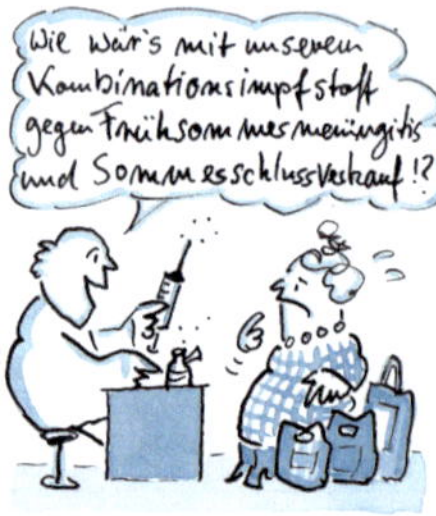
Wie wär's mit unserem
Kombinationsimpfstoff
gegen Frühsommermeningitis
und Sommerschlussverkauf!?

EBN	Evidence-**b**ased **N**ursing
Ebola-Virus	Erreger hämorrhagischen Fiebers
EBV	Epstein-**B**arr-**V**irus
Echokardiografie	nichtinvasives Verfahren der Herzdiagnostik mittels Ultraschall
ECMO	**E**xtra**c**orporal **M**embrane **O**xygenation (extrakorporale Membranoxygenation); künstliche Lunge
EEG	▸ **E**lektro**e**nzephalo**g**ramm
effektiv	wirksam
efferent	herausführend, herausleitend (anat.)
Effloreszenzen	Hautveränderungen S. 138
EFQM-Modell	**E**uropean **F**oundation for **Q**uality **M**angement (QM-Gemeinschaft)
EHEC	**E**utero**h**ämorrhagisches **E**scherishia **c**oli
Ein-Helfer-Methode	Reanimation durch einen Helfer, 30 Herzdruckmassagen : 2 Atemspenden
Ein-Step	**Ein**führung des **St**rukturmodells zur **E**ntbürokratisierung der **P**flegedokumentation
Einwegartikel	Materialien, welche nach einmaligem Gebrauch verworfen werden
Ejakulation	Samenerguss

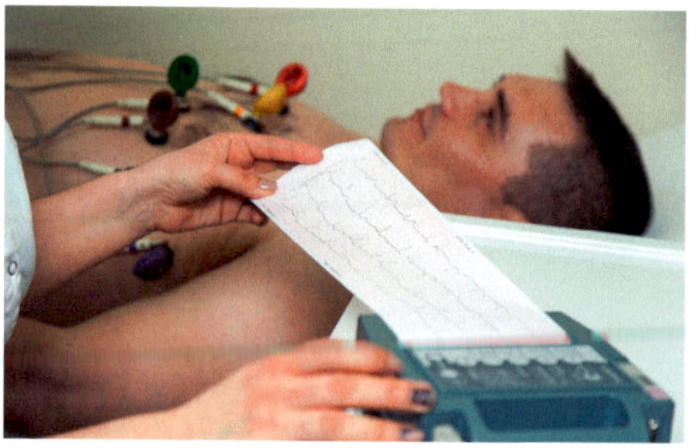

*Aufzeichnung eines **EKGs***

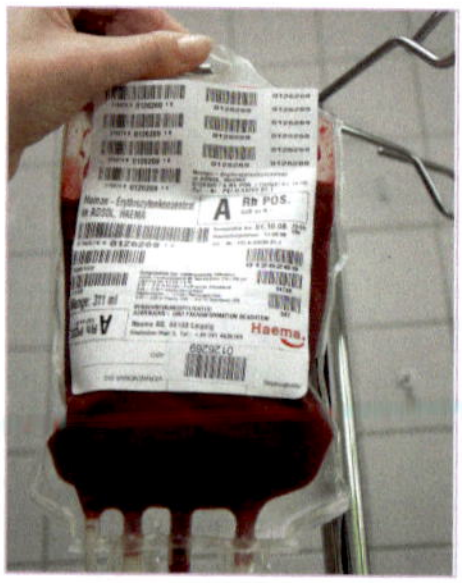

*Erythrozytenkonzentrat (**EK**)*

Begriff	Erklärung
EK	Erythrozytenkonzentrat S. 44
EKG	► Elektrokardiogramm S. 44
Eklampsie	Auftreten tonisch-klonischer Krämpfe mit und ohne Bewusstseinsverlust im Verlauf einer schweren Gestose
Ekstase	Entrücktheit, Störung der Ich- und Fremdwahrnehmung
-ektasie	-erweiterung
-ektomie	operative Entfernung
Ekzem	Juckflechte der Körperhaut
Elektroenzephalografie	Verfahren zur Registrierung der Hirnströme (EEG)
Elektroenzephalogramm	Aufzeichnung der Hirnströme (EEG)
Elektrokardiogramm	Aufzeichnung der elektrischen Herzaktivität (EKG)
Elektrokardiografie	Verfahren zur Registrierung der elektrischen Herzaktivität (EKG)
Elektrolyte	Verbindungen, die in wässrigen Lösungen in Ionen zerfallen
Elektrolythaushalt	Aufnahme und Ausscheidung von Elektrolyten zur Aufrechterhaltung eines Gleichgewichtes
Elektromyografie	Verfahren zur Messung der elektrischen Muskelaktivität (EMG)
Elektroneurografie	Verfahren zur Messung der Nervenleitungsgeschwindigkeit (ENG)
Elektronystagmografie	Verfahren zur elektrischen Aufzeichnung von spontanem oder ausgelöstem Nystagmus (ENG)
Elektrophorese	Transport geladener Eiweiße durch elektrischen Strom, Fraktionierung der Bluteiweiße zur Feststellung pathologischer Veränderungen
Elektrotherapie	therapeutische Anwendung elektrischen Stroms
Elimination	Ausscheidung, Aussonderung
eliminieren	ausscheiden, aussondern
Embolie	Verschluss eines arteriellen Gefäßes durch ein nicht im Blut lösliches Gebilde (Blutgerinnsel, Fett, Luft u. a.)

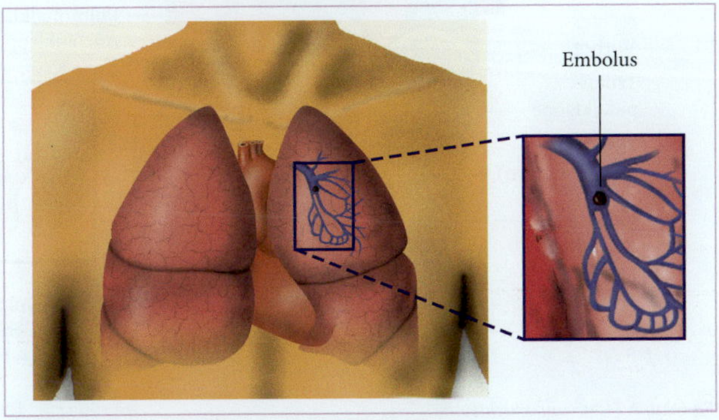

Embolus

A B C D E F G H I J K L M N O P Q R S T U V W X Y Z

A B C D E F G H I J K L M N O P Q R S T U V W X Y Z

Begriff	Erklärung
Embolus	nicht im Blutplasma lösliches Gebilde S. 45
Embryo	Frucht in der Gebärmutter bis Ende des dritten Schwangerschafts-monats
Embryo-	Wortteil mit der Bedeutung ungeborene Leibesfrucht
Embryogenese	Entwicklung des ungeborenen Kindes vom 16.–60. Gestationstag
Emesis	Erbrechen
Emetika	Substanzen, die Erbrechen auslösen
EMG	▸ **Elektromyografie**
Empathie	emotionale Einfühlung in die Erlebnisse einer fremden Person

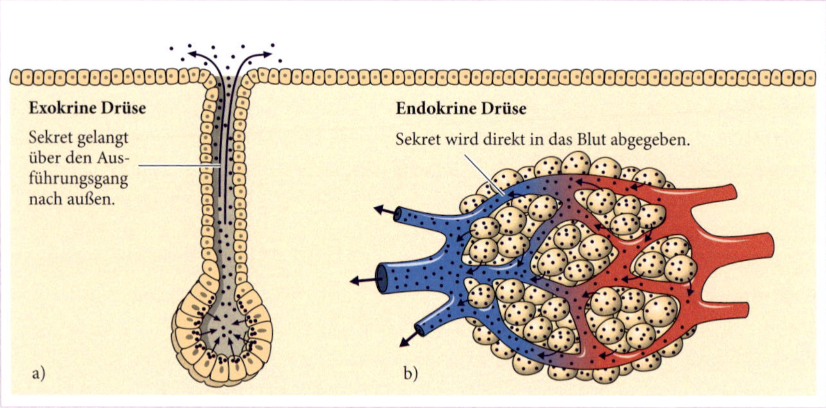

***Endokrine/exokrine** Drüsen*

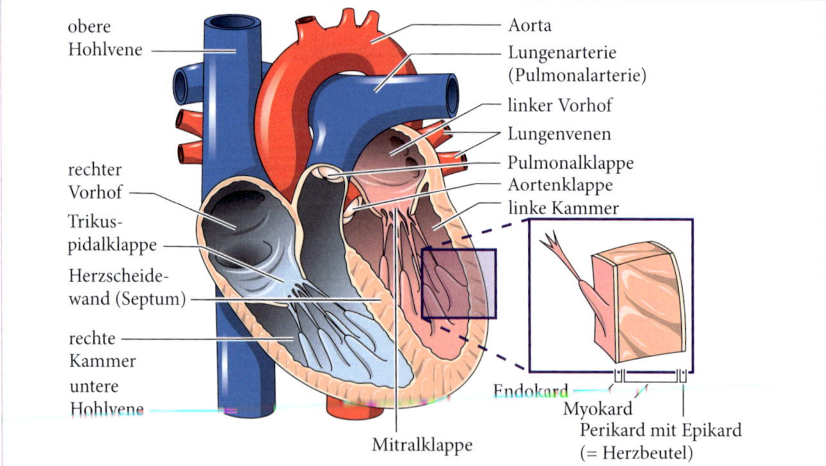

***Endokard:** Herzwandschichten*

Begriff	Erklärung
Emphysem	Aufblähung, Ansammlung von Gasen, z. B. in Lunge oder Haut
Empirie	aus Erfahrung oder Beobachtung gewonnene Erkenntnisse
Empowerment	Konzept für den Umgang mit Patienten oder Klienten zur Stärkung der Eigenverantwortlichkeit
Empyem	Eiteransammlung in physiologischer Körperhöhle
Emulsion	Mischung von zwei oder mehr ineinander nicht löslichen Flüssigkeiten, von denen eine wässrig ist (Öl-in-Wasser-Emulsion, Wasser-in-Öl-Emulsion)
ENDA	**E**uropäische **N**urse **D**irectors **A**ssociation (europäisches Netzwerk von Pflegedirektoren/-innen)
Endo-	innen, innerhalb
endogen	innen entstehend, ► exogen
Endokard	innere Schicht, Endothel des Herzens S. 46
Endokarditis	Herzinnenhautentzündung, Herzklappenentzündung
endokrin	nach innen absondernd S. 46
Endokrinologie	Lehre von der Funktion endokriner Drüsen und der Hormone
Endometriose	verändertes, auch außerhalb der Gebärmutter vorkommendes, gebärmutterschleimhautähnliches Gewebe
Endometritis	Entzündung der Gebärmutterschleimhaut
Endometrium	Gebärmutterschleimhaut
Endoprothese	ins Innere des Körpers eingebrachtes Ersatzstück, welches aus Fremdmaterial besteht
Endorphine	körpereigene morphinähnliche Substanzen, Glückshormone

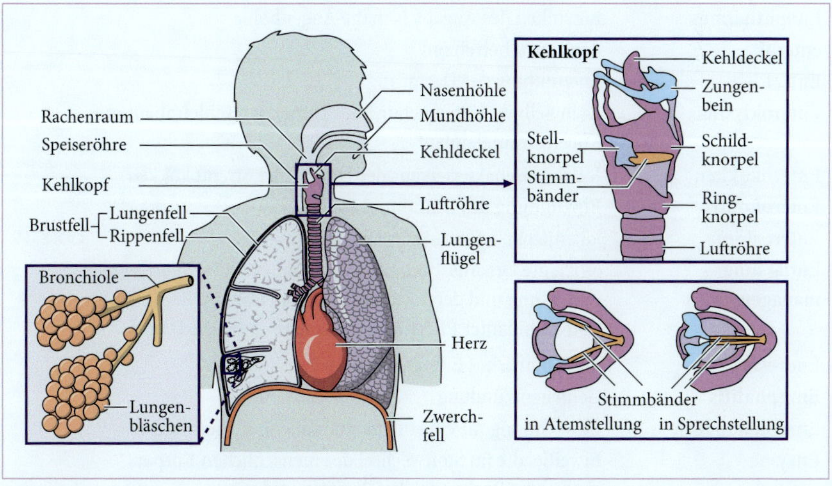

Epiglottis (Kehldeckel): Lage im Atemwegssystem

A B C D E F G H I J K L M N O P Q R S T U V W X Y Z

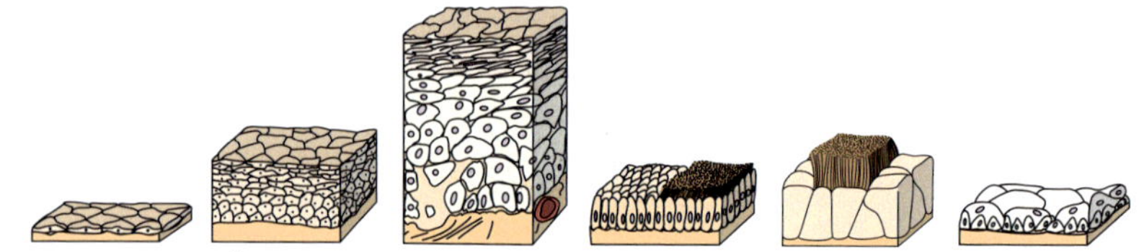

Epithel

Begriff	Erklärung
Endoskopie	Spiegelung von Organ- und Körperhöhlen
Endothel	Zellverband der inneren Wandschicht von Gefäßen und serösen Höhlen
endotracheal	in der/die Trachea
Endotrachealtubus	mehr oder weniger starrer Beatmungsschlauch, der in die Luftröhre eingelegt wird und die maschinelle Beatmung ermöglicht
ENG	**E**lektro**n**euro**g**rafie, **E**lektro**n**ystagmo**g**rafie
Enkephaline	▸ Endorphine
Enkulturation	automatisches Verinnerlichen von Kulturtechniken (Werte, Sitten, Sprache)
Enkopresis	willkürliches oder unwillkürliches Absetzen von Stuhl an dafür nicht vorgesehenen Orten
Enophthalmus	Einsinken des Augapfels in die Augenhöhle
enteral	den Darm betreffend
Enteritis	Entzündung des Darmes
Enteroklysma	nach Sellnik, Untersuchung der Dünndarmschleimhaut mit Kontrastmitteleinlauf
Enterokokken	Milchsäurebakterien aus der Familie der Streptokokken
Enterokolitis	Entzündung des Dünn- und Dickdarms
Enterostoma	künstlicher, operativ angelegter Darmausgang S. 19
Entlassungs-management	effiziente Organisation von Maßnahmen zur bevorstehenden Entlassung und deren Dokumentation; umfasst Beratung, Organisation ambulanter Pflege sowie sozialarbeiterische Dienste
Enuresis	unwillkürliches Einnässen (Bettnässen)
Enzephalitis	Gehirnentzündung
Enzephalopathie	Bezeichnung für eine nichtentzündliche Hirnerkrankung
Enzyme	Eiweiße, die im Stoffwechsel des menschlichen Körpers chemische Reaktionen katalysieren und steuern

Begriff	Erklärung
EOG	Elektrookulogramm
eosinophil	Affinität zum rötlichen Eosinfarbstoff Eosinophile sind erdbeerrot und Basophile sind blau. Monozyten sind Monsterzellen (die größten Zellen des Blutes). Lymphozyten sind lütt (die kleinsten Leukozyten).
epi-	auf, darüber
Epidemie	starkes, örtlich und zeitlich begrenztes Vorkommen einer Erkrankung/Infektionskrankheit in der Bevölkerung
Epidemiologie	Wissenschaft, die sich mit der Häufigkeit und der Verteilung von Krankheiten in der Bevölkerung sowie deren Ursachen beschäftigt
Epidermis	Oberhaut S. 101
Epiduralanästhesie	▸ Periduralanästhesie
Epiglottis	Kehldeckel S. 47
Epikard	viszerales Blatt des Perikards
Epikrise	Abschlussbericht über Verlauf eines Krankenhausaufenthaltes
Epilation	Haarentfernung
Epilepsie	Fallsucht, anfallsweise Funktionsstörung des Gehirns durch massive Entladung von Nervenzellimpulsen, einhergehend mit Krämpfen und ggf. vorübergehendem Bewusstseinsverlust
Epinephrin	Adrenalin
Epiphyse	Zirbeldrüse, an der Hirnbasis gelegen; proximal und distal gelegene Endstücke der langen Röhrenknochen

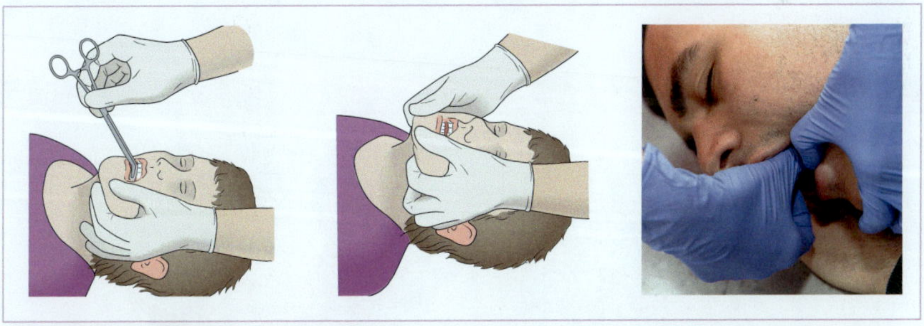

Esmarch-Handgriff zum Freimachen der Atemwege mittels Zange oder Finger

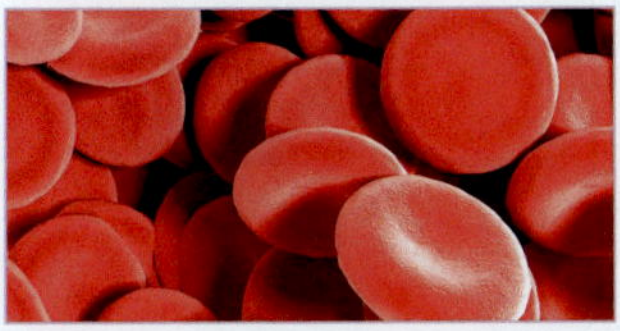

Erythrozyten

Begriff	Erklärung
Epiphysenfuge	Wachstumsfuge, Schicht aus hyalinem Knorpel zwischen Epi- und Diaphyse der langen Röhrenknochen
Epithel	Deckgewebe S. 48
ERC	**e**ndoskopische **r**etrograde **C**holangiografie
ERCP	**e**ndoskopische **r**etrograde **C**holangio-**P**ankreatikografie
Ergebnisqualität	Gesamtbewertung der pflegerischen Pflegeleistung (quantitativ und qualitativ), ▸ Prozess- und Strukturqualität
Ergometrie	Messung der Arbeitsleistung des Herzens unter verschiedenen Belastungsstufen, meist anhand eines Fahrradergometers
Ergotherapie	Beschäftigungs- und Arbeitstherapie
Ernährungspumpe	elektrisches Gerät zur kontinuierlichen Gabe von Sondenkost
Erosion	Abschürfung, oberflächlicher Gewebedefekt (ohne Narbenbildung)
Ery	**Ery**throzyt S. 49 S. 187
Erysipel	Wundrose, bakterielle Infektion durch Streptokokken S. 51
Erythem	Hautrötung
Erythema migrans	Wanderröte bei Borreliose
Erythroblasten	Vorstufen der ▸ Erythrozyten
Erythropoese	Bildung und Entwicklung der ▸ Erythrozyten
Erythropoetin (EPO)	erythropoesestimulierendes Eiweißhormon
Erythrozyten	rote Blutkörperchen, ▸ Stammzelle
ES	▸ **E**xtra**s**ystole
Esmarch-Handgriff	Vorschieben des Unterkiefers bei überstrecktem Kopf zum Freimachen der Atemwege
essenziell	lebensnotwendig, muss dem Körper zugeführt werden (Aminosäuren); ohne erkennbare Ursache (Hypertonie)
Ethik	Moral, sittliches Verständnis

Das Ohr

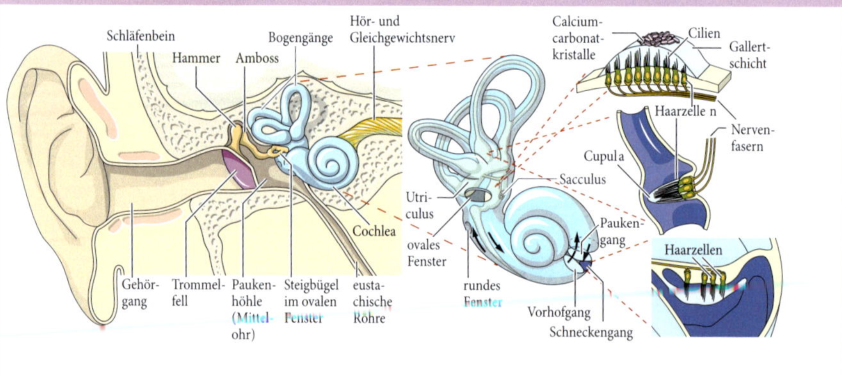

Eustachische Röhre als Teil des Ohres

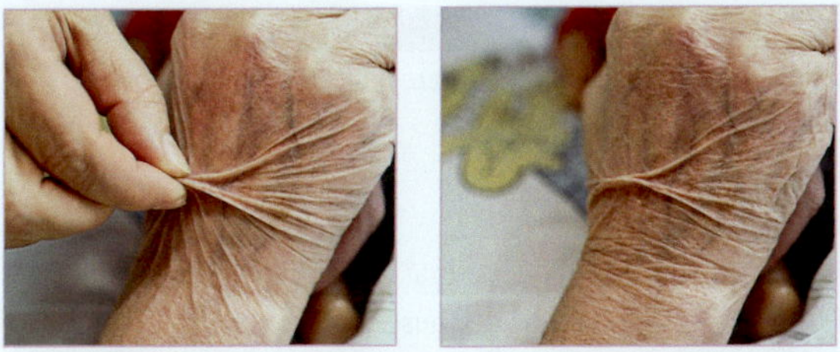

Exsikkose: Überprüfung des Hautturgors (hier stark vermindert)

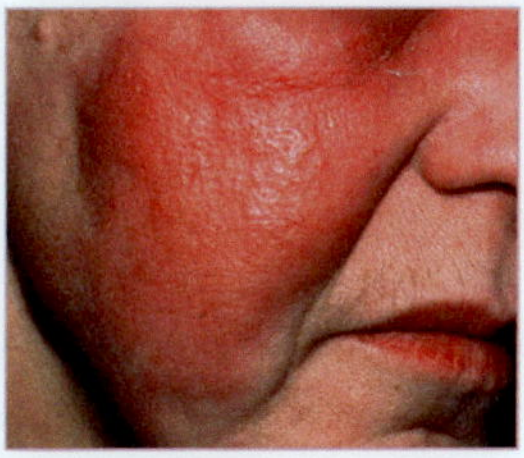

Erysipel

Begriff	Erklärung
Ethikkomitee	interdisziplinäres Team zur Herausgabe ethischer Stellungnahmen
Ethikkommission	Zusammenschluss zur ethisch-rechtlichen Beratung und Beaufsichtigung der Wissenschaft
ethnisch	die (einheitliche) Kultur- und Lebensgemeinschaft einer Volksgruppe betreffend
Ethnografie	Völkerbeschreibung
Etikettierung	oberflächliche, oft vorverurteilende Bezeichnung
EU	**E**xtra**u**teringravidität, **E**nergie**u**msatz
eu-	normal, gut
Euler-Liljestrand-Reflex	hypoxische pulmonale Vasokonstriktion, Druckanstieg im Lungenkreislauf aufgrund eines alveolären Sauerstoffabfalls
Euphorie	Hochstimmung, gesteigertes Lebens- oder Glücksgefühl
Eupnoe	normale Atmung
Eustachische Röhre	auch Tuba auditiva, Ohrtrompete S. 50
Eustress	positiv empfundener Stress
Evaluation	Bewertung der Wirksamkeit von Maßnahmen mit anschließender Korrektur, Stufe im Pflegeprozess
Evidenz	anhand von wissenschaftlichen Studien erbrachter Nachweis zur Wirksamkeit medizinischer und pflegerischer Maßnahmen
evtl.	**ev**en**t**ue**l**l
EW	**E**i**w**eiß
ex-	aus, heraus
Exanthem	Ausschlag
Exazerbation	Verschlimmerung
Exitus	lat. = Ausgang; Tod
Exitus letalis	tödlicher Ausgang einer Krankheit
Exkrement	Ausscheidungsprodukt, Urin, Stuhl
exo-	außen, außerhalb
exogen	außerhalb des Körpers entstanden, von außen eindringend ▸ endogen

A B C D E F G H I J K L M N O P Q R S T U V W X Y Z

Begriff	Erklärung
exokrin	nach außen absondernd (an eine innere oder äußere Oberfläche), ► endokrin S. 46
Exophthalmus	Hervortreten des Augapfels
Expektoranzien	auswurffördernde Arzneimittel
Expertenstandards	deutschlandweit vom DNQP festgelegte Normen für Pflegequalität
exponiert	einer Belastung/Gefahr ungeschützt ausgesetzt sein
Ex-Post-Studie	retrospektive wissenschaftliche Untersuchung (im Nachhinein)
Expression	gesteigerter Selbstausdruck
Exsikkose	Austrocknung ► Dehydrierung S. 51
Exspiration	Ausatmung
Exsudat	entzündliche Absonderung
Extension	Streckung
externus, -a, -um	außen liegend
extra-	außerhalb
extraperitoneal	außerhalb des Bauchfells
extrapyramidal	außerhalb der Pyramidenbahn gelegen
Extrasystole	Herzschlag außerhalb des Grundrhythmus, Zwischenschlag
Extrauteringravidität	Einnistung einer befruchteten Eizelle außerhalb der Gebärmutter
extrazellulär	außerhalb der Zelle

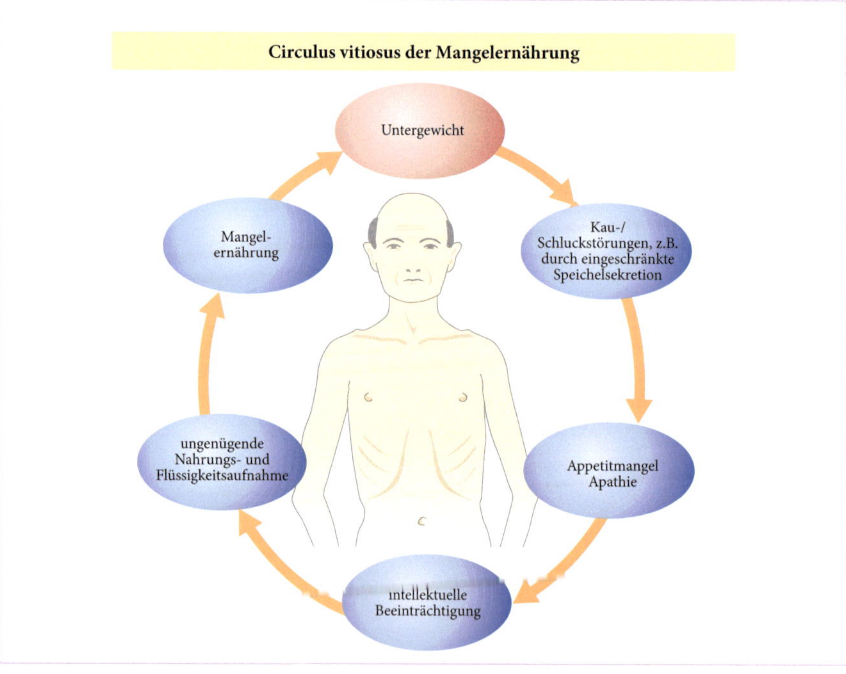

Untergewicht als ein möglicher Ernährungszustand (EZ)

Begriff	Erklärung
Extrazellularraum	Raum außerhalb der Zelle
Extremitäten	Gliedmaßen, Arme und Beine
extrinsisch	von außen, ► intrinsisch
Extubation	Entfernung eines Beatmungsschlauches aus der Luftröhre
Exzision	Ausschneidung, operative Entfernung
EZ	**E**rnährungs**z**ustand S. 52
EZR	► Extra**z**ellular**r**aum
EzPAP®-System	**e**asy **p**ositive **a**irway **p**ressure-System (Atemwegs-Überdrucktherapie-Gerät)
F	**F**rauen, **F**aktor
facialis	zum Gesicht gehörend
Facies	Aussehen, Gesicht
Facilitation (facilitieren)	Massagetechnik an Unterkiefer, Mundwinkel, Mundboden und Zunge zur Beseitigung von Schluckstörungen
Faeces, Fäzes	Kot
Fahrlässigkeit	Verletzung der Sorgfaltspflicht
Fahrradergometrie	► Ergometrie
Fäkalien	Kot, Stuhl
Fäkalkollektor	Stuhlauffangbeutel zum Aufkleben um den Analbereich
Fallbesprechung	Besprechung eines Krankheitsbildes oder eines Konflikts im Team mit dem Ziel, Ursachen und Lösungswege zu finden
Fallkontrollstudie	rückschauende, einzeitige, epidemiologische Studie zur Untersuchung von Risikofaktoren einer Erkrankung
Fallmanagement	► Casemanagement
Fallpauschale	diagnoseorientierte Vergütung von Krankenhausleistungen
Falsifikation (falsifizieren)	wissenschaftsmethodisch begründete Widerlegung einer Hypothese

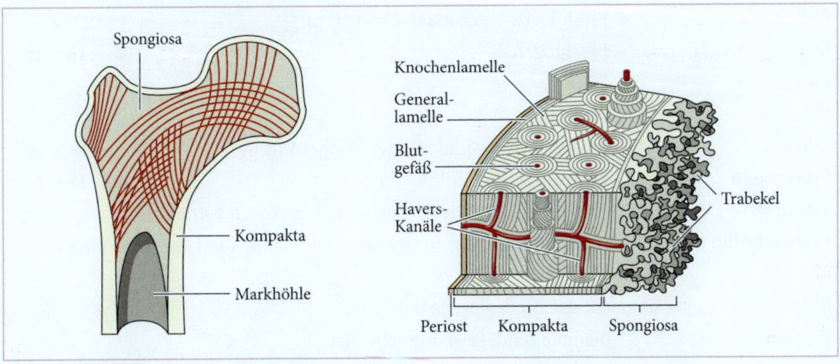

***Femur** – Oberschenkelknochen und seine Struktur*

Begriff	Erklärung
Falx	Sichel; sichelförmige Bindegewebsplatte der harten Hirnhaut
Familientherapie	Einbeziehung von Angehörigen in die Psychotherapie
Fango	mineralhaltiger Schlamm aus heißen vulkanischen Quellen zur physiotherapeutischen Anwendung
Fassthorax	fassförmiger Thorax beim Emphysemkranken
FAST	**F**ace, **A**rms, **S**peech, **T**ime (Gesicht, Arme, Sprache, Zeit) als Apoplex-Symptom-Abfrage
Faszie	wenig dehnbare Hülle verschiedener Organe oder Muskeln, überwiegend aus kollagenem Bindewebe bestehend
Fatigue	Müdigkeit, Erschöpfung
Fazialisparese	schlaffe Lähmung oder Schwäche aller durch den N. fazialis versorgten Muskeln im Gesichtsbereich
Fe	Eisen
febril	fiebrig, fieberhaft
Febris	Fieber
Feedback	Rückkopplung, Regelkreis, Rückmeldung
Feldenkrais-Methode	Körpertherapie mittels kleinster Bewegungen zur Verbesserung der Körperwahrnehmung, indirekt dadurch auch der Selbstwahrnehmung
FeM	**F**reiheits**e**inschränkende **M**aßnahmen
femoral, femoralis	zum Oberschenkel gehörend
Femur	Oberschenkelknochen S. 53
Fentanyl	starkes Analgetikum, Opioid, Morphinderivat, ggf. Suchtmittel
Ferritin	Eisen-Eiweiß-Verbindung, Speicher- und Transportform des Eisens
Fertilität	Fruchtbarkeit
Fet-, Föt	Wortteil mit der Bedeutung Leibesfrucht ab dem 4. SS-Monat
fetal, fetalis	zum Fetus gehörend
Fetogenese	vorgeburtliche Entwicklung ab dem 4. SS-Monat
Fettembolie	Form der Embolie durch Fetttropfen in der Blutbahn
Fetus, Fötus	Leibesfrucht ab dem 4. Schwangerschaftsmonat
FFP	**F**resh **F**rozen **P**lasma (Gefrierplasma)
Fib	**Fib**rinogen → S. 183, 187
Fibra	Faser
Fibrillen	Fäserchen
Fibrin	faseriges Endprodukt in der Blutgerinnung → S. 187
Fibrinogen	Vorstufe des ► Fibrins → S. 183, 187
Fibrinolyse	physiologischer oder therapeutischer Abbau von Fibrin
Fibrinolytika *(Pl.)*	Medikamente zum Abbau von Fibrin und damit zur Auflösung von Thromben
fibro-	auf das Bindegewebe bezogen
Fibrom	benigne Bindegewebsgeschwulst

Begriff	Erklärung
Fibromyalgie	generalisierte Schmerzen in Muskeln, Bindegeweben und Knochen, häufig unklare Ursache
Fibrose	Vermehrung von Bindewebe in einem Organ
Fibula	Wadenbein S. 176
fibular	auf der Wadenbeinseite gelegen
Fieber	Erhöhung der Körpertemperatur ≥ 38,5 °C
final	das Ende, den Schluss von etwas bildend
Fingertest	Rötungskompression als Dekubitus-Test für den Grad I bei Nichtwegdrückbarkeit
FIPS	**F**rühgeborenen**i**ntensiv**p**flege**s**tation
Fissur	Einriss in Haut, Schleimhaut oder Knochen
Fistel	röhrenförmige bindegewebige Verbindung zwischen Körperhöhlen, therapeutisch angelegt oder als Folge pathologischer Prozesse
Fixateur externe	Festhalte- und Spannsystem zur Behandlung von Frakturen
Flatulenz	Blähungen und Abgang von Darmgasen
Flavine	gelbe Farbstoffe
Flavonoide	gelb färbende Pflanzenstoffe, beeinflussen die Wanddurchlässigkeit der Kapillaren positiv
Flexion	Beugung
Flimmerepithel	Deckgewebe, auf dessen Oberfläche sich rhythmisch bewegende Flimmerhärchen befinden S. 48
Flora	gesunde, physiologische bakterielle Besiedlung des Menschen
Flow	Strömung
Flowmeter	Durchflussströmungsmesser
Fluid lung	Lungenödem
Fluidität	Fließeigenschaften einer Flüssigkeit
Fluor	chemisches Element; Ausfluss (in der Gynäkologie)
Flush	Hautrötung mit Hitzegefühl
Foetor ex ore	übler Mund- oder Atemgeruch

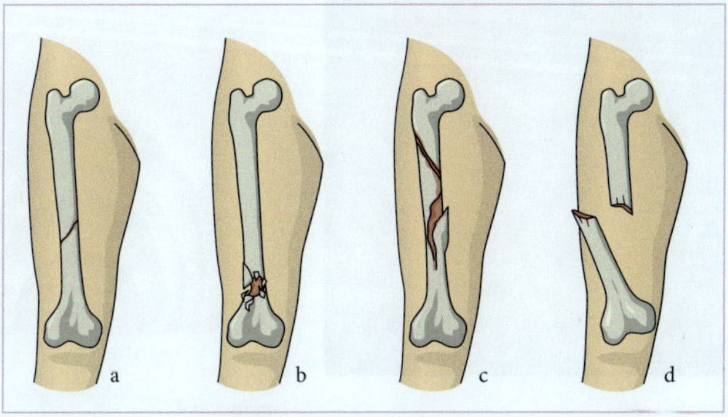

Frakturtypen
a) einfache Fraktur
b) Trümmerfraktur mit vielen kleinen Knochenfragmenten
c) Spiralfraktur mit spiralartiger Bruchlinie entlang der Knochenachse
d) offene Fraktur

Begriff	Erklärung
Fokal-, fokal	Wortteil mit der Bedeutung (Entzündungs-)Herd
Fokalinfektion	Herdinfektion
Follikel	Haarbalg; Lymphknotenanteil; Eibläschen; Anteile der Schilddrüse oder Nebenschilddrüse
Follikulitis	Haarbalgentzündung
Fontanelle	Knochenlücke am kindlichen Schädel
Foramen	Loch
Foramen ovale	ovale Öffnung in der Vorhofscheidewand des Herzens, verschließt sich normalerweise nach der Geburt
Formaldehyd	Konservierungsmittel für Gewebeproben
forte	stark
Fossa	Grube
F.O.T.T.®	Fazio-oraler-Trakt-Therapie bei Schluckstörungen
Fraktur	Knochenbruch S. 55
Friedemann-Interaktionsmodell	familien- und umweltbezogenes Pflegemodell, von Marie-Luise Friedemann 1989 in der Schweiz entwickelt
frontal	stirnwärts, stirnseitig
Frontalebene	den Körper in vordere und hintere Hälfte teilende Ebene S. 172
Frühgeburt	Geburt nach der 28. und vor Beendigung der 37. SSW
FSH	**f**ollikel**s**timulierendes **H**ormon S. 178
FSH-RH	**f**ollikel**s**timulierendes **H**ormon-**R**eleasing**h**ormon
FSME	**F**rüh**s**ommer-**M**eningo-**E**nzephalitis
fT_3	**f**reies **T**rijod**t**hyronin, Schilddrüsenhormon
fT_4	**f**reies **T**etrajod**t**hyronin (Thyroxin), Schilddrüsenhormon
Fühlkasten	Kiste mit Gegenständen und einer Öffnung zum Ertasten (z.B. zur Sinnesanregung von Kindern und älteren Menschen)
fulminant	heftig verlaufend

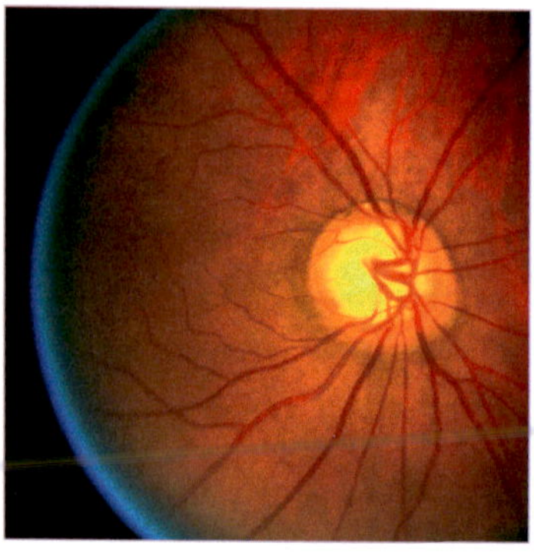

Fundoskopie

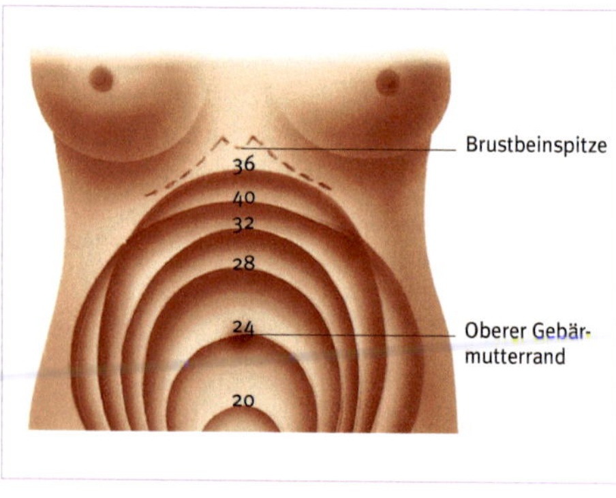

Fundusstand

Begriff	Erklärung
Functio laesa	gestörte Funktion; Entzündungszeichen ▸ Calor
Fundus	Grund; Hintergrund
Fundoskopie	Spiegelung des Augenhintergrunds S. 56
Fundusstand	Stand/Höhe des Gebärmuttergrundes in der SSW S. 56
fungizid	Pilze abtötend
Fungizide	pilztötende Mittel
Funktionspflege	Organisationsprinzip der stationären Pflege, bei welchem sich die Verteilung der pflegerischen Tätigkeiten an verschiedenen Funktionen orientiert
Fürsorgeprinzip	Gestaltungsprinzip der Sozialpolitik, wonach in bestimmten Situationen soziale Leistungen ohne entsprechende Vorleistungen in Anspruch genommen werden können
Furunkel	akute eitrige Entzündung mehrerer Haarfollikel, ausgeprägter als ▸ Follikulitis
FWK	▸ **F**uß**w**urzel**k**nochen S. 102

Begriff	Erklärung
GABA	**G**amma**a**mino**b**uttersäure (-**a**cid)
Galaktorrhö	Milchfluss (pathol., außerhalb der Stillzeit)
Galaktosämie	Stoffwechselstörung, bei der Galaktosespiegel im Blut erhöht ist
Galaktose	Milchzuckerbestandteil
Galaktostase	Milchstau
Gallenkolik	▸ Cholelithiasis
Gammastrahlung, γ-Strahlung	hochenergetische, elektromagnetische Wellenstrahlung, wird in der Nuklearmedizin und der Strahlentherapie angewendet
Ganglion	Nervenknoten aus angehäuften Nervenzellkernen, von Bindegewebe umgeben (anat.); Überbein (pathol.)

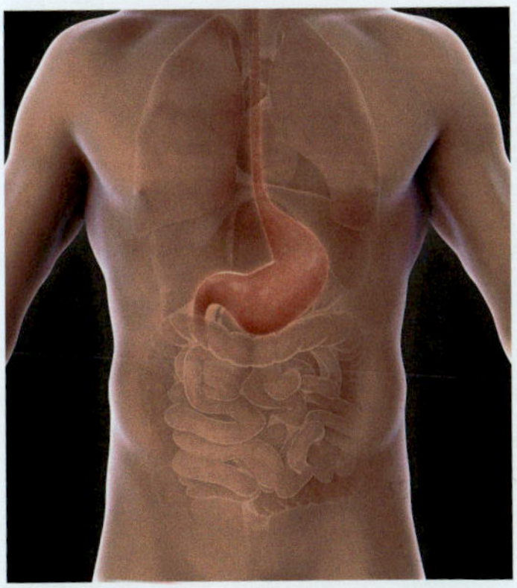

Lage des Magens

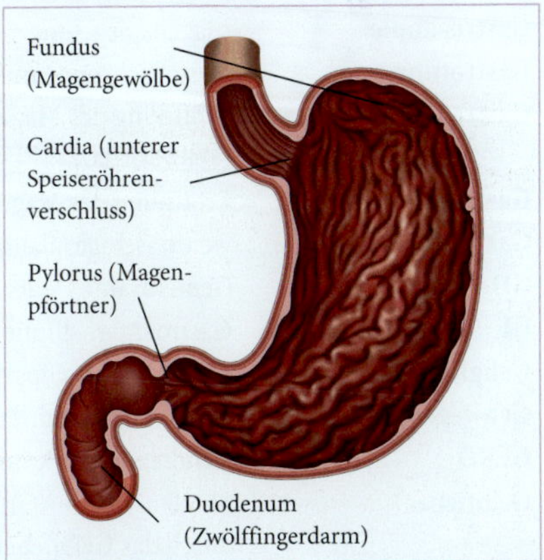

Gaster *– Der Magen*

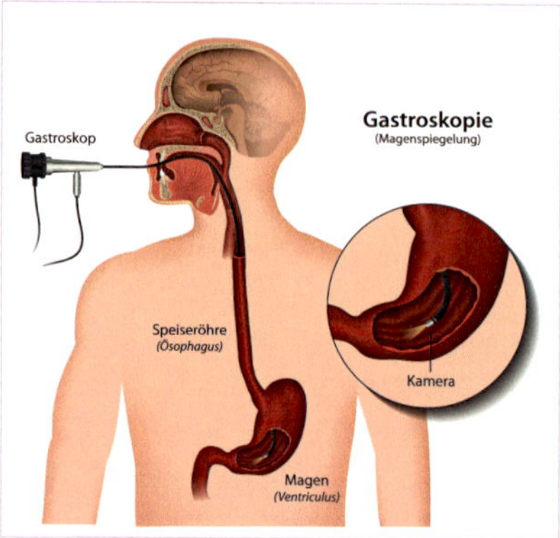

Gastroskopie

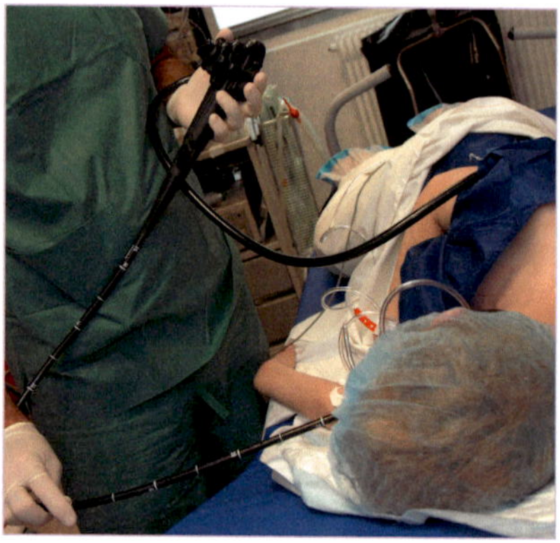

Durchführung einer ***Gastroskopie***

Begriff	Erklärung
Gangrän	trockene oder feuchte ischämische Nekrose, Bakterienbesiedelung führt zur Verflüssigung (feuchte Nekrose)
Ganzheitlichkeit	Einheit von Körper, Seele, Geist und sozialen Einflussfaktoren
Gaster	Magen S. 57
gastral	den Magen betreffend
Gastrektomie	Magenentfernung
Gastrin	salzsäureregulierendes Hormon des Magens
Gastritis	Magenschleimhautentzündung
Gastro-	Magen-
Gastroenteritis	meist infektiöse Schleimhautentzündung von Magen und Dünndarm
Gastroenterologie	Spezialgebiet der Inneren Medizin, das sich mit den Erkrankungen des Magen-Darm-Traktes beschäftigt
gastrointestinal	Magen und Darm betreffend
Gastroskopie	Magenspiegelung oben
Gastrotube	Austauschsonde mit Ballonblock (zum PEG-Wechsel)
Gastrostomie	Eröffnung des Magens zur Anlage einer äußeren Fistel (Witzelfistel) ▸ PEG
Gastrotomie	Eröffnung des Magens
Gaze *(sprich: „Gase“)*	weitmaschiges Baumwollgewebe
GDA	Gemeinsame Deutsche Arbeitsschutzstrategie
GE	**G**astro**e**nterostomie, **G**esamt**e**iweiß S. 189
Gehgipsverband	geschlossener Gipsverband an Unter- bzw. Oberschenkel
Gehwagen	auch Rollator, fahrbare Gehhilfe S. 59
GEKO	Gendiagnostik-Kommission
Gelbfieber	aus den Tropen stammende, akute, fieberhafte Infektionskrankheit, durch das Gelbfieber-Virus verursacht
Geldrollenbildung	geldrollenähnliche Aneinanderlagerung von roten Blutzellen

Begriff	Erklärung
Gelenke-Beweglichkeits-Test	Gelenke-Beweglichkeits-Test, Überprüfung von drei Winkelgraden aus der Neutral-Nullstellung
-gen	-erzeugend, entstanden
Gen(e)	Erbanlage(n)
Generika	Fertigarzneimittel, die unter einem nicht geschützten Freinamen im Handel sind; Arzneimittel mit dem gleichen Wirkstoff unter anderem Namen
-genese	Entstehung
genetisch	erblich
Genitalien	Gesamtheit der Geschlechtsorgane
Genotyp	Gesamtheit der Erbanlagen eines Organismus, bestimmen den Phänotyp, d. h. das äußere Erscheinungsbild
Geriatrie	Lehre von den Krankheiten des alten Menschen, Altersheilkunde
Geriatrika *(Pl.)*	Arzneimittel, denen eine Steigerung der Leistungsfähigkeit im Alter zugewiesen wird
Gerontologie	Alters- und Alternsforschung, Wissenschaft, die sich mit Vorgängen des Alters und Alterns beschäftigt
Gerontopsychiatrie	Teilgebiet der Psychiatrie, das sich mit psychischen Störungen bei alten Menschen befasst
Gerstenkorn	Entzündung einer Liddrüse
Gesichtsfeld	der Sichtbereich beim Geradeausblick (ohne Augenbewegungen)
Gesichtslage	Lage des Kindes unter der Geburt, Gesicht des Kindes als voranliegender Teil
Gestagene	synthetische Hormone, welche ähnliche Eigenschaften wie das Gelbkörperhormon Progesteron haben
Gestalttherapie	Form der Psychotherapie zur Konfliktbewältigung
Gestation	Schwangerschaft
Gestationsalter	Schwangerschaftsdauer, Reifezeichen des Neugeborenen
Gestik	Gebärden, Bewegungen bei der Interaktion (z. B. Kopfnicken)
Gestose	auch Präeklampsie, schwangerschaftsinduzierte Erkrankung, mit Hypertonie, Proteinurie, Ödemen und erhöhter Krampfneigung
Gew.	Gewicht

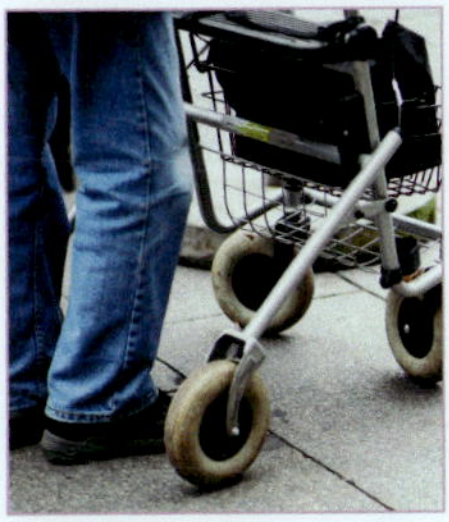

Gehwagen

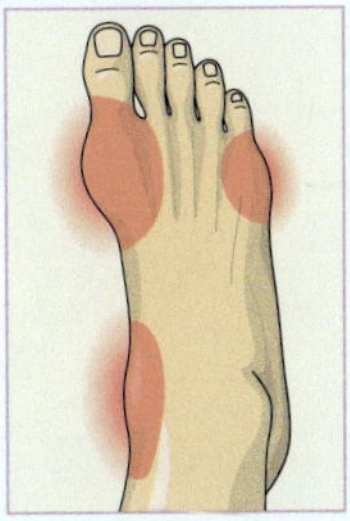

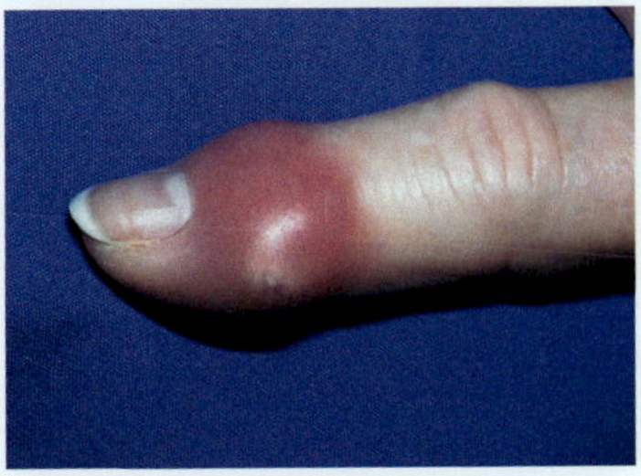

*Schmerzpunkte der **Gicht** und Gichtknoten unter der Haut*

Begriff	Erklärung
GFR	glomeruläre Filtrationsrate
GFV	Gelbfieber-Virus
GGT, γ-GT	Gamma-Glutamyl-Transferase
GH	Growth Hormone (Wachstumshormon) ➜ S. 179
GH-RH	Growth Hormone Releasing Hormone
Gicht	Ablagerung von Harnsäurekristallen überwiegend in Gelenken in Folge einer Purinstoffwechselstörung 👁 S. 59
Giebelrohr	Kunststoffrohr aus ineinandersteckbaren Segmenten zur Atemgymnastik
Giemen	trockenes Rasselgeräusch bei Verengung der Bronchien
Gilchrist-Verband	Schulter-Arm-Verband zur Ruhigstellung bei Humerusfraktur oder Verletzungen der Schulter
Gingiva	Zahnfleisch
Gingivitis	Zahnfleischentzündung
GIT	Gastrointestinaltrakt
GKV	Gesetzliche Krankenversicherung
Gl., Gll. *(Pl.)*	Glandula (Drüse)
Glandula(e)	Drüse(n)
Glandula parotis	Ohrspeicheldrüse (Parotis) 👁 unten
Glandula sublingualis	Unterzungenspeicheldrüse 👁 unten
Glandula submandibularis	Unterkieferspeicheldrüse 👁 unten
Glasgow-Koma-Skala	Assessmentinstrument zur Einschätzung der Bewusstseinslage
Glaukom	auch Grüner Star; Sehstörung bis Erblindung durch eine Erhöhung des Augeninnendrucks 👁 unten
Glia	auch Neuroglia, Nervenzellhüll- und -stützgewebe
Glioblastom	bösartiger Hirntumor, ► Gliom
Gliom	Tumor des Gliagewebes des ZNS
Glissonschlinge	Streckverband zur Entlastung eines Wirbelsäulenabschnitts
Globalinsuffizienz	Rechts- und Linksherzinsuffizienz (kardial); Ateminsuffizienz mit Hypoxie und Hyperkapnie (pulmonal)

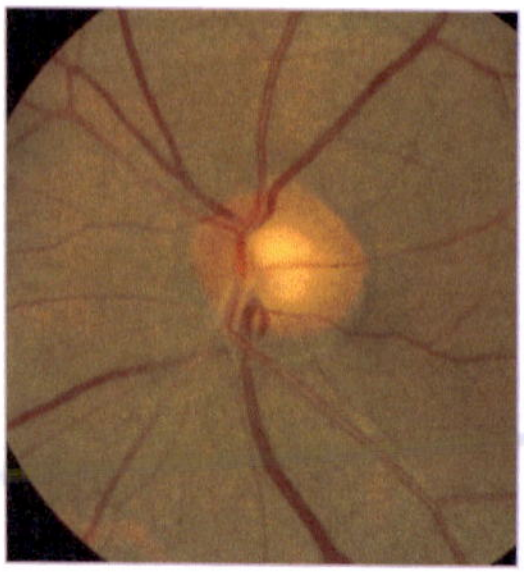

Glaukom

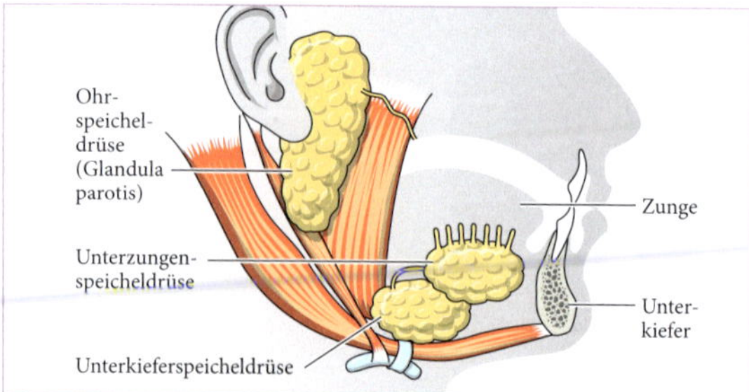

***Glandula parotis** und andere große Speicheldrüsen*

Begriff	Erklärung
Globuline	relativ große Eiweiße im Blutplasma mit verschiedenen Funktionen (Stofftransport, Immunabwehr, Gerinnung, Hormon- und Enzymbildung)
Globus	Klumpen, Kloß
Glomerulonephritis	Nierenerkrankung mit Entzündung der Nierenkörperchen
Glomerulum	auch Glomerulus, Kapillarknäuel in den Nierenkörperchen
Glomus	Knäuel
Glossa	Zunge
Glottis *(vocalis)*	aus beiden Stimmbändern gebildeter Stimmapparat, Stimmritze
Glottisödem	Kehlkopfödem im Bereich der Stimmritze
Gluc	**Gluc**ose ► Glukose
Glukagon	blutzuckersteigerndes Hormon der Bauchspeicheldrüse, Gegenspieler des Insulins ➡ S. 181
Glukokortikoide	Nebennierenrindenhormone (Kortisol, Kortison, Kortikosteron)
Glukose	Traubenzucker, Einfachzucker ➡ S. 181, 190
Glukosetoleranztest	Testverfahren zur Frühdiagnostik des Diabetes mellitus
Gluten	Klebereiweiß, Getreideprotein
Glykogen	Speicherform der Glukose im Organismus
Glyzerin	den Fettsäuren zugrunde liegender Alkohol, dicke, farblose, süße Flüssigkeit
GN	**G**lomerulo**n**ephritits
GnRH	**G**onadotropi**n**-**R**eleasing-**H**ormon
GOÄ	**G**ebühren**o**rdnung für **Ä**rzte (Grundlage der Privatabrechnung)
Gonaden	Geschlechtsdrüsen, Keimdrüsen
gonadotrop	auf die Geschlechtsdrüsen wirkend
Goniometer	Winkelmesser
Gonokokken	Bakterien, Erreger der Gonorrhoe „Der Gonokokkus sitzt und lauscht, wie der Urin vorüberrauscht. Mal sitzt er hier, mal sitzt er da und meistens in der Prostata."
Gonorrhö	ugs. Tripper, häufigste, übertragbare und daher meldepflichtige Geschlechtskrankheit bakterieller Genese
GOT	**G**lutamat-**O**xalacetat-**T**ransaminase
-graf, -grafie	-aufzeichner, -aufzeichnung
Graft-versus-Host-Reaktion	immunologische Transplantat-Wirt-Reaktion von Fremdspende-Stammzellen und -Knochenmark
Gramfärbung	labordiagnostische Färbetechnik von Erregern zur Differenzierung der Erregerart; grampositive Bakterien dunkel-blau, gramnegative Bakterien rot
Grande-Fatigue-Syndrom	große, totale Müdigkeit mit Abwehrschwäche, allgemein reduzierter Belastbarkeit und Rückzug
Grand-Mal-Anfall	großer, generalisierter (Krampf-)Anfall bei Epilepsie

A B C D E F G H I J K L M N O P Q R S T U V W X Y Z

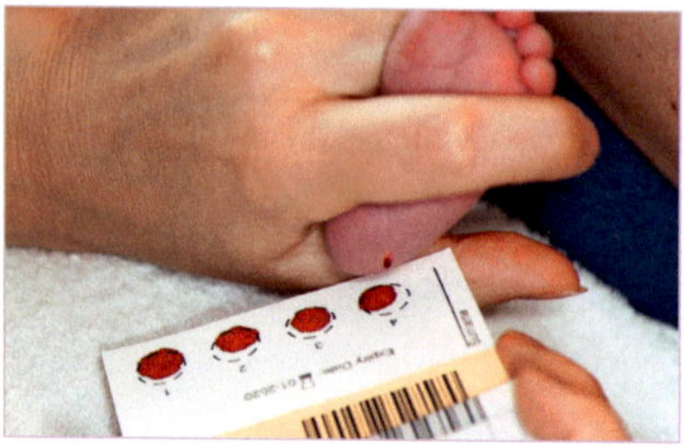

Guthrie-Test

Begriff	Erklärung
Granulat	schwer zu dosierende (nur nach Gewicht) grobkörnige Substanz
Gratifikationskrise	Modell nach Johannes Siegrist, nachdem eine Person erkrankt, wenn ihre Arbeit nicht genügend entschädigt wird
Granulozyten	eosinophile, basophile, neutrophile G., Leukozytenarten, haben verschiedene Abwehrfunktionen, ▸ Stammzelle
Gravidität	Schwangerschaft
Gripper-Nadel	rund gebogene Nadel mit Schliff zur Port-Punktion, ▸ Huber-Nadel
Growth Hormone	GH, Wachstumshormon
Grundpflege	Pflegemaßnahmen zur Befriedigung menschlicher Grundbedürfnisse (Direkte Pflege)
Grundumsatz	Energiemenge, die der Körper in nüchternem Zustand bei völliger Ruhe und einer Umgebungstemperatur von 20°C benötigt.
Grünholzfraktur	unvollständige Fraktur, Periost bleibt erhalten
Gruppenpflege	Prinzip der stationären Krankenpflege, bei dem eine Pflegekraft eine Gruppe von Patienten überwiegend selbstständig betreut
GSG	**G**esundheits**s**truktur**g**esetz
GTT	**G**lukose**t**oleranz**t**est
GU	**G**rund**u**msatz
Guedeltubus	Mundrachentubus
Guillain-Barré-Syndrom	aufsteigende schlaffe Lähmung durch Entzündung der Markscheiden der Nervenzellen mit vermutlich infektiöser Ursache
Gujaktest	Untersuchung auf okkultes (mit bloßem Auge unsichtbares) Blut im Stuhl, z.B. Hämoccult®
GuKKPfl	**G**esundheits- **u**nd **K**inder**k**ranken**pfl**ege
GuKPfl	**G**esundheits- **u**nd **K**ranken**pfl**ege
gustatorisch	geschmacklich, den Geschmackssinn betreffend
Guthrie-Test	Nachweisverfahren der Phenylketonurie oben
gyn.	**gyn**äkologisch
Gynäkomastie	Vergrößerung der männlichen Brustdrüse
Gyrus *(Pl. Gyri)*	Windung(en), Hirnwindung(en)

Begriff	Erklärung
H	Wasserstoff
H2-Blocker	Magensäure-hemmende Arzneimittel
H_2O	Wasser
H_2O_2	Wasserstoffperoxid, Wasserstoffsuperoxid
Habituation	Gewöhnung
Habitus	äußere Erscheinung
Haemophilus	gramnegatives aerobes Stäbchenbakterium
HAH	**H**äm**a**gglutinations**h**emmtest, z. B. als Röteln-Antikörpersuchtest
Halbmondlage	Form der atemunterstützenden Lagerung (unten)
Hallux	große Zehe
Hallux valgus	Krummstellung der Großzehe, ggf. operative Korrektur
Halluzination	Sinnestäuschung, Trugwahrnehmung
Halo-Effekt	Beurteilungsfehler durch Überstrahlen einzelner Persönlichkeitsmerkmale
Häm	Farbstoffanteil des Hämoglobins
Häm-, Hämo-, Hämato-	das Blut betreffend
Hämagglutination	Verklumpung von roten Blutkörperchen durch Antikörper oder Viren
Hämangiom	gutartige Blutgefäßgeschwulst
Hämatemesis	Bluterbrechen
Hämatokrit	%-Anteil der zellulären Blutbestandteile des Blutes
Hämatologie	Spezialgebiet der Inneren Medizin, welches sich mit den Bluterkrankungen inkl. Blutkrebs befasst
Hämatom	Bluterguss (unten)
Hämatopoese	Bildung der Blutzellen
Hämatothorax	Ansammlung von Blut im Pleuraraum
Hämodialyse	Nierenersatztherapie, Form der ▸ Dialyse
Hämodilution	präoperative Blutentnahme (zur perioperativen Retransfusion) und Ersatz durch Plasmaexpander

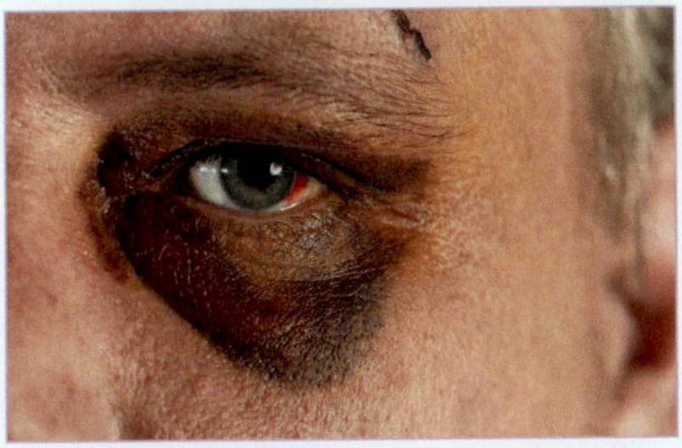

*Brillen**hämatom***

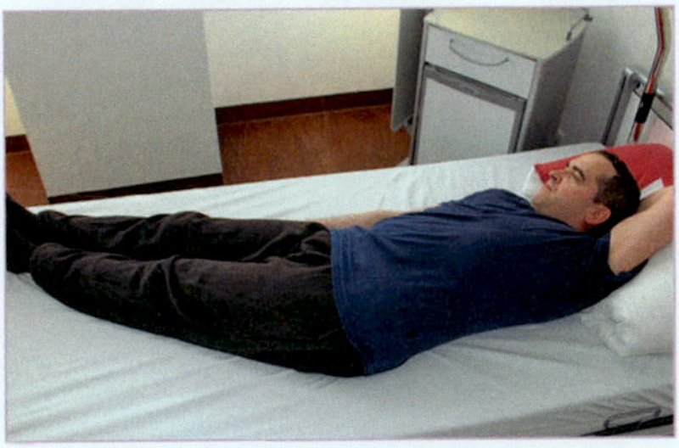

Halbmondlage

A B C D E F G H I J K L M N O P Q R S T U V W X Y Z

Begriff	Erklärung
Hämofiltration	Nierenersatztherapie, kontinuierliches Blutreinigungsverfahren mittels Filtration
Hämoglobin	roter Blutfarbstoff zum Sauerstofftransport ➡ S. 187
Hämoglobinurie	Ausscheidung von rotem Blutfarbstoff über die Nieren (bei ▸ Hämolyse, Transfusionszwischenfällen)
Hämolyse	Abbau, Zerfall der roten Blutkörperchen
Hämoperfusion	extrakorporales Blutreinigungsverfahren zur Entfernung toxischer Substanzen
Hämophilie A, B, C	genetisch bedingte Blutgerinnungsstörung durch einen Mangel an Gerinnungsfaktoren (Faktoren V, VIII, IX, X, XI)
Hämoptoe	Bluthusten
Hämorrhagie	Blutung
Hämorrhoiden	knotenförmige Aussackungen von Arterien und Venen im unteren Rektumabschnitt mit starker Blutungsneigung unten
Hämostase	physiologische Blutstillung
Hämaturie	Blut im Urin
Handicap, Handikap	Beeinträchtigung, Nachteil, Benachteiligung im Rahmen einer Behinderung
Handwurzelknochen	acht Würfelknochen der Handwurzel unten „Ein **Kahn** (1 Kahnbein) fährt im **Mond**enschein (2 Mondbein) im **Dreieck**- (3 Dreiecksbein) um das **Erbsenbein** (4 Erbsenbein), **Vieleck groß** (5 großes Vielecksbein) und **Vieleck klein** (6 kleines Vielecksbein), der **Kopf** (7 Kopfbein) der muss am **Haken** (8 Hakenbein) sein.“
Hangover	(Arzneimittel-)Überhang
haptisch	tastend, auf den Tastsinn bezogen
Harninkontinenz	Störung der Speicher- bzw. Haltefunktion der Blase, verbunden mit unkontrolliertem Harnabgang

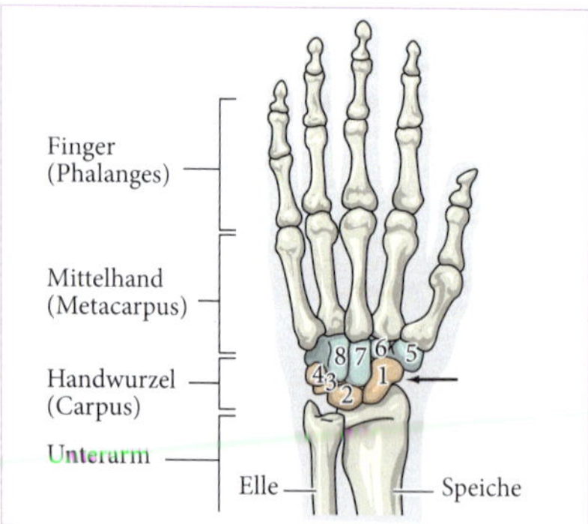

*Die achte **Handwurzelknochen***

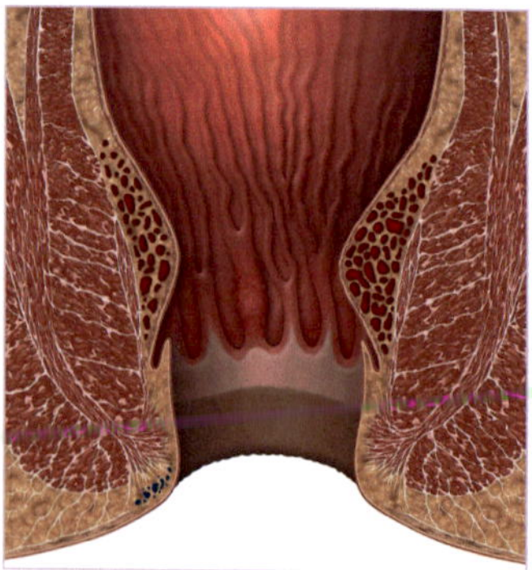

Hämorrhoiden

Begriff	Erklärung
Harnverhalt(ung)	Unvermögen, die volle Harnblase zu entleeren
Harvard-Konzept	Vorgehen einer erfolgreichen Verhandlung, indem Inhalt und persönliche Beziehungen getrennt voneinander betrachtet werden, weil deren Vermengung Vertrauen und Wissensaustausch oft behindert
Hautemphysem	Gasansammlung im Unterhautzellgewebe
Hautflora	auf der gesunden Haut befindliche Bakterien
HAV	**H**epatitis-**A**-**V**irus
Havers-Kanäle	den Knochen längs durchlaufende Gefäßkanäle, von konzentrisch angeordneten Knochenlamellen umgeben S. 53
Hb	**H**ämoglo**b**in S. 187
Hbs-Ag	**H**epatitis-**B**-Oberflächen-**A**nti**g**en
HBV	**H**epatitis-**B**-**V**irus
HCl	Salzsäure
HCV	**H**epatitis-**C**-**V**irus
HD	**H**ämo**d**ialyse
HDF	**H**ämo**d**ia**f**iltration
HDL-Chol	**H**igh-**D**ensity-**L**ipoprotein-**Chol**esterin
HdO-Gerät	Hinter-dem-Ohr- (Hör-)Gerät
HDV	**H**epatitis-**D**-**V**irus
Head-Zonen	hypersensibilisierte oder schmerzhafte Hautareale, die mit demselben spinalen Segment innerviert werden wie das in diesem Fall erkrankte Organ

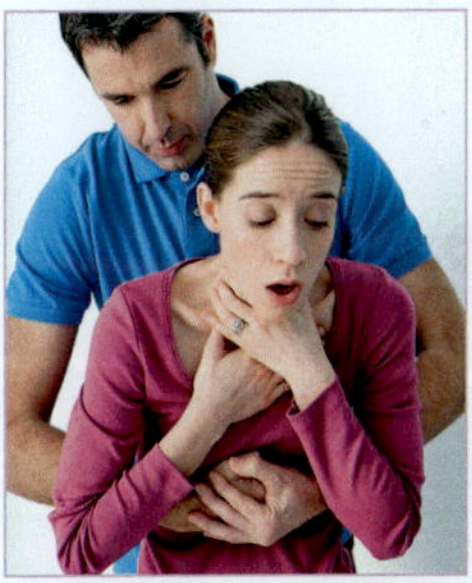

Heimlich-Manöver

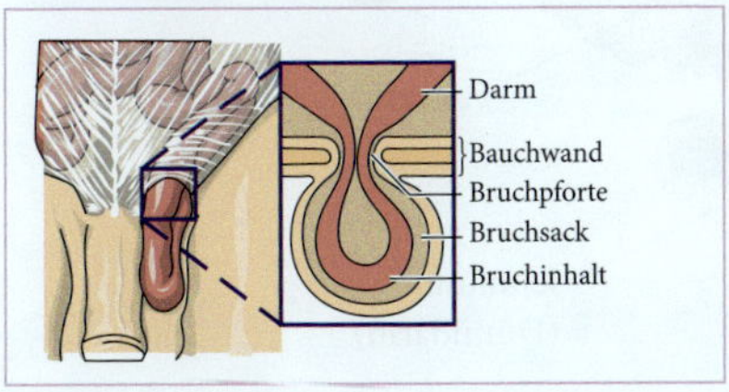

***Hernie**: Leistenhernie*

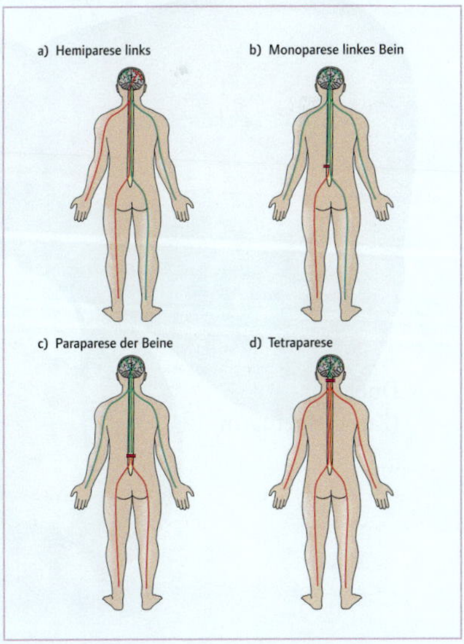

***Hemiparesen** und weitere Paresen*

A B C D E F G H I J K L M N O P Q R S T U V W X Y Z

Begriff	Erklärung
Heberdrainage	Pleura- bzw. Wunddrainage unter Ausnutzung des hydrostatischen Druckgefälles
Hegarstifte	Metallstifte verschiedener Stärken zur Erweiterung des Zervikalkanals
HeimG	**Heim**gesetz
Heimlich-Manöver	Erste-Hilfe-Maßnahmen bei Erstickungsgefahr durch Fremdkörper S. 65
HELLP-Syndrom	**H**emolysis, **E**levated **L**iver Enzymes, **L**ow **P**latelet Count; gefährliche Form der Gestose ggf. mit Hämolyse, erhöhten Leberwerten und (low) erniedrigten Thrombozytenwerten
hemi-	halbseitig, einseitig
Hemiparese	unvollständige Lähmung einer Körperhälfte ► Parese S. 65
Hemiplegie	vollständige Lähmung einer Körperhälfte
Hemisphäre	Hirnhälfte
Henderson-Bedürfnis-modell	Pflegemodell der 14 Grundbedürfnisse, 1966 von Virginia Henderson in den USA entwickelt
Hep.	**Hep**atitis
Hepar	Leber unten
Heparin	sowohl im Körper vorkommende als auch synthetisch hergestellte gerinnungshemmende Substanz

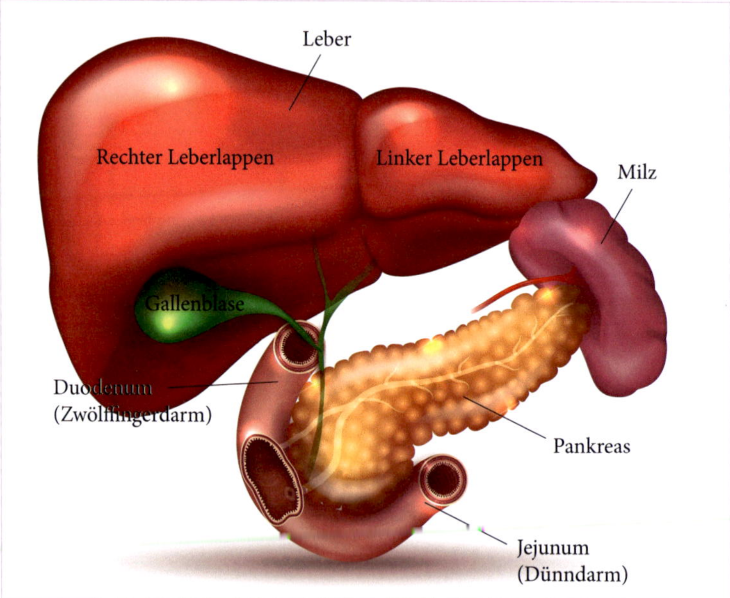

Hepar – Die Leber

Begriff	Erklärung
Heparinisierung	parenterale Zufuhr von Heparin
hepat-, hepato-	die Leber betreffend
Hepatitis	Leberentzündung
Hepatomegalie	Lebervergrößerung
Hernie	Eingeweidebruch mit sackartiger Ausstülpung des Bauchfells, eine eingeklemmte Hernie ist eine Notfall und muss operiert werden „Über einer eingeklemmten Hernie darf die Sonne weder auf- noch untergehen!“ S. 65
Herniotomie	Bruchoperation
Herpes simplex	virusbedingter Bläschenausschlag, meist an den Lippen unten
Herpes zoster	Gürtelrose, die Nervenzellen befallende Viruskrankheit mit bandförmigem Bläschenausschlag (Varicella-Zoster-Virus) S. 170
Hertz (Hz)	Anzahl periodischer Vorgänge pro Sekunde, SI-Einheit der Frequenz
Herzbettlagerung	Lagerung in halb aufrecht sitzender Position
Herzhyperthrophie	Vergrößerung bzw. Verdickung der Herzwand durch Dickenzunahme der Herzmuskelfaser
Herzindex (HI)	Herzminutenvolumen bezogen auf die Körperoberfläche
Herzinfarkt	akute lebensbedrohliche Unterbrechung der Blutversorgung von Teilen des Herzmuskels mit nachfolgendem Gewebsuntergang S. 76

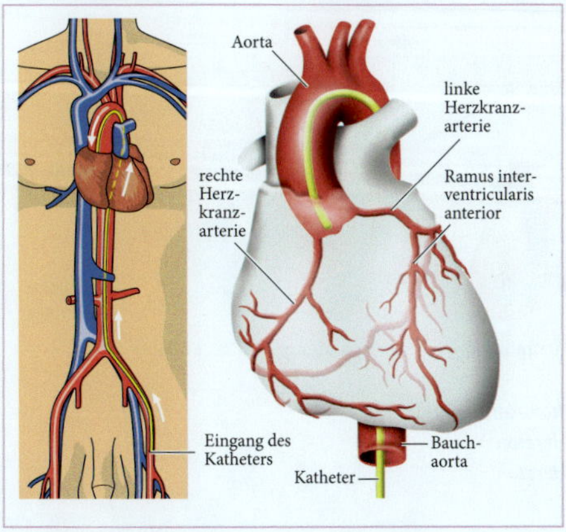

Herzkatheterisierung

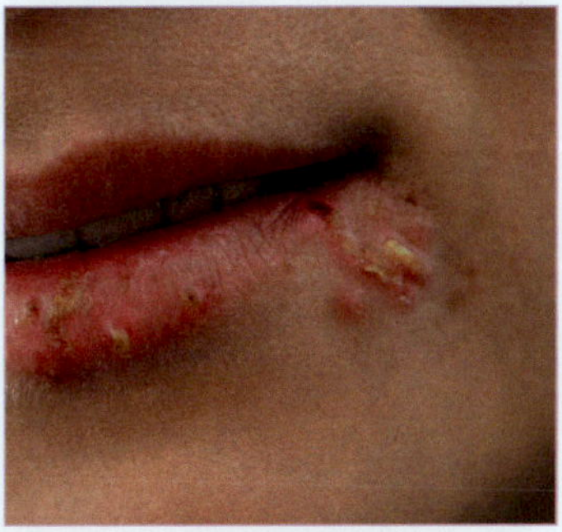

Herpes simplex

A B C D E F G H I J K L M N O P Q R S T U V W X Y Z

Begriff	Erklärung
Herzinsuffizienz	Herzmuskelschwäche, Herz ist nicht mehr imstande, die den Anforderungen entsprechende Förderleistung zu erbringen; NYHA-Stadien Stadium I: normale körperliche Belastbarkeit ohne Dyspnoe Stadium II: Dyspnoe bei stärkerer körperlicher Belastung Stadium III: Dyspnoe bei geringerer Belastung Stadium IV: Dyspnoe in Ruhe **R**echtsherzinsuffizienz macht **r**ichtig dicke Beinödeme, **L**inksherzinsuffizienz macht **L**uftnot und **L**ungenödem, bei **G**lobalinsuffizienz ist das **g**anze Herz schwach, **t**erminale Herzinsuffizienz ist **t**ödlich

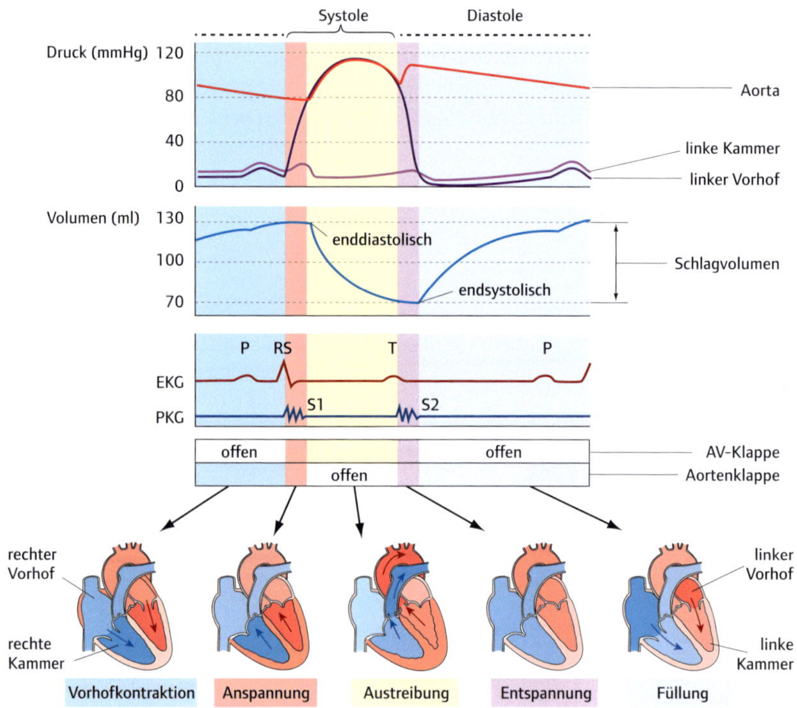

EKG = Elektrokardiogramm
P = P-Welle
RS = RS-Zacke
T = T-Welle
PKG = Phonokardiografie
S1 = 1. Herzton
S2 = 2. Herzton

Herzaktion

Begriff	Erklärung
Herzkatheterisierung	Koronarangiografie; röntgenologische Darstellung des Herzens, bei welcher Kontrastmittel über einen dreh- und formstabilen Katheter mit kleinem Durchmesser verabreicht wird. Dieser wird über die Arteria femoralis ein- und bis zum Herzen vorgeschoben. S. 67
Herzklappen-insuffizienz	Schlussunfähigkeit der Herzklappen Die vier Herzklappen. **T**üchtig **p**ulsiert **m**eine **A**orta (**T**rikuspidalklappe, **P**ulmonalklappe, **M**itralklappe, **A**ortenklappe)
Herzminutenvolumen (HMV)	das in einer Minute vom Herzen ausgeworfene Blutvolumen S. 68
Herzohren	normale Ausbuchtungen der Vorhöfe des Herzens S. 90
Herzrhythmusstörungen *(syn. Arrhythmie)*	Abweichungen des Herzschlages vom normalen Rhythmus
Herzzeitvolumen	► Herzminutenvolumen, Auswurfleistung des Herzens über eine bestimmte Zeit
HET	Hormonersatztherapie
hetero-	verschieden
HHL	**H**ypophysen**h**inter**l**appen S. 179
HI	**H**erz**i**ndex; **H**erz**i**nfarkt; **H**erz**i**nsuffizienz
Hiatushernie	Zwerchfellhernie
Hickmann-Katheter	teilimplantierbarer zentraler Venenkatheter (ZVK), der nur zum Teil im Patientenkörper liegt
Hidrosis	Schwitzen (physiol.)
H.I.L.DE.	Heidelberger Instrument zur Erfassung der Lebensqualität Demenzkranker
Hirndruckmessung	Messung des intrakraniellen Drucks anhand eines spezifischen Druckaufnehmers
Hirnödem	vermehrte Wassereinlagerung im Gehirn, meist mit einem intrakraniellen Druckanstieg verbunden
Hirntod	irreversibler Ausfall der Hirnfunktionen, in Grenzsituationen Kriterium zur Bestimmung des eigentlichen Todes
Hirsutismus	verstärkte Körperbehaarung der Frau im Sinne des männlichen Behaarungstyps
Histamin	Gewebshormon, bedeutend bei Entzündungs- und allergischen Reaktionen
Histologie	Lehre von den Geweben des Körpers (anat. Gewebelehre) S. 70
HIT	**h**eparin**i**nduzierte **T**hrombozytopenie
HIV	**H**uman **I**mmunodeficiency **V**irus, Erreger der Krankheit AIDS
Hk, Hkt	**H**ämato**k**ri**t**wert S. 187
HKL	**H**erz**k**atheter-**L**abor
HLM	**H**erz-**L**ungen-**M**aschine
HLW	**H**erz-**L**ungen-**W**iederbelebung S. 71

A B C D E F G H I J K L M N O P Q R S T U V W X Y Z

Begriff	Erklärung
HMV	**H**erz-**M**inuten-**V**olumen
HN	▸ **Hirnn**erv S. 108
HN_3	Ammoniak
HN_4	Harnstoff
HNO	**H**als-**N**asen-**O**hren-Heilkunde
Holismus	Ganzheitlichkeit
homo-	gleich
Homöopathie	Naturheilverfahren; medikamentöse Therapie, bei welcher Stoffe in sehr geringen Dosen eingesetzt werden, die in hohen Dosen den Krankheitserscheinungen ähnliche Symptome hervorrufen würden
Homöostase	Aufrechterhaltung des inneren Milieus des Körpers
HOPS	**H**irn**o**rganisches **P**sycho**s**yndrom
Horizontal- bzw. Transversalebene	den Körper in obere und untere Hälfte teilende Ebene S. 172
Hormone	von Drüsen gebildete Substanzen, werden ins Blut abgegeben und bewirken Funktionsveränderungen S. 178
Hospitalismus	Sammelbezeichnung für alle durch einen Krankenhausaufenthalt bedingten Schädigungen
Hospiz	Pflegeeinrichtung für unheilbar Kranke und Sterbende
Host-versus-Graft-Reaktion	Abstoßungsreaktion nach Organtransplantationen
HRS	**H**arnsäure, **H**erz**r**hythmusstörungen
HSM	**H**erz**s**chritt**m**acher, auch Pacemaker (PM)
Huber-Nadel	eckig gebogene Port-Punktionskanüle mit speziellem Schliff ohne Partikelausstanzung

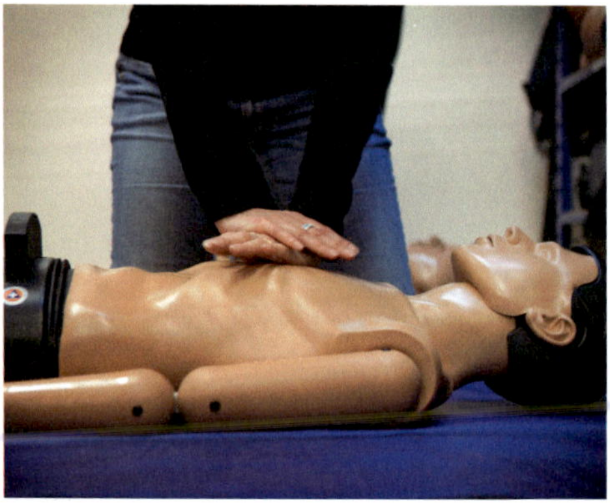

*Herz-Lungen-Wiederbelebung **(HLW)***

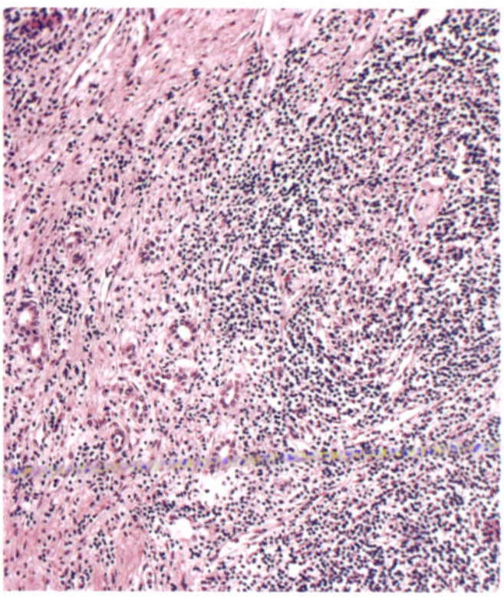

***Histologie:** Histologischer Schnitt einer Niere*

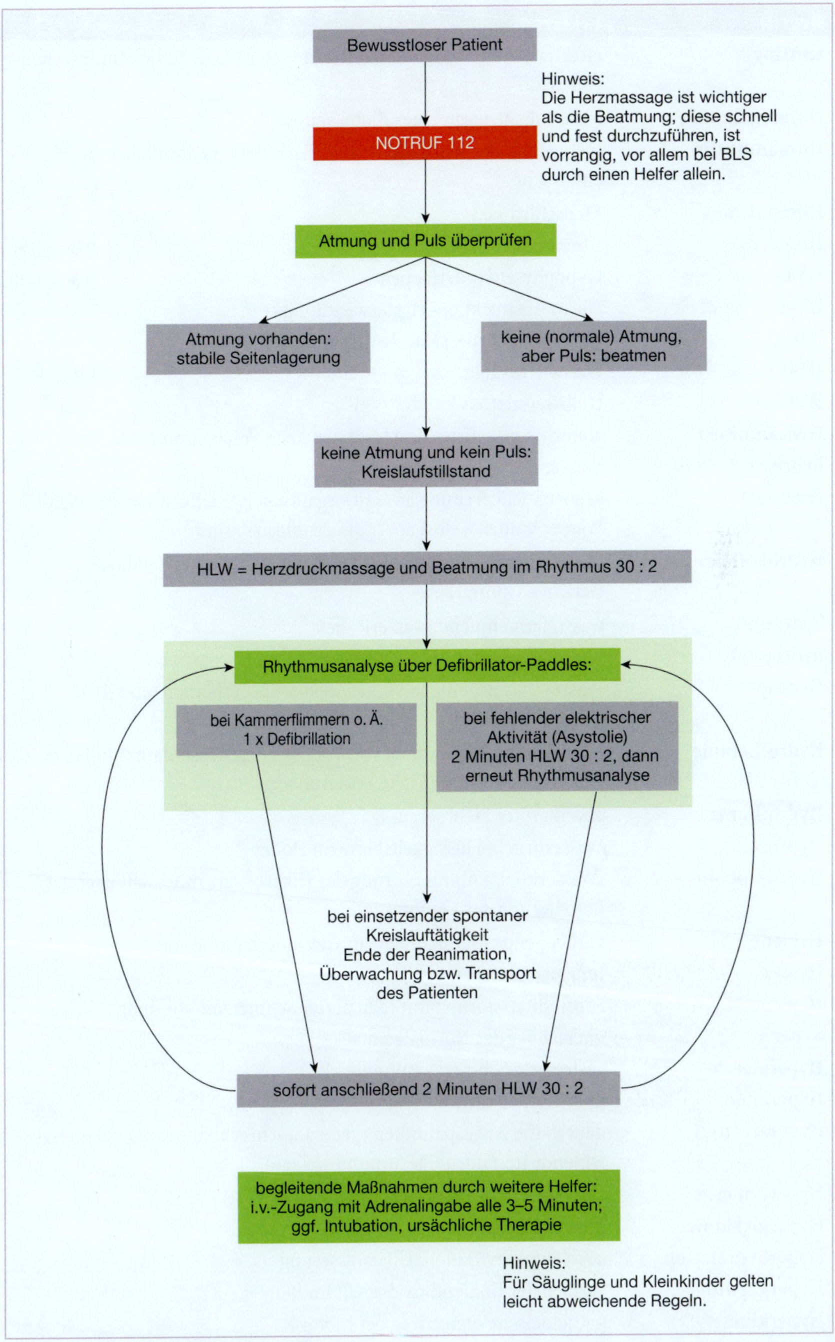

Schema Herz-Lungen-Wiederbelebung ***(HLW)***

Begriff	Erklärung
Huffing	effektives Abhusten ohne Glottisschluss, mit wiederholtem sprechen von „Huff" oder „Sch"
Humanalbumin	menschliche Form eines Bluteiweißes
Humaninsulin	(gentechnische) Form des Insulins, die dem menschlichen Insulin entspricht
Humanismus	Menschlichkeit
Humerus	Oberarmknochen ➜ S. 176
HVL	**H**ypophysen**v**order**l**appen ➜ S. 179
HWI	**H**arn**w**egs**i**nfektion; **H**inter**w**and**i**nfarkt
HWK	**H**als**w**irbel**k**örper; **H**and**w**urzel**k**nochen
HWS	**H**als**w**irbel**s**äule ➜ S. 177
HWZ	**H**alb**w**ert**z**eit
Hydramnion	abnorm vermehrtes Fruchtwasser, auch Polyhydramnion
hydro-	Wasser-
Hydrogel	gelartige Zubereitung aus (an)organischen Quellstoffen, die reichlich Wasser binden, selbst aber wasserunlöslich sind
Hydrokolloide	wasserbindende gelbildende Quellstoffe (Alginate, Zellulose, Gelatine, Gummi)
hydrophil	wasseraufnehmend, wasserlöslich
hydrophob	wasserabweisend
Hydrops	Wasseransammlung in vorgebildeten Körperhöhlen oder dem ganzen Körper
Hydrotherapie	methodische Anwendung von Wasser oder Wasserdampf in Form von Waschungen, Wickeln und Auflagen
Hydrothorax	eiweißarmer Pleuraerguss
Hydrozele	Wasserbruch, Flüssigkeitsblase im Hoden
Hydrozephalus	„Wasserkopf", Abflussstörung des Hirnwassers mit nachfolgender Erweiterung der Liquorräume
Hygiene	vorbeugende Maßnahmen zur Gesunderhaltung
Hymen	Jungfernhäutchen
Hypalgesie	Sensibilitätsstörung mit reduzierter Schmerzempfindung
hyper-	über-, über das Normale hinaus
Hyperalgesie	gesteigerte Schmerzempfindlichkeit
Hyperämie	überstarke Durchblutung
Hyperarrousal	dauerhafte Angespanntheit (gereizte, schreckhafte, unkonzentrierte, wütende und unruhige Stimmungslage)
Hyperästhesie	Überempfindlichkeit der Haut
Hyperglykämie	Blutzuckererhöhung
Hyperhydratation	auch Hyperhydration, Überwässerung
Hyperkapnie	vermehrter Kohlendioxidgehalt im Blut
Hyperkinese	pathologische Steigerung der Motorik

Begriff	Erklärung
Hypermetrie	Übermaß der Bewegung, die dabei über das Ziel hinaus schießt
Hyperplasie	Gewebevergrößerung durch Zunahme der Zellzahl 👁 S. 37
Hypersalivation	vermehrter Speichelfluss
Hyperthermie	Erhöhung der Körpertemperatur gegen die Tendenz des Wärmeregulationszentrums (im Gegensatz zum ► Fieber)
Hyperthrophie	reversible Gewebevergrößerung durch Zunahme des Zellvolumens 👁 S. 37
Hyperthyreose	Schilddrüsenüberfunktion
Hypertonie, Hypertonus	Bluthochdruck; auch arterielle/-r Hypertonie/-us
Hyperventilation	gesteigerte Atmung mit Erniedrigung des Kohlendioxidgehalts im Blut und ggf. Erhöhung des Sauerstoffgehalts
Hypervigilität	Überwachheit, subjektive Aufmerksamkeitssteigerung z.B. nach Amphetaminkonsum
Hypervolämie	erhöhtes Blutvolumen
Hyphen	Fadenpilz(anteile)
Hypnotikum	Schlafmittel
hypo-	unter, unter dem Normalen
Hypoxämie	Sauerstoffmangel im Blut
Hypochondrie	sog. eingebildetes Kranksein, psychiatrisches Symptom
Hypoglykämie	Absinken des Blutzuckerspiegels unter den Normbereich
Hypokapnie	verminderter Kohlendioxidgehalt im Blut als Folge einer Hypoventilation
Hypokinese	Bewegungsmangel, verminderte Motorik
Hypophyse	Hirnanhangdrüse ➡ S. 176
Hypoplasie	Unterentwicklung bzw. Minderwuchs eines Organs
Hypothalamus	zentralnervöse Region im Zwischenhirn, Schaltzentrale des vegetativen Nervensystems, reguliert in enger Verbindung mit der Hypophyse (Hypothalamus-Hypophysen-System) wichtige vegetative Funktionen bzw. den Hormonhaushalt ➡ S. 176
Hypothermie	Unterkühlung, Absinken der Körpertemperatur, auch therapeutisch: Absenken der Körpertemperatur während OP
Hypothyreose	Schilddrüsenunterfunktion
Hypotonie, Hypotonus	zu niedriger Blutdruck
Hypovolämie	Verminderung des Blutvolumens
Hypoxie	Sauerstoffmangel im Gewebe
Hysterektomie	Gebärmutterentfernung
Hysteroskopie	Spiegelung der Gebärmutterhöhle
Hz	**Hertz** (Frequenzeinheit)
HZV	**Herzzeitvolumen**

A B C D E F G H I J K L M N O P Q R S T U V W X Y Z

Begriff	Erklärung
I	Iod
i.a.	**i**ntra**a**rteriell S. 77
i.c.	**i**ntra**c**utan, intrakutan (syn. intradermal) S. 77
i.m.	**i**ntra**m**uskulär S. 77
i.v.	**i**ntra**v**enös S. 77
iatrogen	durch den Arzt / med. Maßnahmen verursacht
IBF	**i**nner**b**etriebliche **F**ortbildung
ICD	**I**nternational Statistical **C**lassification of **D**iseases and Related Health Problems, Klassifikation für Krankheiten; **i**mplantierbarer **C**ardioverter **D**efibrillator
Ich-Botschaft	kommunizierte Mitteilung über sich selbst
Ichthyose	Fischschuppenkrankheit, Verhornungsstörung der Haut
ICN	**I**nternational **C**ouncil of **N**urses, Internationaler Pflegeverband
ICNP	**I**nternational **C**lassification of **N**ursing **P**ractice, Klassifikationssystem von Pflegediagnosen
ICR	**I**nter**c**ostal**r**aum
Icterus neonatorum	Ikterus des Neugeborenen S. 75
idiopathisch	ohne erkennbare Ursache
IdO-Gerät	In-dem-Ohr- (Hör-)Gerät
IE	**i**nternationale **E**inheiten
IFN	**I**nter**f**ero**n**
IfSG	**I**n**f**ektions**s**chutz**g**esetz, Gesetz zur Verhütung und Bekämpfung von Infektionskrankheiten
Ig (A, D, E, G, M,)	**I**mmun**g**lobulin (A, D, E, G, M)
IGel	Individuelle Gesundheitsleistungen
Ikterus	Gelbsucht, Gelbfärbung von Skleren und Haut S. 75
Il	**I**nter**l**eukin(e)
Ileostoma	► Anus praeternaturalis, Dünndarm-Stoma
Ileum	Krummdarm, Teil des Dünndarms, ► Enterostoma
Ileus	Darmverschluss
Immobilität	Unfähigkeit zur Bewegung
immun	unempfänglich, gefeit
Immunglobuline	Antikörper S. 182
Immunisierung *(syn. Impfung)*	aktive I.: abgeschwächte oder abgetötete Krankheitserreger werden in den Körper eingebracht, Körper bildet daraufhin selbst ► Antikörper; passive I.: Antikörper werden verabreicht S. 75 S. 182
Immunität	erworbene Unempfindlichkeit gegenüber einer Infektion durch Krankheitserreger
Immunologie	Lehre von Aufbau und Funktion des Immunsystems
immunologisch	das Immunsystem betreffend
Immunsuppression	Unterdrückung von Immunfunktionen

Begriff	Erklärung
Immunsuppressiva *(Pl.)*	Medikamente, die die Immunantwort unterdrücken
Impetigo	Eiterflechte (zumeist Streptokokkeninfektion der Haut)
Impetigo contagiosa	hochinfektiöse Hauterkrankung bei Säuglingen und Kleinkindern
Impfung	► Immunisierung
Implantation	Einpflanzen körperfremder Materialien/Organe
implantieren	einpflanzen
Impotenz	Unvermögen des Mannes, regelgerecht und/oder zufriedenstellend den Geschlechtsverkehr zu vollziehen
Impressionsfraktur	unvollständiger Biegungsbruch am Schädel
IMV	**I**ntermittent **M**andatory **V**entilation, Form der maschinellen Beatmung
in vivo	in einem lebendigen Organismus, im Körper
Inappetenz	Appetitmangel
Ind.	**Ind**ikation
indifferent	gleichgültig, neutral
Indikation	Grund für die Anwendung eines medizinischen Verfahrens oder eines Arzneimittels, Heilanzeige
Indikator	Substanz, die Vorgang/Zustand sichtbar oder messbar macht
Indolenz	Schmerzlosigkeit; Gleichgültigkeit
Inf.	► **Inf**ektion
inf.	► **inf**erior
Infantilismus	Stehenbleiben auf einer kindlichen Entwicklungsstufe
Infarkt	Zelltod eines Organs oder Organteils aufgrund einer Durchblutungsstörung i.F. eines akuten Arterienverschlusses S. 76
infaust	aussichtslos (bzgl. Prognose)
Infektion	Ansteckung, Eindringen und Vermehrung von Krankheitserregern

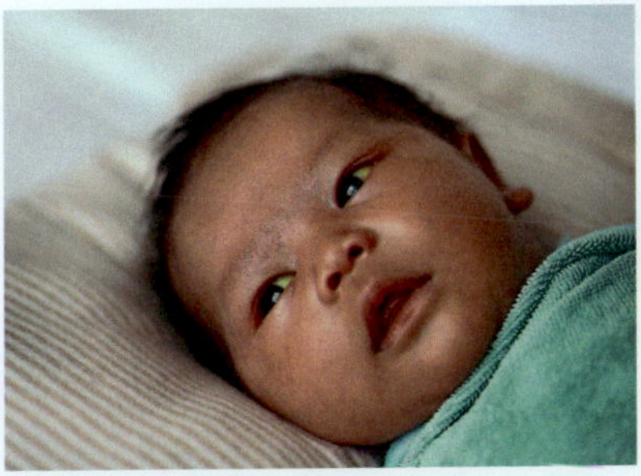

***Ikterus** beim Neugeborenen*

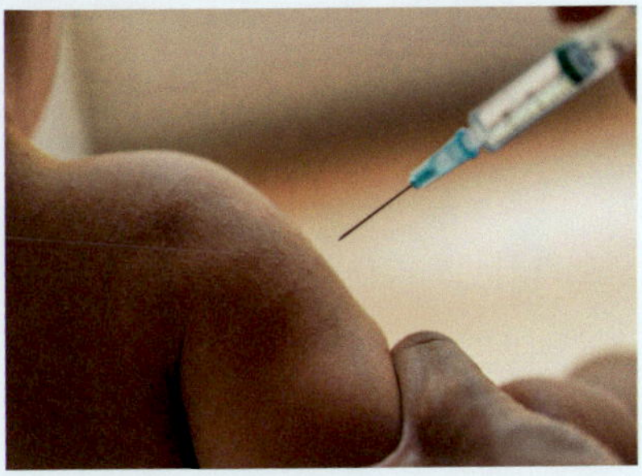

Immunisierung

A B C D E F G H I J K L M N O P Q R S T U V W X Y Z

Begriff	Erklärung
Infektionskrankheit	Krankheit, die durch Übertragung bzw. Eindringen von Krankheitserregern ausgelöst wird
inferior	der untere, weiter unten gelegen
Infertilität	Unfruchtbarkeit der Frau
Infiltration	Eindringen fester oder flüssiger Substanz in das Gewebe, z.B. per Injektion oder auch Durchsetzung bei Krebswachstum
Infiltrationsanästhesie	▸ Lokalanästhesie
Inflammatio	Entzündung
inflammatorisch	entzündlich
Influenza	echte Grippe, Erkrankung verursacht durch Influenza-Viren S. 168
informell	nicht offiziell, ohne Formalitäten
infra-	unten, unterhalb
Infusomat	elektrisches Gerät mit Schlauchsystem zur kontinuierlichen und genau dosierten Verabreichung von Infusionslösungen S. 77
Infusion	Einfließenlassen von Flüssigkeit in den Körper
Inguinalhernie	▸ Leistenhernie, Hernie S. 65
Inhalation	Aufnahme von Gasen, Dämpfen, Aerosolen und Stäuben in die Atemwege
Inhalationsanästhesie	Anästhesie durch Inhalieren von Narkosegasen
Inhalationsnarkose	Narkose unter Verwendung von Narkosegasen
Inhalator	Gerät zur Inhalation, dient der Aerosolbildung von Flüssigkeiten
Inhibition	Hemmung
Inhibitor	Hemmstoff
initial	am Anfang stehend

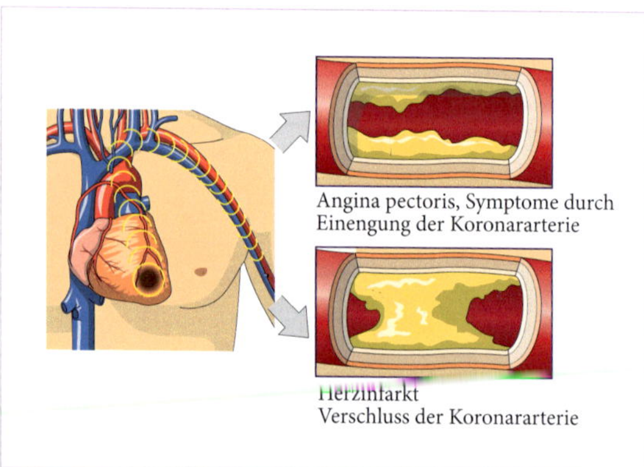

Infarkt

Begriff	Erklärung
Initialberührung	Begrüßungsberührung in der Basalen Stimulation durch eindeutiges Auflegen der Hand auf Schulter oder Arm
Injektion	Einspritzung ⊙ unten
Injektionsnarkotika *(Pl.)*	über die Vene verabreichbare Narkosemittel
Inkarzeration	Einklemmung (einer ▸ Hernie)
Inklusion	Einbeziehung, Zugehörigkeit, Teilhabe (insbes. im Rahmen einer Behinderung)
Inkompatibilität	Unverträglichkeit bzgl. Blutgruppen
Inkontinenz	Unvermögen, Harn oder Stuhl willkürlich zurückzuhalten, unfreiwilliger Abgang
Inkret	in den Blutkreislauf abgegebenes Hormon
Inkretion	innere Sekretion von Drüsen
Inkrustation	Verkrustung, Ablagerung (z.B. auf einer Nekrose)
Inkubationszeit	Zeitraum zwischen Infektion und Ausbruch der Erkrankung
Inkubator	Wärmebett, Brutkasten ⊙ S. 78
Innenrotation	Drehung nach innen ⊙ S. 11
Innervation	nervale Versorgung eines Organs
inotrop	die Schlagstärke des Herzmuskels beeinflussend
INR	International Normalized Ratio, international standardisiertes Verfahren zur Prüfung der Blutgerinnung
Inspiration	Einatmung
Insuffizienz	Unvermögen, Leistungsschwäche
Insufflation	Einblasen von Gasen
Insulin	blutzuckersenkendes Hormon aus den B-Zellen der Langerhans-Inseln der Bauchspeicheldrüse ⊙ S. 39 ➔ S. 181, 186

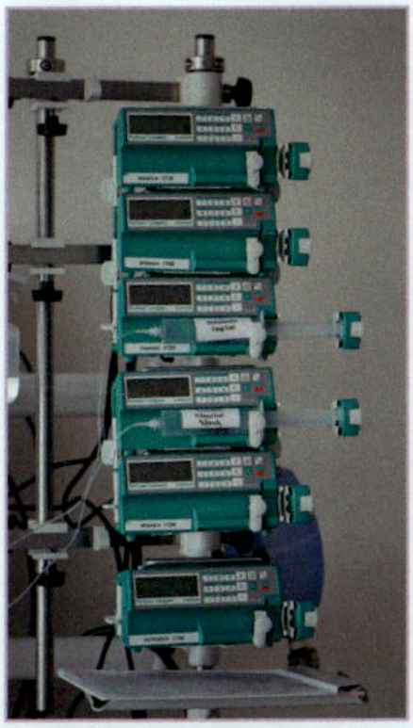

Infusomat

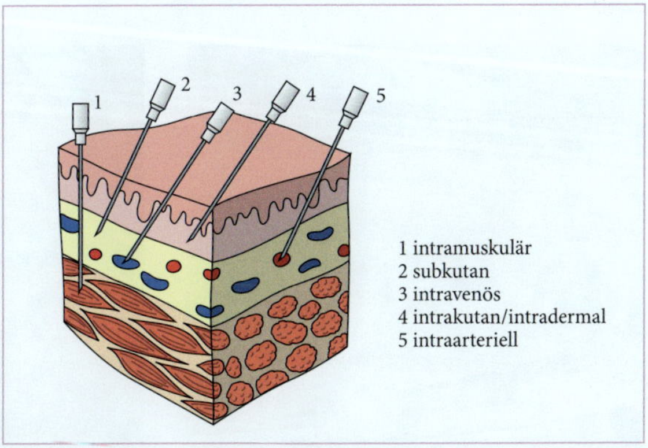

***Injektion**sarten*

Begriff	Erklärung
Insulinpumpe	kleine handliche Pumpe mit Infusionsset und Kanüle zur bedarfsgerechten Verabreichung von Insulin unten
Insulinresistenz	mangelnde Insulinwirkung
Insult	Anfall
Integrierte Versorgung (IV)	Zusammenarbeit verschiedener Berufsgruppen und Einrichtungen des Gesundheitswesens zur wirtschaftlichen und effektiven Versorgung von Patienten
Intention	Absicht, Vorhaben, Anliegen
inter-	zwischen
Interaktion	Wechselbeziehung, wechselseitiges Aufeinandereinwirken
Interferone	immunstimulierende Eiweißverbindungen mit antiviraler und antitumoraler Wirkung
interkostal	zwischen den Rippen
Interkostalmuskulatur	Zwischenrippenmuskulatur, Atemmuskeln S. 79
Interleukine	körpereigene Botenstoffe, Überträger von Informationen zwischen den Immunzellen, Entzündungsparameter
intermediär	dazwischenliegend z.B. bei Testergebnissen
Intermittierend	nur ab und zu vorhanden, wechselnd
internalisieren	verinnerlichen, einprägen
internus, a, -um	innen liegend
Interruptio	Unterbrechung
interstitiell	im Zwischenzellgewebe liegend
Interstitium	Zwischenraum zwischen Körperorganen oder Körpergeweben
Intertrigo	Wundreiben, ugs. „Hautwolf“
Intervention	Maßnahme, Vermittlung, Einmischung
Interventionsstudie	Studie, bei der die Wirksamkeit einer Maßnahme (Intervention) auf eine bestimmte Zielgruppe untersucht wird

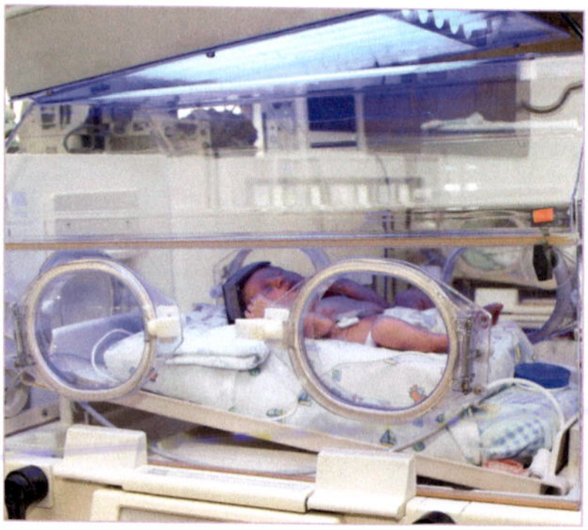

Inkubator

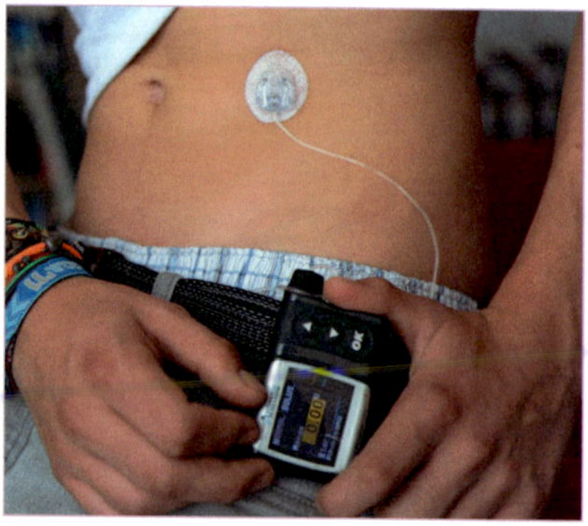

Insulinpumpe

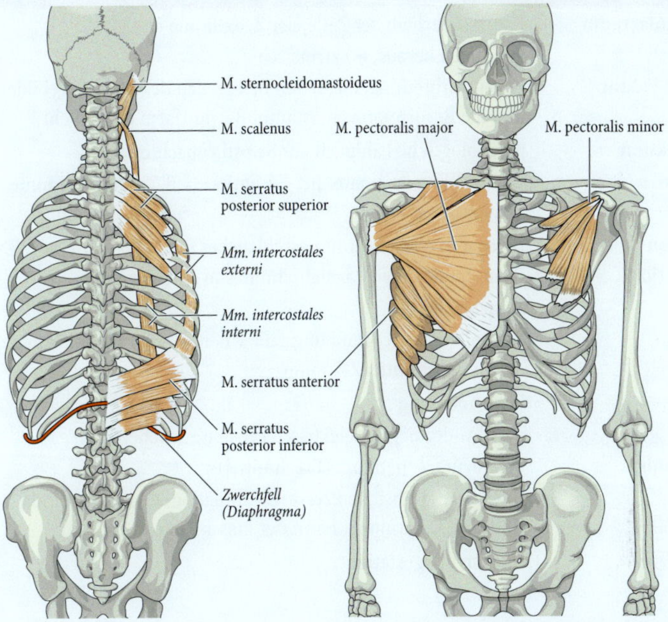

Interkostal- und Atemhilfsmuskulatur

Begriff	Erklärung
Interzellularsubstanz	Zwischenzellsubstanz, zellfreie Baubestandteile der Binde- und Stützgewebe, z. B. Kollagen
intestinal	zum Darm gehörend
Intestinum	Darm, Eingeweide
Intima	Gefäßinnenhaut
Intoxikation	Vergiftung
intra-	innerhalb
intraarteriell	in eine Arterie
intraglutäal	in den M. glutaeus medius S. 82
intrakutan/-cutan	in die Haut, Synonym: intradermal S. 77
intramuskulär	in den Muskel S. 82
Intraokularlinse	künstliche, durchsichtige und elastische Augenlinse
intraossär	in den Knochen (i. d. Knochenmark)
intraperitoneal	innerhalb des Bauchfells
Intrauterinpessar (IUP)	Spirale, schwangerschaftsverhütendes Gebilde in der Gebärmutterhöhle
intravasal	in ein Gefäß, in einem Gefäß
intravenös	in eine Vene S. 77
intrazellulär	im Zellinneren

Begriff	Erklärung
Intrazellularraum	Raum innerhalb der Zelle, der Zytoplasma enthält
intrinsisch	von innen heraus, ► extrinsisch
Intrinsic-Faktor	Eiweißverbindung, die in den Belegzellen des Magens gebildet wird und die Resorption von Vitamin B_{12} im Darm ermöglicht
Introspektion	psychologische Fähigkeit zur Selbstbeobachtung
Intrusion	Wiederleben traumatischer Ereignisse (z.B. durch Alpträume, Erinnerungen)
Intubation	Einführen eines Beatmungsschlauches in die Trachea unten
Invagination	Einstülpung eines Darmabschnittes in einen anderen
invasiv	eindringend
Inzidenz	Anzahl der Neuerkrankungsfälle einer bestimmten Erkrankung in einem bestimmten Zeitraum
Inzision	Einschneidung
Ionen	positiv oder negativ elektrisch geladene Teilchen
Ipecacuanha	Brechwurz, Emetikum (Brechmittel)
IPPV	**I**ntermittent **P**ositive **P**ressure **V**entilation, intermittierende Überdruckbeatmung, Form der maschinellen Beatmung
IPS	**I**ntensiv**p**flege**s**tation

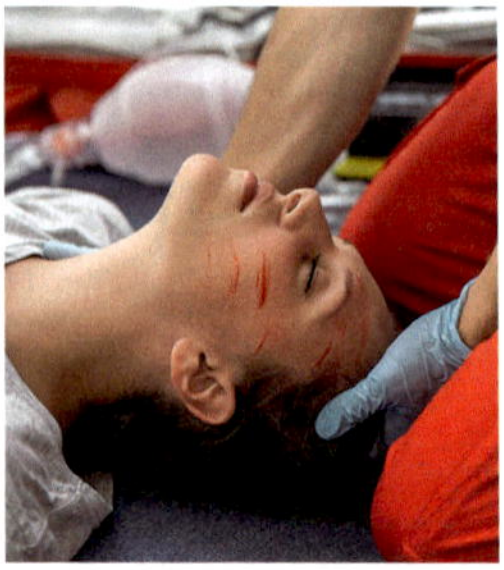

1. Lagern des Kopfes

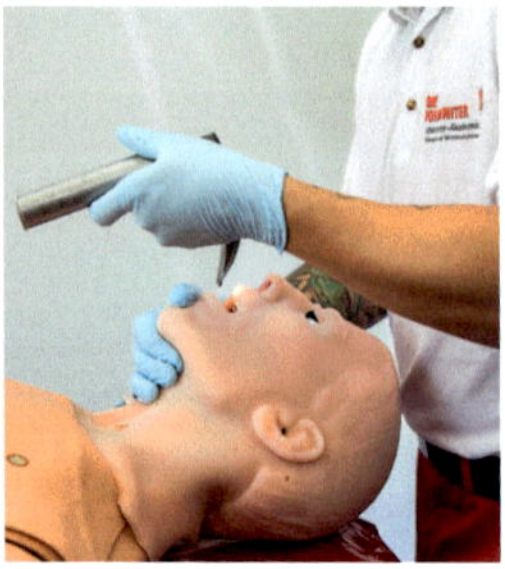

2. Einführen des Laryngoskops

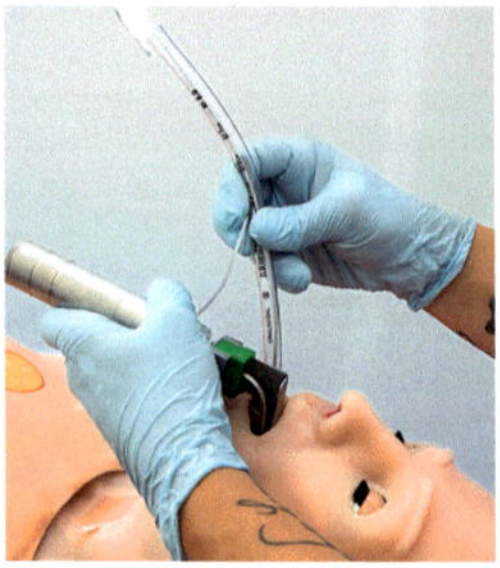

3. Einführen des Tubus

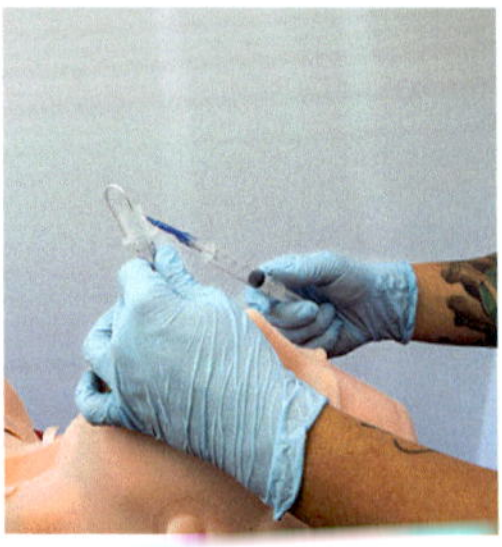

4. Blocken

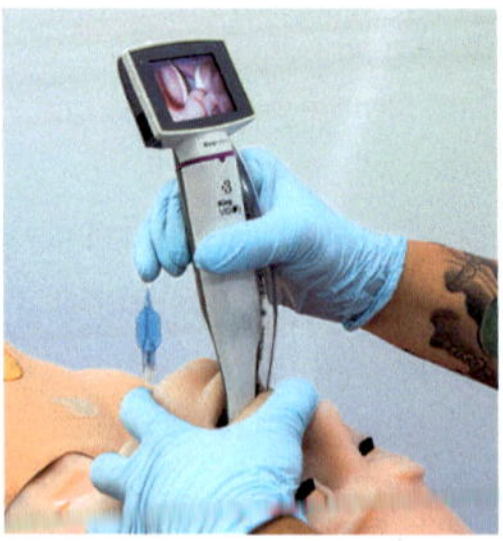

5. Lagekontrolle

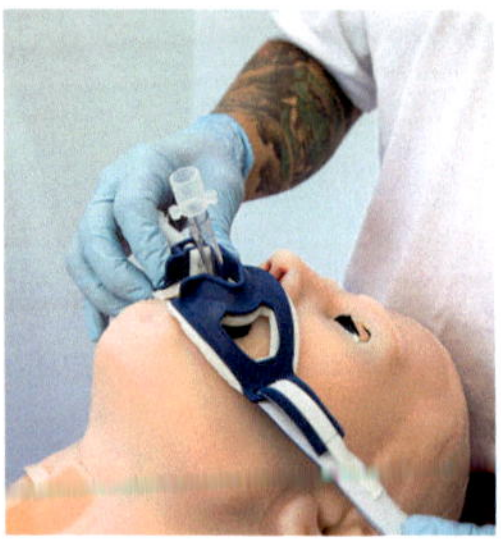

6. Fixierung

Intubation

Begriff	Erklärung
IQ	Intelligenz**q**uotient
IRDS	**I**nfant **R**espiratory **D**istress **S**yndrome, Atemnotsyndrom beim Neugeborenen
Iris	Regenbogenhaut des Auges unten
Iritis	Regenbogenhautentzündung (Autoimmunkrankheit)
irreversibel	unumkehrbar
IRV	**I**nspiratorisches **R**eserve**v**olumen S. 140
Ischialgie	Schmerzen im Versorgungsgebiet des Nervus ischiadicus
Ischämie	arterielle Minderdurchblutung
Ischurie	akuter ► Harnverhalt(ung)
ISK	**I**ntermittierender **S**elbst**k**atheterismus, das wiederholte Legen eines Harnblasenkatheters durch den Patienten selbst
ISO	**I**nternational **O**rganization for **S**tandardization
iso-	gleich
Isolierung	räumliche Absonderung von Patienten
isoton	mit gleicher Anzahl osmotisch wirksamer Teilchen
Isthmus	Engpass, verengte Stelle
Item	Einheit, Bestandteil
-itis	-entzündung
ITN	► **I**ntubations**n**arkose
ITS	**I**ntensiv**t**herapie**s**tation
IU	**I**nternational **U**nit (► IE)
IUP	► **I**ntra**u**terin**p**essar
IV	► **I**ntegrierte **V**ersorgung
IVA	**I**ntegrative **V**alidation *(n. Nicole Richard)*
IVF	**I**n-**v**itro-**F**ertilisation
IZR	► **I**ntra**z**ellular**r**aum

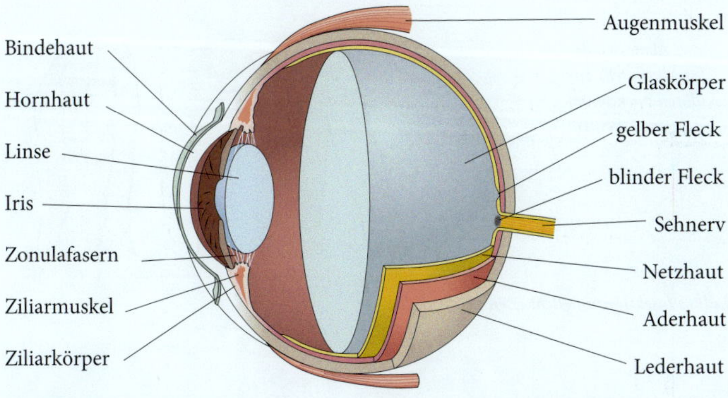

***Iris** als Teil des Auges*

Injektion in den Gesäßmuskel (nach v. Hochstetter)

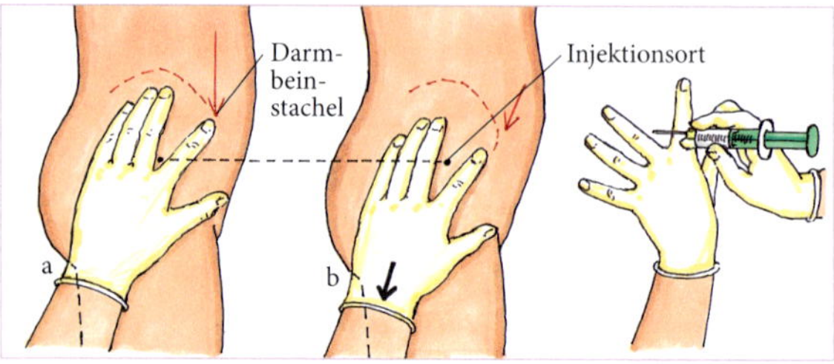

Abmessen der Injektionsstelle zur intramuskulären Injektion in den ventroglutäalen Gesäßmuskel

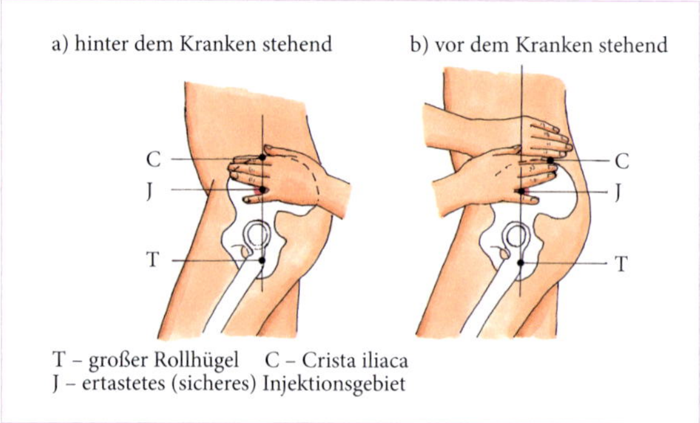

Abmessen der Injektionsstelle zur intramuskulären Injektion in den Oberschenkel

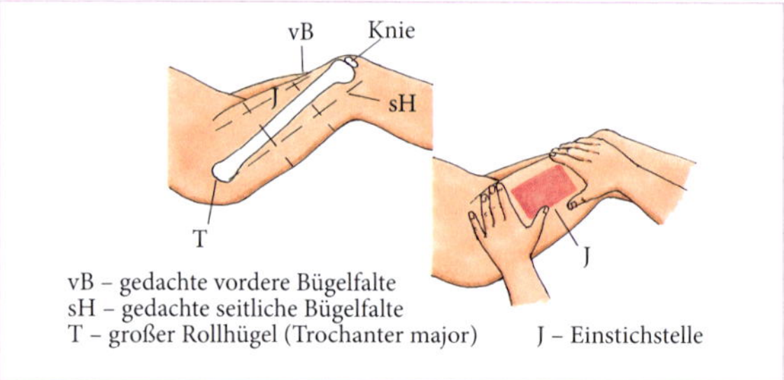

Abmessen der Injektionsstelle zur intramuskulären Injektion in den Oberarm

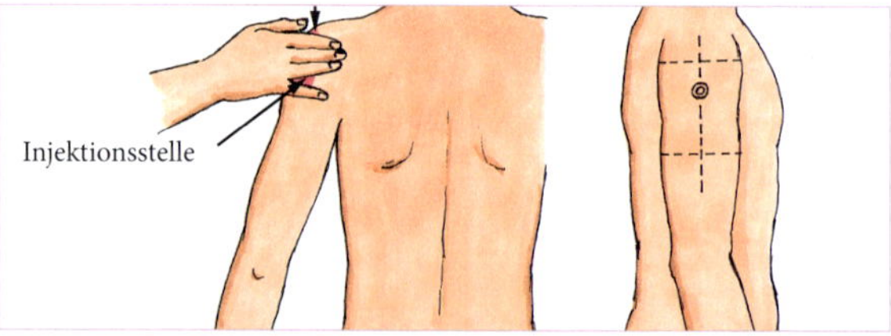

Intramuskuläre Injektionsmöglichkeiten

Begriff	Erklärung
J	**J**od (alt); **J**oule
Jackson-Lagerung	erhöhte Lagerung des Kopfes zur Intubation
Janetspritze	Blasenspritze mit 150-200 ml Volumen
jejunalis	zum Jejunum gehörend
Jejunum	Leerdarm, Teil des Dünndarms
Jetventilation	Beatmungstechnik, bei welcher kleine Luftmengen mit hohem Druck und hoher Frequenz über eine Stahlkanüle verabreicht werden
Joule	Maßeinheit für Energie
Juchli-Bedürfnis-modell	Bedürfnismodell, 1983 von der Ordensschwester Liliane Juchli entwickelt, orientiert sich an dem ▸ Henderson- und dem ▸ Roper-Logan-Tierney-Bedürfnismodell
jugularis	zur Drosselgrube gehörend
Jugulariskatheter	zentralvenöser Zugang, der in die Drosselvene am Hals eingelegt wird, ▸ zentralvenöser Katheter
juvenil	jugendlich

K	**K**alium ➜ S. 189
Kachexie	Auszehrung, extreme Abmagerung
Kahnbein	▸ Handwurzelknochen S. 64
Kal.	**Kal**orie (▸ Calorie)

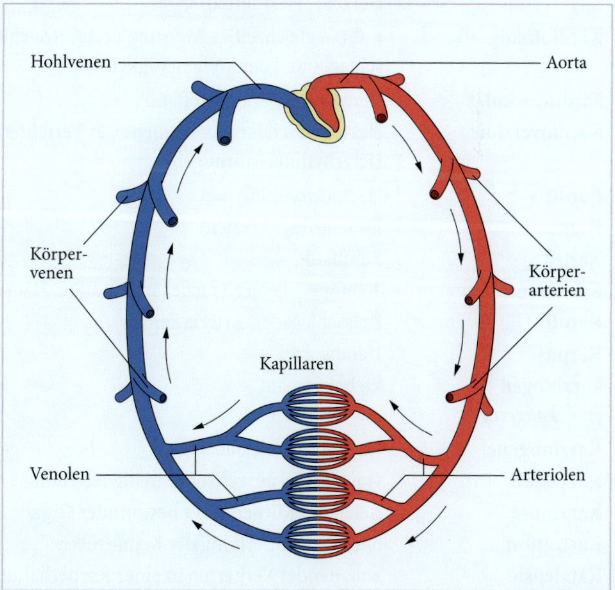

Kapillaren *als Teil des geschlossenen Blutkreislaufs*

A B C D E F G H I J K L M N O P Q R S T U V W X Y Z

A B C D E F G H I J K L M N O P Q R S T U V W X Y Z

Begriff	Erklärung
Kalibrierung	Abgleich von Messinstrumenten
Kalkaneus	Fersenbein ➜ S. 176
Kallus	neugebildeter Knochen an einer Frakturstelle
Kalotte	Schädeldach, Schädeldecke
Kalzifikation	Kalkeinlagerung (pathol.)
Kalzitonin	Arzneimittel zur Regulierung des Kalziumstoffwechsels (z. B. bei Osteoporose)
Kammerflattern	rasche Herzkammeraktionen mit einer Frequenz von 220-350 Schläge pro Minute
Kammerflimmern	asynchrone Aktionen der Herzmuskelzellen mit einer Frequenz über 350 Schläge pro Minute, gleichzusetzen mit funktionellem Herzstillstand, da kein Blut ausgeworfen wird
Kapillare	Haargefäß, feinstes Blutgefäß S. 83
Karaya-Produkte	aus Pflanzengummi bestehend, wurde früher in der Stomatherapie zum Hautschutz eingesetzt
Karbunkel	Ansammlung mehrerer zusammenfließender ► Furunkel
kard-, kardio-, -kard	herz- ► card-
Kardia	Mageneingang; griech. für Herz
Kardiainsuffizienz	Schließunfähigkeit bzw. funktionelle Störungen des Mageneingangs
Kardiomyopathie	Bezeichnung für alle Erkrankungen des Herzmuskels, die nicht durch Koronarsklerose oder Herzfehler entstanden sind
Kardioplegie	künstlich hergestellter Herzstillstand unter Operation am offenen Herzen; „Herzlähmung“
Kardiotokografie	► CTG, gleichzeitige Messung und Aufzeichnung des fetalen Herzschlages und der Wehentätigkeit
kardiovaskulär	Herz und Gefäße betreffend
Kardioversion	elektrisches oder medikamentöses Verfahren zur Beseitigung von Herzrhythmusstörungen
Karditis	Herzentzündung
Karenz	Entbehrung, Verzicht
Karies	Zahnfäule
Karina *(Carina)*	Teilungsstelle der Trachea in li. und re. Hauptbronchus
Karotis *(Pl. Karotiden)*	Halsschlagader, Arteria carotis ➜ S. 174
Karpus	Handwurzel
karzinogen *(syn. kanzerogen)*	krebserregend
Karzinogene	krebserregende Substanzen
Karzinom	vom Epithel ausgehender maligner Tumor S. 31
Karzinose	Befall des Körpers oder bestimmter Organe mit Metastasen
Kastration	operative Entfernung der Keimdrüsen
Katalepsie	anhaltendes Verharren in einer Körperhaltung

Begriff	Erklärung
Kataplasma	heißer Breiumschlag auf pflanzlicher oder mineralischer Basis
Katarakt	grauer Star, Linsentrübung des Auges unten
Katarrh	veraltet für Schleimhautentzündung mit Sekretabsonderung
Katatonie	psychische Erkrankung mit Störung der Willkürmotorik, Wechsel zwischen ▸ Stupor und Erregungszustand
Katecholamine	herzfrequenz- und blutdrucksteigernde Stresshormone bzw. Medikamente (Adrenalin, Noradrenalin, Dopamin, Dobutamin)
Katgut	biologisches Nahtmaterial, resorbierbar
Katheter	schlauchförmiges, meist flexibles Instrument zum Einführen in Hohlorgane, Körperhöhlen oder Gefäße
Kathetersepsis	nosokomiale Infektion, Entzündungsherd am zentralvenösen Katheter mit Bakterieneinschwemmung ins Blut
kaudal *(caudal)*	steißwärts S. 173
Kaverne	entzündliche Einschmelzung oder durch eine Nekrose entstandener Hohlraum in der Lunge
KBR	▸ **K**omplement**b**indungs**r**eaktion
kcal	**Kilocal**orien
KE	▸ **K**ontrastmittel**e**inlauf
Kehlkopfmaske	▸ Larynxmaske
Keloid	Wulstnarbe
Keratitis	Hornhautentzündung des Auges
Keratom	lokale Verdickung der Hornhautschicht der Oberhaut
Keratose	Verhornung
Kernikterus	Einlagerung von toxisch wirkendem Bilirubin im Gehirn eines Neugeborenen, bei Morbus haemolyticus neonatorum
Kernspintomografie	▸ Magnetresonanztomografie
Käseschmiere	Schicht aus Abschilfer-Zellen, Haaren und Talg auf der Neugeborenen-Epidermis, ▸ Vernix caesosa

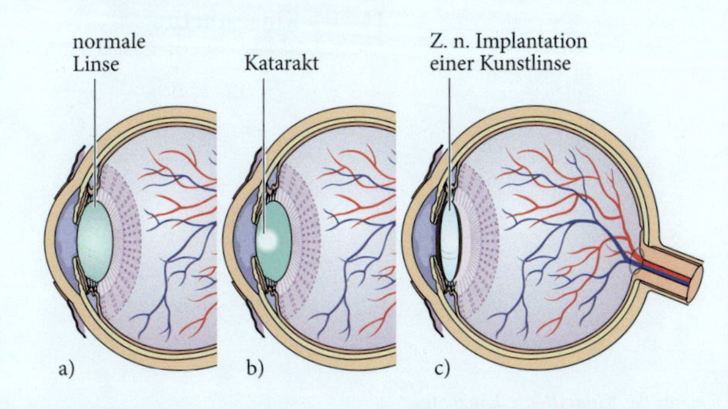

Katarakt

Begriff	Erklärung
Kasseler Erklärung	Ergebnisse der juristischen Expertengruppe zur Entbürokratisierung der Pflegedokumentation
Keratolytikum	hornhautllösendes Arzneimittel
Ketoazidose	durch Ketonkörper verursachte Übersäuerung des Körpers
Ketonkörper	Stoffwechselprodukte (z. B. Aceton) im Fettstoffwechsel, fallen bei Fettabbau an, z. B. bei entgleistem Diabetes mellitus
Ketonurie	Ausscheidung von Ketonkörpern über den Harn
KG	Krankengymnastik, veraltet für ▸ Physiotherapie
KH	Kohlenhydrate ➡ S. 181
KHK	▸ Koranare Herzkrankheit
KHRG	Krankenhausfinanzierungsreformgesetz
KHT	Kindliche Herztöne
kin-	bewegen
Kinästhetik, Kinaesthetics® *(engl.)*	Konzept zur Wahrnehmung von Körperpositionen und Bewegung, Pflegekonzept unten
Kindspech	geruchloser (da bakterienfreier) grünschwarzer Stuhl am 1–3 nach der Geburt, ▸ Mekonium
Kinesiologie	Bewegungslehre
King-Interaktions-modell	Allgemeine Systemtheorie in Anlehnung an die Theorie der Zielerreichung, 1971 von Imogene King in den USA entwickelt

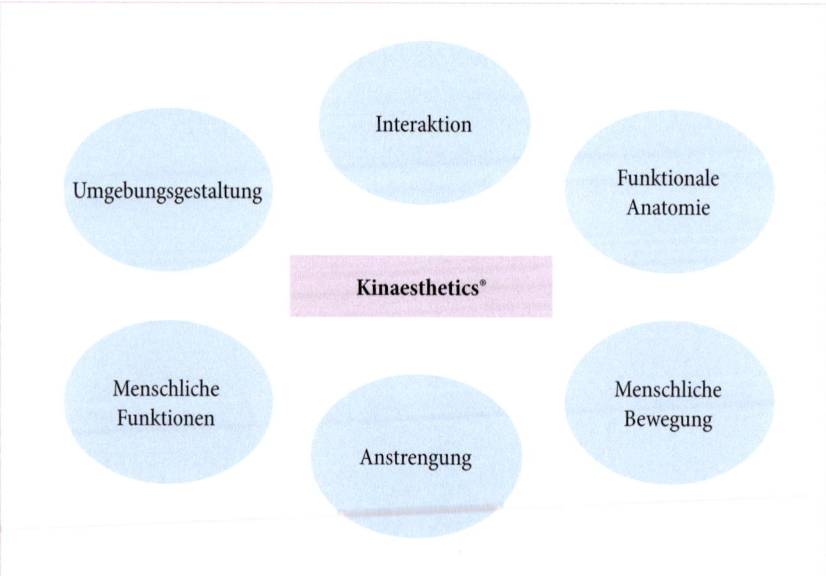

Elemente des ***Kinaestheticskonzeptes***

Begriff	Erklärung
Kinine	Sammelbezeichnung für Gewebshormone
Kinozilien	bewegliche Flimmerhärchen
KIS	**K**rankenhaus**i**nformations**s**ystem
Kitwood-Modell	▸ personenzentrierter Ansatz bei der Pflege von Menschen mit Demenz, 1995 von Tom Kitwood in Bradford beschrieben, Modell stellt die Einzigartigkeit der Person in den Mittelpunkt, was den Prozess der Demenzerkrankung laut Kitwood positiv beeinflussen kann
kJ	**K**ilo**j**oule
kl. BB	**kl**eines **B**lut**b**ild
Klaustrophobie	Angst vor Aufenthalt in geschlossenen Räumen oder in dicht gedrängten Menschenansammlungen
Klavikula	Schlüsselbein ➜ S. 176
Klientenzentrierung	Vorgehensweise, bei der die betroffene Person im Mittelpunkt der Bemühungen steht
Klimakterium	Wechseljahre der Frau
Klinik	Symptomatik und Verlauf einer Erkrankung
Klistier	Darmeinlauf mit bis zu 300 ml fertiger Spüllösung
Klitoris	Kitzler, weibliches Sexualorgan S. 25
Klysma	▸ Klistier
KM	**K**nochen**m**ark; **K**ontrast**m**ittel
Koagel	Blutgerinnsel
Koagulation	Gerinnung
Kodex	Sammlung von Normen, Regeln und Gesetzen
kognitiv	das Denken betreffend
Kohärenz	Zusammenhang
Kohortenstudie	wissenschaftliche Studie, bei der eine Bevölkerungsgruppe mit einem oder mehreren spezifischen gemeinsamen Merkmalen (Alter, Geschlecht) untersucht wird

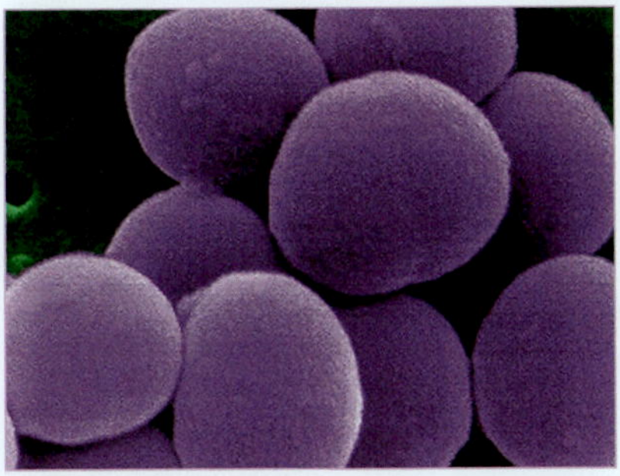

***Kokken**, z. B. Stapylococcus aureus*

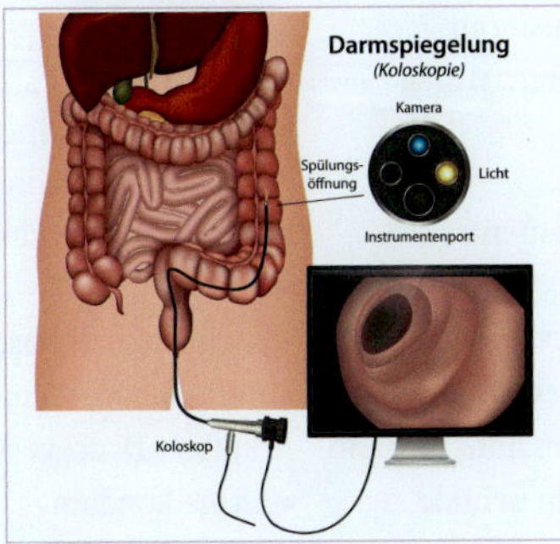

Koloskopie

Begriff	Erklärung
Kokken	Kugelbakterien S. 87
Kolektomie	Dickdarmentfernung
Kolik	krampfartige Leibschmerzen aufgrund spastischer Kontraktionen eines Hohlorgans
Kolitis	Dickdarmentzündung
Kolitis ulzerosa	► Colitis ulcerosa
kollabieren	zusammenbrechen
Kollagenose	systemische Bindegewebsveränderungen, meist durch generalisierte Autoimmunprozesse
Kollaps	Zusammenbruch
Kolon	Grimmdarm (größter Teil des Dickdarms) S. 180
Kolorit	Hautfarbe
Koloskopie	Dickdarmspiegelung S. 87
Kolostoma	► Anus praeternaturalis, Dickdarm-Stoma S. 19
Kolostomie	Anlage eines Anus praeternaturalis, Dickdarm-Stoma
Kolostrum	Vormilch
Kolpitis	Scheidenentzündung
Kolposkopie	Scheidenspiegelung mit Betrachtung des Muttermunds
Koma	tiefe Bewusstlosigkeit, Patient ist nicht mehr erweckbar (Glasgow-Koma-Skala)
Koma, diabetisches	Bewusstseinsstörung aufgrund einer hyperglykämischen (ketoazidotischen oder hyperosmolaren) Stoffwechselentgleisung
Koma, hepatisches	Leberkoma, Bewusstseinsstörung aufgrund eines Leberversagens mit Anreicherung toxisch wirkender, ammoniakhaltiger Stoffwechselprodukte im Gehirn
Komorbidität	gleichzeitig vorliegende (Begleit-)erkrankungen
Kompakta *(auch Compacta)*	äußere Randschicht des Knochens mit lamellenartigem Aufbau und Übergang in die Knochenbälkchen, synonym Kortikalis (auch Corticalis) S. 53
Kompartment-Syndrom	Gewebedrucksteigerung in einer Muskelloge, einhergehend mit Minderdurchblutung bis Nekrose des Muskels
kompensieren	ausgleichen
Kompetenzstufen	Einteilung nach Patricia Benner gemäß der Fähigkeiten und Einstellungen in 1. Neulinge, 2. Fortgeschrittene Anfänger, 3. kompetente Pflegende, 4. erfahrene Pflegende und 5. Pflegeexperten
Komplementbindungsreaktion	Methode zum Nachweis im Blutserum
komplex	vielschichtig, umfassend
Kompression	Zusammendrücken, Quetschung
Kompressionsverband	zirkulärer Druckverband bei Varikosis S. 89
Kondom urinale	► Urinalkondom S. 162

Begriff	Erklärung
Kondylus *(Pl. Kondylen)*	Gelenkkopf
Konfabulation	Erzählungen mit spontanen Einfällen, mit denen Gedächtnislücken überspielt werden; neurologisches Symptom
kongenital	angeboren, vererbt
Koniotomie	Notfalleingriff bei Verlegung der Luftröhre durch einen Fremdkörper, Luftröhrenschnitt zwischen Schild- und Ringknorpel
Konisation	Entnahme eines kegelförmigen Stücks Gewebe aus dem Muttermund
Konjunktivitis	Bindehautentzündung
konkav	nach innen gewölbt, Hohlspiegel **konkav** zum **Ka(v)**ffeetrinken eingedellt **konvex** mit einem Buckel wie bei 'ner H**ex**'
kons.	**kons**ervativ, im Gegensatz zu chirurgisch
Konsens	Übereinstimmung
konservativ	erhaltend
Konstitution	(körperliche) Verfassung
Konstriktion	Zusammenziehung
konstruktiv	aufbauend, förderlich
Kontaktatmung	Betonung einer bewussten Inspiration durch Handkontakt, um „die Hände weg zu atmen“
Kontamination	Verunreinigung, Verschmutzung (mikrobiologisch)
Kontext	Zusammenhang
Kontinenzprofil	Feststellung der Harn(in)kontinenz
Kontraindikation	Gegenanzeige, Zustand, der die Anwendung eines bestimmten Verfahrens verbietet
Kontraktion	Zusammenziehen, Verkürzen (Muskel)

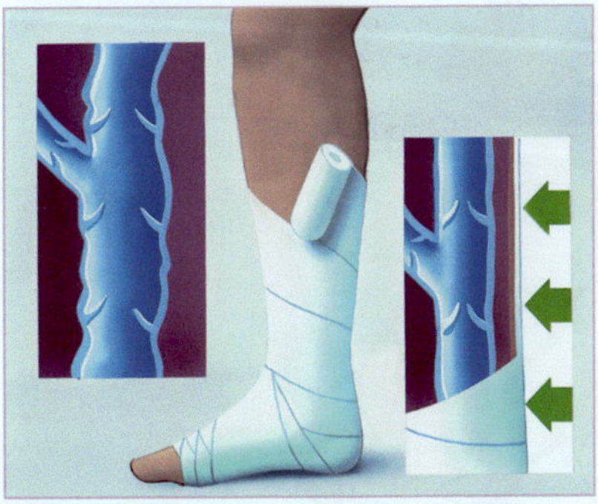

Kompressionsverband:
a) Funktionsweise
b) Kompressionsverband am Unterschenkel

Begriff	Erklärung
Kontraktur	Funktion- und Bewegungseinschränkung von Gelenken durch dauerhafte Verkürzung von Muskeln, Sehnen oder Bändern
kontralateral	auf der entgegengesetzten Seite
Kontrasteinlauf	Darmeinlauf mit Kontrastmittel zur röntgenologischen Untersuchung des Dickdarms
Kontrast-Effekt	Beurteilungsfehler bei sich unterscheidenden Personen (auch im Vergleich zu sich selbst)
Kontrazeption	Empfängnisverhütung
Kontrazeptiva *(Pl.)*	empfängnisverhütende Mittel
Kontusion	Quetschung (Schädelhirntrauma)
konvex	nach außen gewölbt, Linse
Konz.	**Konz**entration
Konzept	schriftlicher Entwurf, ein kleiner Teil einer Theorie
Konzeption	Empfängnis
Koronarangiografie	Röntgendarstellung der Koronararterien mit Kontrastmittel
Koronare Herzkrankheit	Herzerkrankung aufgrund arteriosklerotischer Verengung der Herzkranzgefäße mit nachfolgender Minderdurchblutung des Herzmuskels (Angina pectoris, Herzinfarkt) S. 76
Koronararterie	Herzkranzgefäß unten
Korotkowtöne	bei der RR-Kontrolle hörbarer Beginn der Systole (1. Wert) u. hörbares Ende der Diastole (2. Wert)
Körperbild	Wahrnehmung des eigenen Körpers
korrelieren	gemeinsam miteinander einhergehen/auftreten
Kortikalis *(auch Corticalis)*	Knochenrinde (▸ Kompakta)
Kortikoide	in der Nebennierenrinde gebildete Hormone

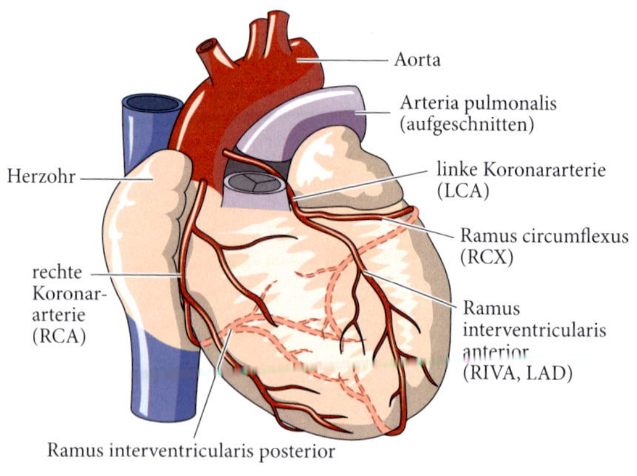

Koronararterie

Begriff	Erklärung
kostal	auf die Rippe bezogen
Koxarthrose	► Coxarthrose
kranial	schädelwärts S. 173
Krea *(Crea)*	**Krea**tinin, Laborparameter zur Überprüfung der Nierenfunktion
Kreuzprobe	Test zur Prüfung der Verträglichkeit von Spender- und Empfängerblut vor der Bluttransfusion, syn. Bedside test S. 25
Krisis	schneller Fieberabfall bei Infektionskrankheiten
Krohwinkel-Bedürfnismodell	1993 von Monika Krohwinkel in Ahnlehung an Juchli ► Juchli-Bedürfnismodell entwickeltes AEDL-Modell, 1999 erweitert ► A(B)EDL
KUSS	**k**indliche **U**nbehagens- und **S**chmerz**s**kala
Kryochirurgie	Kältechirurgie, wobei die Reaktion von Gewebe auf Kälteeinwirkung genutzt wird (Verklebung, Nekrosebildung)
Kryotherapie	Eisbehandlung zur Entzündungshemmung und Schmerzbehandlung bei rheumatischen Erkrankungen
KTQ	**K**ooperation für **T**ransparenz und **Q**ualität im Gesundheitswesen
Kuhn-System	Kindernarkosesystem
kurativ	heilend
Kürettage	► Curettage
Kussmaul-Atmung	Form der Hyperventilation bei Stoffwechselentgleisungen, tiefe Atemzüge ohne Pausen
Kutis	Haut S. 36
Kutschersitz	atemunterstützende Körperposition unten
Kyphose	Rückwärtskrümmung der Wirbelsäule S. 95
Kyphoskoliose	Buckelbildung der Wirbelsäule bei gleichzeitiger seitlicher Verkrümmung

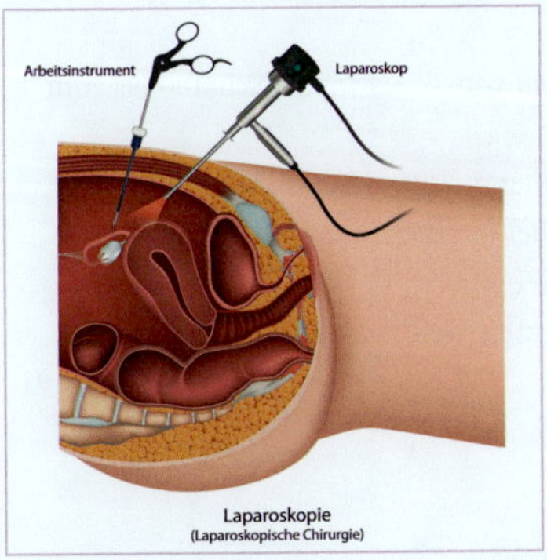

Laparoskopie

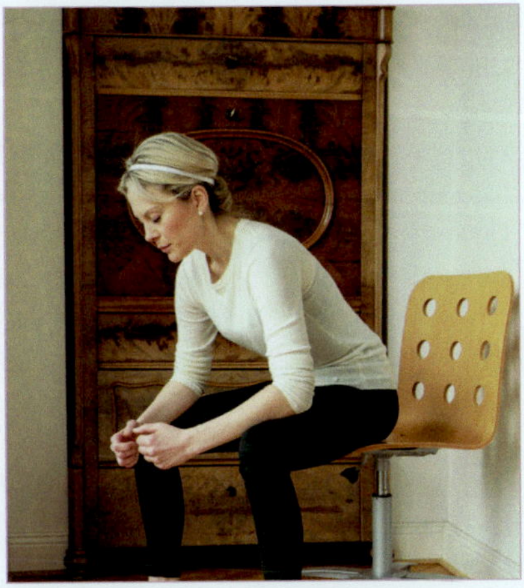

Kutschersitz: *Atemunterstützende Körperposition*

A B C D E F G H I J K L M N O P Q R S T U V W X Y Z

Begriff	Erklärung
L.	Liquor
LA	► **L**okal**a**nästhesie
LA	**L**ebens**a**ktivität
labial	zu den Lippen gehörend
labil	veränderlich, schwankend
Labyrinth	Innenohr in der Felsenbeinpyramide, Gleichgewichtsorgan
Lachgas	Stickstoffdioxid, stark analgesierendes, weniger narkotisierendes Narkosegas
Lacrima	Träne
Lactobacillus	Milchsäurebakterium
Lagerung	für bestimmte Interventionen günstige Positionierung des Körpers S. 165
Laktat	saures Stoffwechselendprodukt des Glukosestoffwechsels, entsteht vermehrt bei anaerobem Stoffwechsel
Laktation	Produktion und Sekretion von Muttermilch
Laktose	Milchzucker
LAMA	► **La**rynx**ma**ske
Lamella	Blättchen
Lamina	Blatt, dünne Platte, Schicht
Lamina cribrosa	Siebbeinplatte, Durchtrittsort der Riechnerven am Nasendach
Landsteiner, Karl	Entdecker des AB0-Blutgruppensystems S. 12
Langerhans-Inseln	Inselorgan der Bauchspeicheldrüse, bestehend aus Zellen unterschiedlicher Funktionen, α-Zellen bilden Glukagon, β-Zellen bilden Insulin ➔ S. 181
Langzeit-EKG	Aufzeichnung elektrischer Herzaktionen über 24 Stunden oder länger zur Diagnostik von Herzrhythmusstörungen
Längsschnittstudie	Langzeitstudie, epidemiologische Untersuchungsmethode mit der Erfassung von Daten zu einer identischen Personengruppe über einen längeren Zeitraum
Lanugohaar	Woll-, Flaumhaar des Menschen vom 4. Schwangerschafts- bis zum 6. Lebensmonat
Lanzette	kleine Stechhilfe, z. B. zur kapillaren Blutprobe
Lanz-Punkt	ggf. druckempfindliche Stelle bei Appendizitis
Laparotomie	Eröffnung der Bauchhöhle
Laparoskopie	Bauchhöhlenspiegelung, Inspektion der Bauchhöhle mittels starrem Spezialendoskop S. 91
Laryngektomie	Entfernung des Kehlkopfes
Laryngitis	Kehlkopfentzündung
Laryngoskop	Kehlkopfspiegel
Laryngoskopie	instrumentelle Inspektion des Kehlkopfs, Kehlkopfspiegelung
Laryngospasmus	Stimmritzenkrampf
Larynx	Kehlkopf S. 47

Begriff	Erklärung
Larynxmaske	auch Kehlkopfmaske, auf dem Kehlkopf sitzender Silikonkörper mit Tubus zur kurzfristigen Beatmung
Laser	Lichtverstärkung durch stimulierte Emission, Erzeugung von Lichtstrahlen mit extrem hoher Dichte
Läsion	Schädigung, Verletzung
latent	ohne Symptome verlaufend, nicht gleich erkennbar
Latenzzeit	symptomfreie Phase zwischen Einwirken der Noxe und Auftreten klinisch erfassbarer Zeichen
lateral	seitlich S. 173
Lavage	Spülung, bspw. von Lunge, Peritonealraum
Laxanzien	Abführmittel, Substanzen, die den Stuhlgang fördern
LCA	**l**inke **C**oronar**a**rterie S. 90
LDH	**L**aktat**dehy**drogenase
LDL-Chol	**L**ow **D**ensity **L**ipoprotein-**Chol**esterin
Leberzirrhose	chronische Lebererkrankung, mit Verfettung der Leber beginnend, später bindegewebiger Umbau, Schrumpfung und Funktionsverlust, Stauung der Pfortader durch verschiedene Auslöser (Noxen) unten
Leeraufnahme	Röntgenübersichtsaufnahme ohne Kontrastmittel
Legasthenie	Lese-Rechtschreib-Schwäche
Legionärskrankheit	weltweit verbreitete Infektion der Atemwege und Lunge, u. U. schwerer Verlauf mit Ateminsuffizienz und Organversagen
Legionellen	gramnegative Stäbchenbakterien, Erreger von Lungen- und Durchfallerkrankungen ► Legionärskrankheit
Leichenstarre	Starre der Muskulatur, auch Totenstarre genannt; beginnt 15 min bis 7 h nach Todeseintritt, ist nach max. 20 h voll ausgeprägt und nach max. 8 Tagen vollständig gelöst; sicheres Todeszeichen
Leistenbruch	► Leistenhernie S. 65
Leistenhernie	angeborener oder erworbener Bruch des Leistenbandes, u. U. Bildung eines Eingeweidebruchsacks, überwiegend bei Männern S. 65
Leitungsanästhesie	Form der Lokalanästhesie, bei welcher durch eine Nervenblockade das von diesem Nerv versorgte Gebiet anästhesiert wird

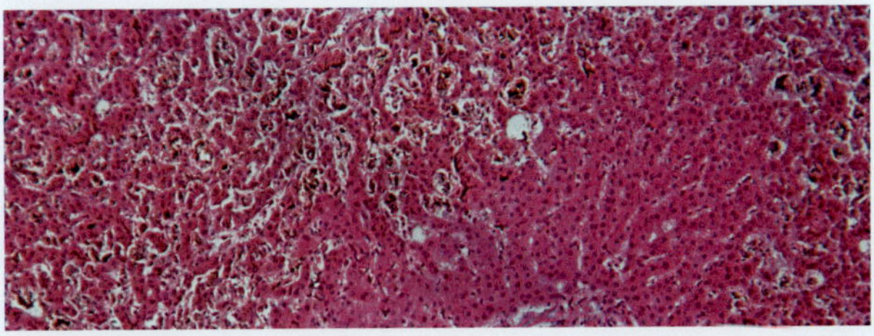

Leberzirrhose

A B C D E F G H I J K L M N O P Q R S T U V W X Y Z

A B C D E F G H I J K L M N O P Q R S T U V W X Y Z

Begriff	Erklärung
Leininger-Bedürfnismodell	1966 von Madeleine Leininger in den USA entwickelte kultursensitive bzw. interkulturelle Pflege, Culture Care und transkulturelle Pflege
Leitbild	Vorbild, Selbstverständnis, Ideal, Richtschnur
Lens	Linse S. 81
Lentigo	Linsen- oder Leberfleck
Lepra	sog. Aussatz, bakterielle Infektionskrankheit der Haut, mit Lähmungen und Verstümmelungen einhergehend
letal	tödlich
Letalität	Sterblichkeitswahrscheinlichkeit bei einer Erkrankung
Lethargie	Schlafsucht, Schläfrigkeit, Teilnahmslosigkeit, Gleichgültigkeit
Leukämie	Blutkrebs, bösartige Erkrankung der weißen Blutkörperchen, vermehrte Bildung unreifer Lemkozytenvorstufen
Leukine	antimikrobiell wirksame Substanzen aus den Granulozyten, Entzündungsparameter
Leukopenie	Verminderung der Leukozytenzahl im Blut
Leukopoese	Bildung weißer Blutkörperchen
Leukose	veraltet für Leukämie
Leukozyten	weiße Blutkörperchen, werden in verschiedene Arten unterteilt S. 184, 187
Leukozytose	Vermehrung der Leukozytenzahl im Blut
Leukozyturie	vermehrtes Auftreten von Leukozyten im Urin
Leydig-Zwischenzellen	testosteronproduzierende Zellen der Hoden
LH	**L**uteinisierendes **H**ormon S. 179
Liberation	Freisetzung eines Arzneistoffes im Körper
Libido	Sexualtrieb, sexuelle Lust
Lichen	Flechte
Lig., Ligg. *(Pl.)*	▸ **Lig**amentum
Ligamentum, -a *(Pl.)*	Band
Ligatur	chirurgische Unterbindung, z. B. von Blutgefäßen
Lingua	die Zunge
lingual	die Zunge betreffend
Lipasen	fettspaltende Enzyme
Lipid *(Pl. Lipide)*	Fett(e)
Lipidsenker	Arzneimittel zur Senkung erhöhter Blutfett- bzw. Cholesterinwerte
lipo-	fett-
Lipom	benigne Fettgewebsgeschwulst
lipophil	fettlöslich, „fettliebend“
Lippenbremse	Verkleinerung der Mundöffnung beim Ausatmen, dadurch Ausatmen gegen einen Widerstand mit Erhöhung des Drucks in den Atemwegen, bei obstruktiven Ventilationsstörungen hilfreich

Begriff	Erklärung
Liquor cerebrospinalis	Hirnwasser, Gehirn- und Rückenmarksflüssigkeit unten
lith-	stein-
Lithotripsie	operative oder nichtoperative Zertrümmerung von Nieren-, Blasen- oder Gallensteinen, häufig anhand von Ultraschallwellen (Stoßwellenlithotripsie)
LK	**L**ymph**k**noten S. 96
Lobärpneumonie	Entzündung eines kompletten Lungenlappens
Lobektomie	Entfernung eines Lungen- oder Leberlappens
Lobus	Lappen
Lochien	Wochenfluss, Vaginalausfluss nach Entbindung
-logie	-lehre
Logopädie	Stimm- und Sprachtherapie
Logorrhö	starker Rededrang
lokal	örtlich, begrenzt
Lokalanästhesie	örtliche Betäubung, auch Infiltrationsanästhesie
longitudinal	längs verlaufend
Longitudinalachse	Längsachse S. 172
Lordose	Krümmung der Wirbelsäule nach ventral; ventral konvex, dorsal konkav unten
Low-dose-Heparinisierung	s.c. Injektion von Heparin in niedriger Dosis (z. B. 3 × 5000 I.E.)
Löffelnägel	muldenartige Einsenkung der Nagelplatte, Hohlnägel, z. B. bei Eisenmangelanämie
LRS	Lese-Rechtschreib-Schwäche
LTH	**l**uteo**t**ropes **H**ormon, Prolaktin S. 179
Luer-Lock-, Luer-Stech-Ansatz	Kanülenspitze mit (Lock-) oder ohne Schraubgewinde
Lues	▸ Syphilis
Luftembolie	Verschluss von Kapillargefäßen durch eingedrungene Gase

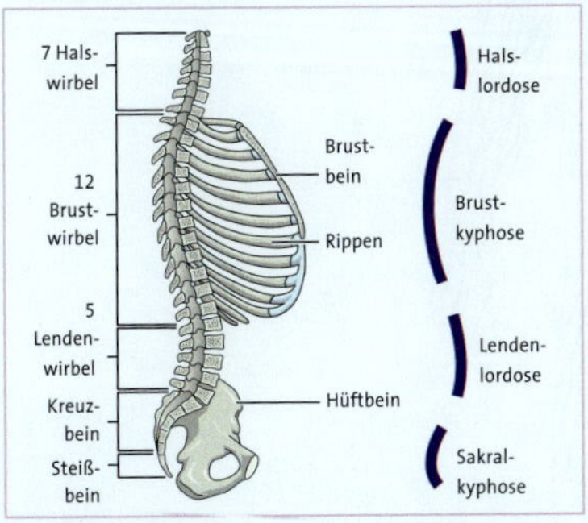

Lordose/Kyphose

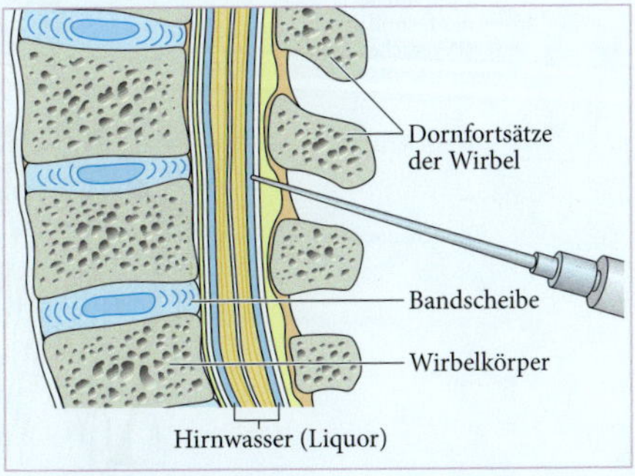

Lumbalpunktion

A B C D E F G H I J K L M N O P Q R S T U V W X Y Z

Begriff	Erklärung
Lufu	Untersuchungsverfahren zur Messung der **Lu**ngen**fu**nktion
lumb-	lenden-
Lumbago	Hexenschuss; akut auftretende Schmerzen im Lendenbereich mit Schonhaltung und Bewegungseinschränkung
Lumbalpunktion (LP)	Punktion des Liquorraumes der Wirbelsäule S. 95
Lumen	Weite von röhrenförmigen Gefäßen oder Hohlorganen
Lungenembolie	akuter, ggf. lebensbedrohlicher Verschluss einer Lungenarterie durch einen Embolus (Thrombus), der betroffene Lungenabschnitt fällt für den Gasaustausch aus S. 45
Lungenemphysem	chronische irreversible Überblähung der Lunge mit Alveolenverlust, z. B. durch COPD oder Asthma
Lungenfunktionsprüfung *(syn. Spirometrie)*	Überprüfung der Mechanik und des Gasaustausches der Lunge in Ruhe und unter Belastung, Bodyplethysmografie
Lungenödem	abnorme Flüssigkeitsansammlung im Lungengewebe bzw. in den Alveolen; bei Linksherzinsuffizienz oder toxisch bedingt
Lupus erythematodes	Autoimmunerkrankung mit unterschiedlichem Organbefall, typisches Zeichen sind schmetterlingsförmige Hautrötungen im Gesicht
Luxation	Verrenkung
LWK	**L**enden**w**irbel**k**örper S. 177

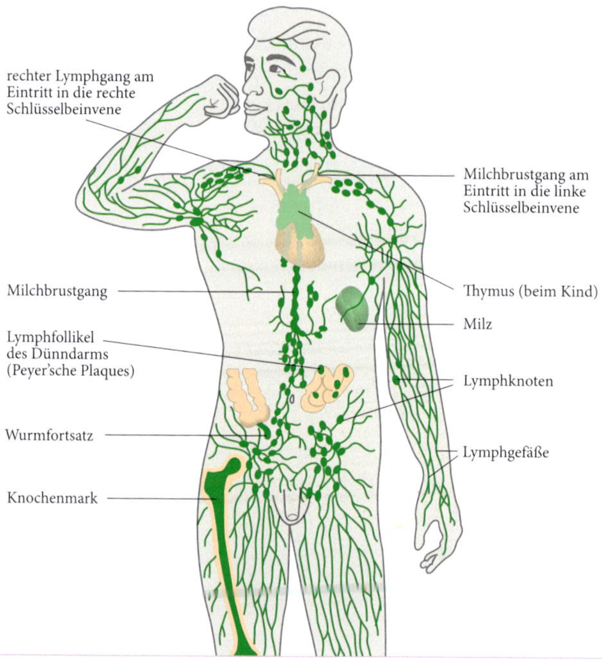

***Lymphknoten** als Teil des Lymphsystem*

Begriff	Erklärung
LWS	Lendenwirbelsäule ➡ S. 177
Lyell-Syndrom	generalisiertes Syndrom der „verbrühten“ Haut aufgrund einer schweren Medikamentenunverträglichkeit
Lyme-Borreliose	durch Zecken übertragene Infektionskrankheit, Erreger sind Borrelien, typisches Zeichen Erythema migrans (Wanderröte)
Lymphadenektomie	Lymphknotenentfernung, -ausräumung
Lymphadenitis	Lymphknotenentzündung
Lymphangiom	benigne Lymphgefäßgeschwulst
Lymphangitis	Lymphgefäßentzündung
Lymphdrainage	Form der Streichmassage zur Besserung von Lymphstauungen
Lymphe	hellgelbe Flüssigkeit in den Lymphgefäßen
Lymphödem	Gewebeschwellung infolge einer Lymphabflussbehinderung
Lymphozyten	kleine weiße Blutkörperchen, werden in B-Lymphozyten und T-Lymphozyten unterschieden, haben spezifische Abwehrfunktionen, Träger der Immunität 👁 S. 148 ➡ S. 182
Lyse	Lösung, (therapeutische) Auflösung eines Blutgerinnsels; Abklingen von Krankheit oder Fieber
-lyse	-auflösung
Lysozym	körpereigenes antibakterielles Abwehrenzym in Blutplasma, Schleim und Tränenflüssigkeit

M	**M**änner
m, männl.	**männl**ich
M.	**M**orbus (Krankheit; + Eigenname)
M., Mm *(Pl.)*	**m**usculus (Muskel) ➡ S. 175

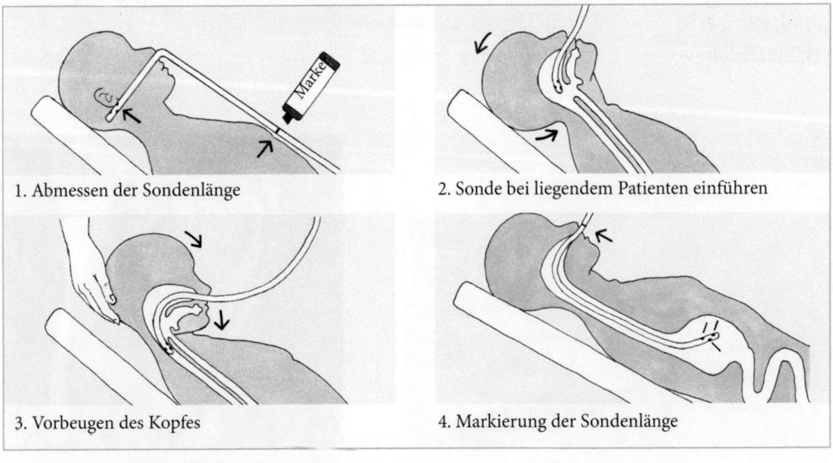

1. Abmessen der Sondenlänge
2. Sonde bei liegendem Patienten einführen
3. Vorbeugen des Kopfes
4. Markierung der Sondenlänge

*Legen einer nasogastralen Sonde (**Magensonde**)*

Begriff	Erklärung
Macula	Fleck (Haut; Auge) S. 138
Magenablaufsonde	Magensonde, die nur zur Entleerung des Magens dient S. 97
Magenperforation	Durchbruch der Magenwand
Magensonde	Kunststoffschlauch zur Sondenernährung, welcher über Mund oder Nase bis in den Magen vorgeschoben wird S. 97
Magillzange	gewinkelte Zange, Intubationshilfe
Magnetresonanztomografie (MRT)	bildgebendes, computergestütztes Verfahren, bei welchem mittels eines Magnetfeldes Körperstrukturen dargestellt werden (gute Weichteildarstellung) unten
makro-	groß
Makroglossie	abnorme Vergrößerung der Zunge
Makrohamaturie	sichtbares Blut im Urin, z. B. bei Nierensteinen und Entzündungen
Makrophagen	weiße Blutkörperchen zur unspezifischen Immunabwehr, amöboid beweglich mit der Fähigkeit zur Phagozytose S. 182
makroskopisch	mit bloßem Auge sichtbar
Makuladegeneration	altersbedingter Abbau der Netzhaut mit Beeinträchtigung des zentralen Blickfeldes
Malabsorption	ungenügende Nährstoffaufnahme aus dem Verdauungstrakt (u. a. aus dem Dünndarm)
Malaria	Sumpffieber, Sammelbezeichnung für durch Plasmodien verursachte, von einer Stechmücke übertragene Infektionskrankheiten
Malassimilation	Oberbegriff für ▸ Maldigestion und ▸ Malabsorption
Malazie	Erweichung
Maldigestion	Störung der Verdauung infolge Enzymmangels
maligne	bösartig, ▸ benigne
Malleus	Hammer, Gehörknöchelchen in der Paukenhöhle S. 50
Mallory-Weiss-Syndrom	Blutung durch Einrisse der Kardia / des unteren Ösophagus bei Alkoholkranken mit morgendlichem Erbrechen
Malnutrition	Fehl- und Mangelernährung S. 52

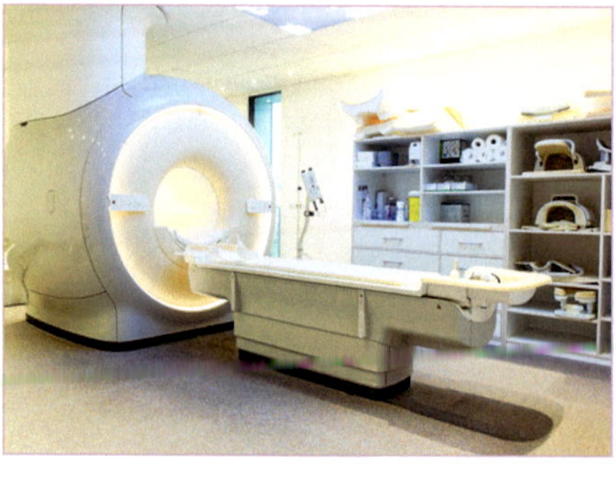

Magnetresonanztomografie

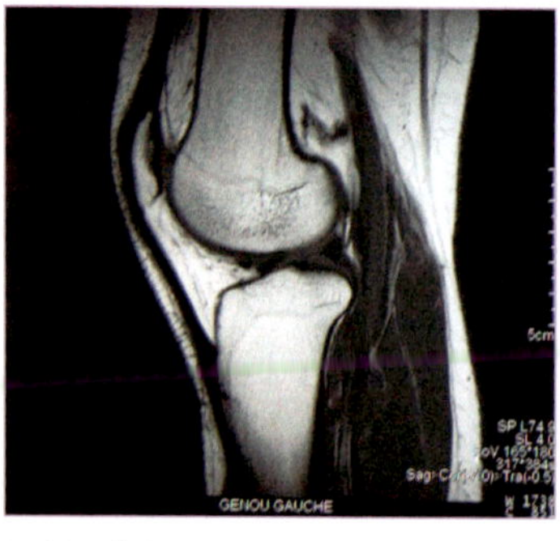

MRT-Aufnahme

A B C D E F G H I J K L M N O P Q R S T U V W X Y Z

Begriff	Erklärung
Maltose	Malzzucker
Mamille	Brustwarze
Mamma	Brustdrüse
Mammografie	Röntgenuntersuchung der Brustdrüse
Mammografie-screening	Reihenuntersuchung zur Erfassung von Frühstadien des Mammakarzinoms bei symptomfreien Frauen von 50 – 69 J.
Managementmodell nach Krohwinkel	Beschreibung von Monika Krohwinkel zur Umsetzung einer ganzheitlichen-rehabilitativen Pflege, die zeitliche, personelle, materielle und strukturelle Ressourcen erfordert
Mandrin	Einführungsstab zum Verschließen einer Venenverweilkanüle
Manie	psychische Störung mit gehobener, übermäßig heiterer Stimmung
Manometer	Druckmesser 👁 unten
Manubrium sterni	oberster Teil des Brustbeins, Handgriff
Marburg-Viruskrankheit	hämorrhagisches Fieber, durch das Marburg-Virus verursacht
MAS	▸ Magen**a**blauf**s**onde
MAS-Anfall	**M**organi-**A**dam-**S**tokes-Anfall, plötzlicher Ausfall des Sinus-knotens, einhergehend mit Synkope, Bradykardie und Blutdruckabfall
Masseterspasmus	Verkrampfung der Kaumuskulatur, speziell des M. masseter
Mastektomie	operative Brustdrüsen(teil)entfernung
Mastitis	bakterielle Brustdrüsenentzündung
Mastzellen	weiße Blutkörperchen, in Blut und Gewebe vorkommend, setzen u. a. Histamin und Heparin frei
Maxilla	Oberkiefer 👁 S. 113
Mazeration	Auf- bzw. Erweichungen der Haut, z. B. bei starker Schweißbildung
McBurney-Punkt	ggf. schmerzhafter Druckpunkt bei Appendizitis 👁 unten
MCHC	**M**ean **C**orpuscular **H**emoglobin **C**oncentration (mittlere Zellhämoglobinkonzentration) ➜ S. 187
MCV	**M**ean **C**orpuscular **V**olume (mittleres Erythrozyteneinzelvolumen) ➜ S. 187

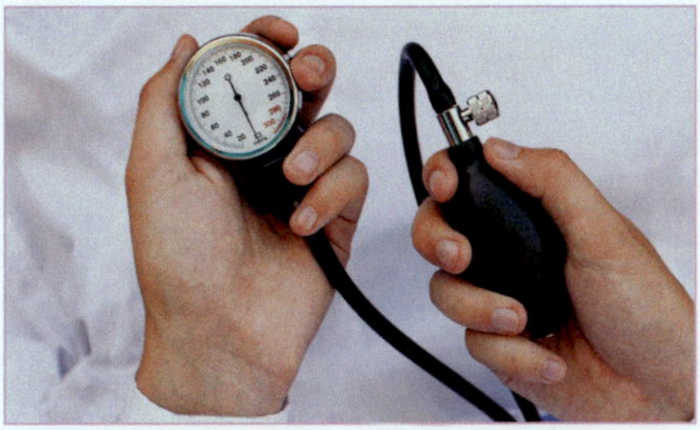

***Manometer** als Bestandteil des Blutdruckmessgeräts*

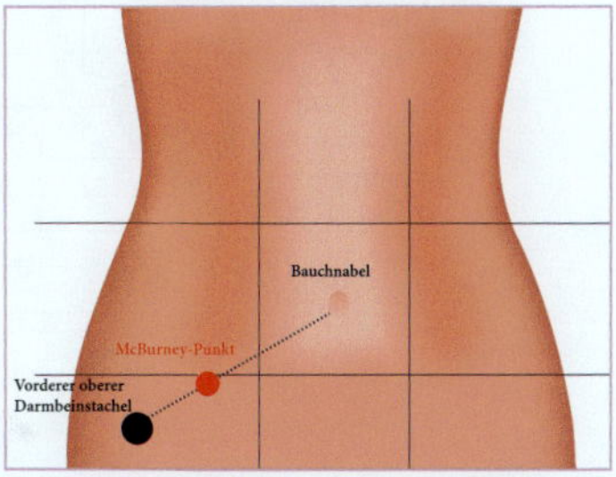

McBurney-Punkt

A B C D E F G H I J K L M N O P Q R S T U V W X Y Z

A B C D E F G H I J K L M N O P Q R S T U V W X Y Z

Begriff	Erklärung
MDA	**m**edizinischer **D**okumentations**a**ssistent
MDK	**M**edizinischer **D**ienst der **K**rankenversicherung
MDT	**M**agen-**D**arm-**T**rakt
MedGV	**Med**izin**g**eräte**v**erordnung
medial	mittelwärts, zur Körpermitte hin liegend ➡ S. 173
median	in der Medianebene (Körpermitte) liegend
Medianebene	den Körper in rechte und linke Körperhälfte teilende Ebene ➡ S. 173
Mediastinum	Mittelfell, mittlerer Teil des Brustraums
MEDICPROOF	Medizinischer Dienst, der die Leistungsvoraussetzungen für den Bereich der privaten Pflege-Pflichtversicherung überprüft (proof, *engl.*: Beweis)
Medikation	Verordnung, Verschreibung und Verabreichung von Arzneimitteln
Midline-Katheter	bis zu 4 Wochen liegender peripherer Zugang (Silikon o. Polyurethan) von Oberarmvene bis Schulterhöhe
Medley-Skala	Instrument zur Einschätzung des Dekubitusrisikos
Medulla oblongata	verlängertes Rückenmark 👁 unten
Megakolon	mit chronischer Verstopfung einhergehende Erweiterung des Dickdarms
-megalie	-vergrößerung
Meiose	Reduktionsteilung, Reifeteilung der Keimzellen
Meissner-Tastkörperchen	Druckrezeptoren in der Lederhaut 👁 S. 101
Mekonium	erster Stuhlabgang des Neugeborenen, pathologisch bei Föten, auch Kindspech genannt
Melaena	Blutstuhl

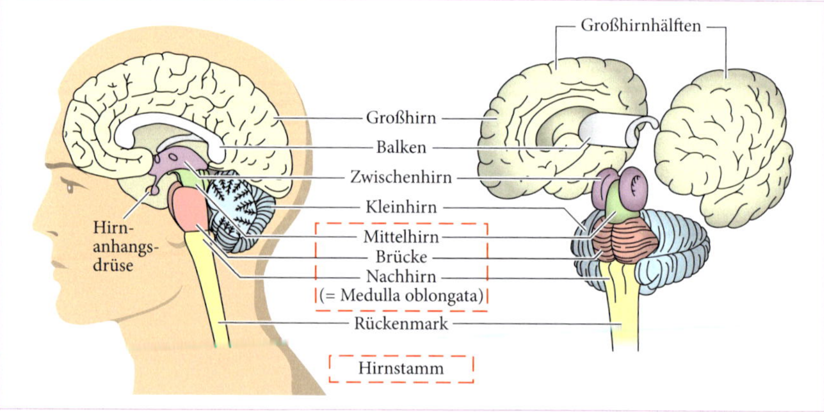

*Hirnstamm mit **Medulla oblongata***

Begriff	Erklärung
Melanom	stets bösartiger Hauttumor, schwarzer Hautkrebs unten
Melatonin	Schlafhormon
Membran	zarte Haut, Grenzfläche
Menarche	erste Regelblutung
Mendelson-Syndrom	Aspirationspneumonie durch die Aspiration von Magensaft
Meningen	Hirnhäute S. 20
Meningitis	Hirnhautentzündung
Meningomyelozele	angeborene Fehlbildung des Rückenmarks und der Wirbelsäule, Rückenmark befindet sich in einem Bruchsack außerhalb der Wirbelsäule
Meniskus *(Pl. Menisken)*	halbmondförmige, aus Faserknorpel bestehende Zwischengelenkscheibe im Kniegelenk
Menopause	letzte Regelblutung
Menorrhagie	zu starke Regelblutung, *syn. Hypermenorrhö*
Menses	lat. „Monate“, Bezeichnung für monatliche Regelblutung (Menstruation)
Menstruation	monatliche Regelblutung
Merkel-Tastscheiben	Druckrezeptoren in der Epidermis, Tastscheiben unten
Merseburger Trias	Leitsymptome des M. Basedow: Struma, Exophthalmus, Tachykardie
Mesenterium	Dünndarmgekröse, Aufhängebänder des Dünndarms an der dorsalen Bauchwand
Metabolismus	Stoffwechsel
Metamizol	Nichtopioid-Analgetikum gegen starke Schmerzen, hohes Fieber und Krämpfe
Metaplasie	reversible Umwandlung eines Gewebes, Gewebeumbau, z. B. von Flimmerepithel in Plattenepithel (mit Differenzierungsverlust)

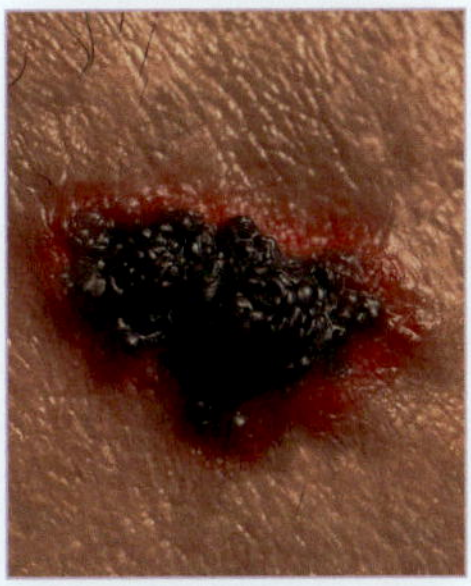

malignes ***Melanom***

In der Haut liegen nicht nur Rezeptoren für Berührung und Druck, sondern auch unterschiedliche Sinneseinrichtungen für weitere Reize: :
1 Freie Nervenendigung: Schmerz, Wärme, Kälte
2 Merkel-Zellen: Druck
3 Tastkörperchen: Tasten
4 Ruffini-Körperchen: Druck, Spannung
5 Haarbalggeflecht: Berührung
6 Lamellenkörperchen: Druck

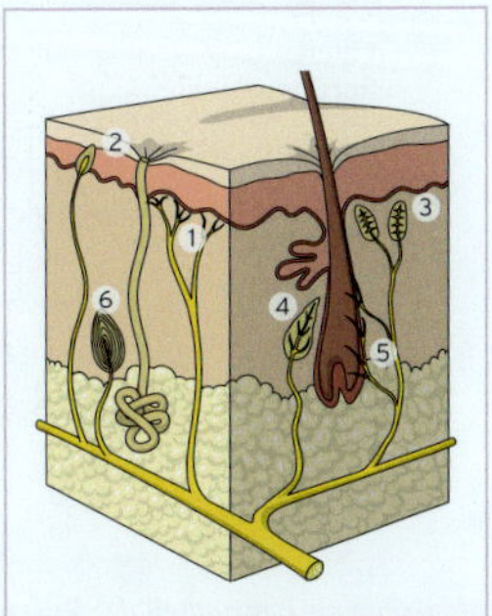

Begriff	Erklärung
Metastase	Tochtergeschwulst (eines malignen Tumors)
Metatheorie	übergeordnete Theorie, die sich mit der Geschichte, der Herleitung und den Aussagen anderer Theorien beschäftigt bzw. diese systematisiert
Meteorismus	Blähungen, Gasansammlung im Darm
Methicillinresistenter Staphylococcus aureus (MRSA)	gegen bestimmte Arten von Antibiotika (Methicilline) unempfindlicher Krankenhauskeim, Bakterium sitzt meist in der Nasenschleimhaut von Patienten oder Personal; auch **m**ulti**r**esistenter **S**taphylococcus **a**ureus
MFK	**M**ittel**f**uß**k**nochen unten
Mg	Magnesium
MHK	**M**ittel**h**and**k**nochen; **m**inimale **H**emm**k**onzentration (Antibiotika) S. 64
MIC	► **m**inimal**i**nvasive **C**hirurgie
mikro-	klein-
Mikroangiopathie	Stenosierung kleiner und kleinster arterieller Gefäße und deren Folgen (► diab. Angiopathie)
Mikroben	Kleinstlebewesen (Bakterien, Viren, Pilze, Protozoen); veraltet für Mikroorganismen

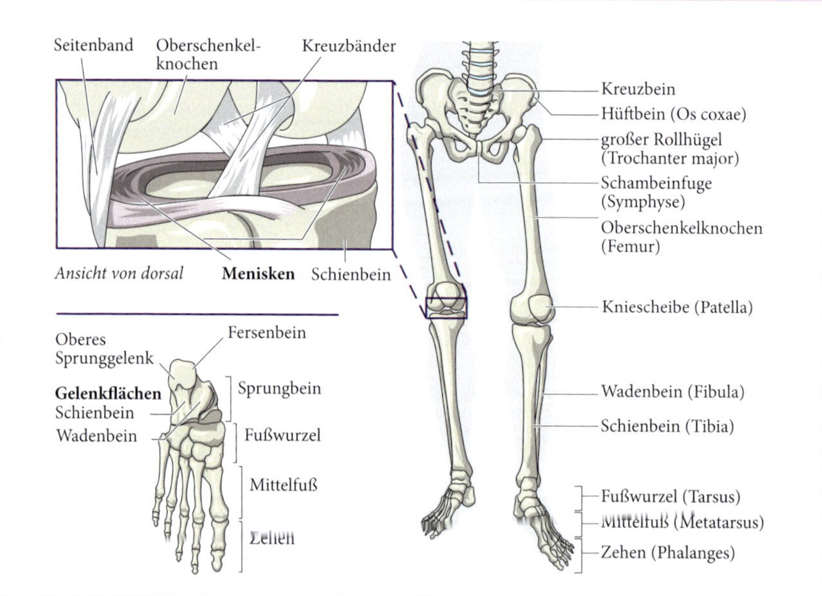

***Menisken** als Bestandteil des Kniegelenks*

Begriff	Erklärung
Mikrohämaturie	nur im Labor nachweisbares Blut im Harn, ▸ Makrohämaturie
Mikropositionierung	kleinste Lageveränderungen (z. B. mit Kissen) zur Umverteilung des Aufliegedrucks
Miktion	Vorgang des Wasserlassens
Miller-Abbott-Sonde	Sonde zur Entlastung und Schienung des Dünndarms
Milieutherapie	sog. „künstliche Familie", die therapeutisch mit der gezielten Koordination aller Organisationen und Aktivitäten in einer Pflegeeinrichtung bewusst genutzt wird
minimalinvasive Chirurgie	endoskopische Operationsverfahren mit dem Ziel kleinstmöglicher Verletzungen von Haut und Weichteilen und rascher Genesung, „Schlüssellochtechnik"
Mio.	**Mill**i**o**nen
Miose, Miosis	Pupillenverengung, Gegenteil der ▸ Mydriasis Miosis = kleines Wort = kleine Pupille, Mydriasis = großes Wort = große Pupille
Miserere	Koterbrechen bei Darmverschluss
mite	schwach
Mitose	Zellteilung
Mitralinsuffizienz	Schlussunfähigkeit der zweizipfligen Segel-(Mitral-)klappe S. 143
MM	**M**utter**m**und; **m**alignes **M**elanom
MMS	▸ **M**onozyten-**M**akrophagen-**S**ystem
MMST	**M**ini-**M**ental-**S**tatus-**T**est
MNA	**M**ini **N**utritonal **A**ssessement
Mobilisation	Maßnahmen zur körperlichen Aktivierung, v. a. bei Bettlägrigkeit unten
Mobilität	Beweglichkeit
Monovette®	geschlossenes Röhrchensystem zur Blutentnahme unten

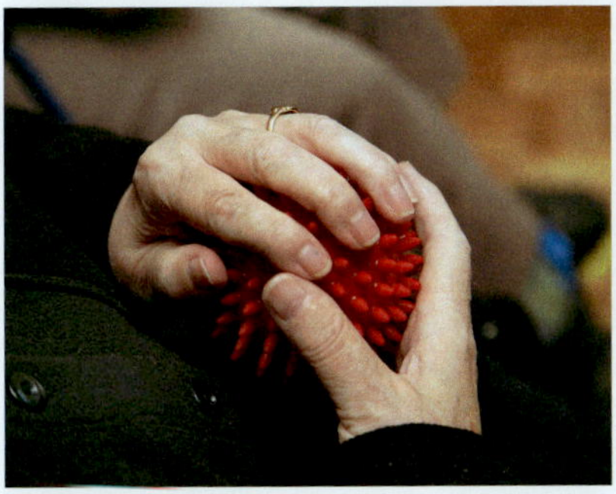

Mobilisation *– Igelball*

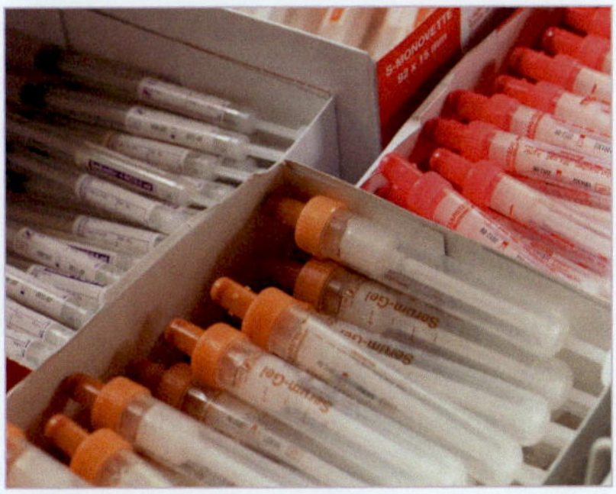

Monovette

A B C D E F G H I J K L M N O P Q R S T U V W X Y Z

Begriff	Erklärung
Monozyten *(syn. Makrophagen)*	größte Abwehrzellen im Blut, gehören zu den weißen Blutkörperchen, Phagozytosefähigkeit
Monozyten-Makrophagen-System	zusammenfassende Bezeichnung für alle von Monozyten abstammenden, phagozytierenden Zellen des Abwehrsystems
Morbidität	Krankheitshäufigkeit, Anzahl der Erkrankungen in einer Bevölkerungsgruppe
Morbus	Krankheit
Morbus Crohn	chronisch entzündliche Erkrankung des gesamten Magen-Darm-Traktes mit Bauchschmerzen und Durchfällen ► CED
Morbus haemolyticus neonatorum	hämolytische Anämie bei Neugeborenen aufgrund einer Rhesusfaktor-Unverträglichkeit zwischen Mutter und Kind
Morphin	Abkömmling des Schlafmohns (Morphium), starkes Schmerzmittel mit atemdepressiver Wirkung, gehört zu den Opiaten
Mortalität	Sterblichkeit, Anzahl der Sterbefälle in einer Bevölkerungsgruppe
Motilität	Fähigkeit zur Bewegung, Beweglichkeit
Motogeragogik	ganzheitliches psychomotorisches Konzept für Menschen mit Behinderungen und oder Demenz , um geistig-seelische Erfahrungen mit der Freude an Bewegungen zu fördern
Motorik	willkürliche Bewegungsvorgänge
MOV	**M**ulti**o**rgan**v**ersagen
MPG	**M**edizin**p**rodukte**g**esetz
Mrd.	**M**illia**rd**en
MRSA	► **M**ethicillin**r**esistenter **S**taphyloccocus **A**ureus
MRT	► **M**agnet**r**esonanz**t**omografie
MS	**M**agensonde, **M**ultiple **S**klerose
ms	**M**illi**s**ekunden
MSH	**M**elanozyten**s**timulierendes **H**ormon ➡ S. 179
MSU	**M**ittelstrahl**u**rin
MTA	**M**edizinisch-**T**echnische **A**ssistentin
MTS	**m**edizinischer **T**hromboseprophylaxe**s**trumpf
muko-	schleim-
Mukosa	Schleimhaut
Mukoviszidose	„zäher Schleim", genetisch bedingte Stoffwechselerkrankung mit Funktionsstörungen aller exokrinen Drüsen in Lunge, Bauchspeicheldrüse und Dünndarm
multi-	viel
Multiinfarkt-Demenz	Demenz, die durch Blutgerinnsel im Gehirn ausgelöst wird und welches durch viele kleine Schlaganfälle geschädigt wurde
Multimorbidität	gleichzeitiges Bestehen mehrerer Krankheiten
Multiple Sklerose	entzündliche Autoimmunerkrankung des ZNS mit herdförmiger Entmarkung der Nervenfortsätze, einhergehend mit z. B. Sensibilitätsstörungen und Lähmungen

Begriff	Erklärung
multiresistent	widerstandsfähig gegenüber eine Vielzahl von Stoffen
Mundflora	physiol. Bakterienbesiedelung der Mundschleimhaut
Muskelatrophie	Muskelschwund
Muskelrelaxanzien	Substanzen, die eine reversible Lähmung der Skelett- und Atemmuskulatur durch Hemmung der Erregungsübertragung vom Nerv auf den Muskel hervorrufen, u. a. Narkosemittel
Mutation	Veränderung des Erbgutes (DNA)
Myalgie	Muskelschmerz
Mydriasis, Mydriase	Pupillenerweiterung, Gegenteil der ▸ Miosis Miosis = kleines Wort = kleine Pupille, Mydriasis = großes Wort = große Pupille
Myelinscheide	Markscheide, Umhüllung des Axons (Nervenfortsatzes) unten
Myelitis	Entzündung des Rückenmarks
Myelografie	röntgenologische Darstellung des Spinalkanals
Mykoplasmen	sehr kleine zellwandlose Bakterien
Mykose	Pilzerkrankung unten
myo-	muskel-
Myo.	▸ **Myo**globin

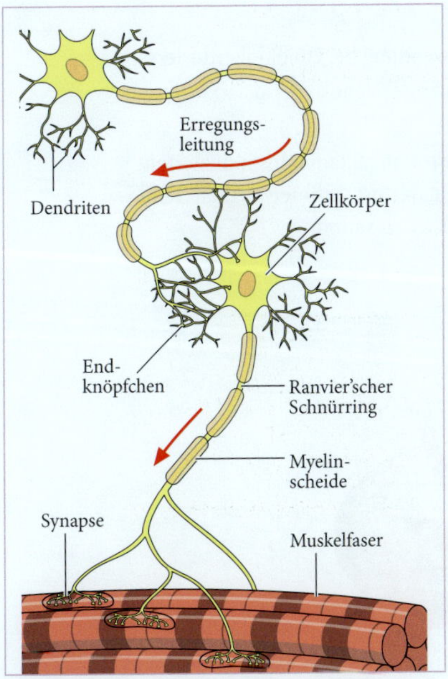

__Myelinscheide__ – Aufbau einer Nervenzelle

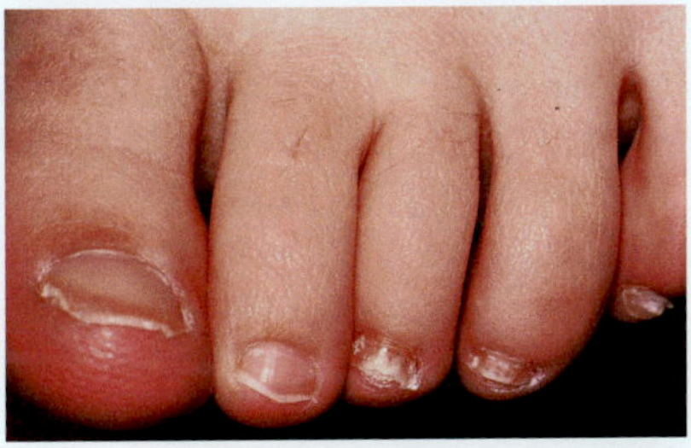

__Mykose__ am Fuß

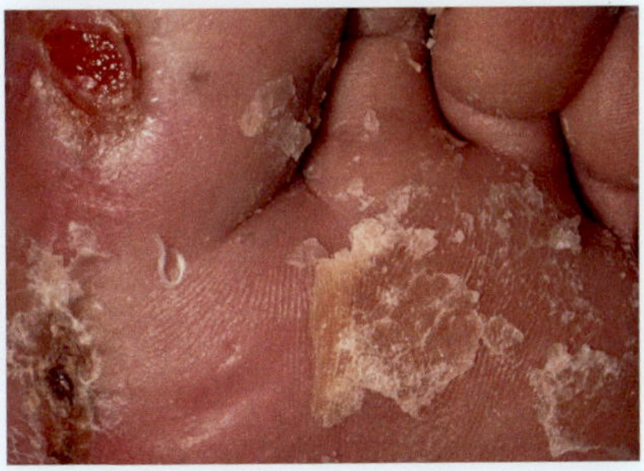

__Nekrose__ am Fuß

A B C D E F G H I J K L M N O P Q R S T U V W X Y Z

Begriff	Erklärung
Myofibrillen	kontraktile Elemente in den Muskelzellen, geben der Skelettmuskulatur ihre typische Querstreifung unten
Myoglobin	roter Muskelfarbstoff, dem Hämoglobin ähnlich
Myokard	Herzmuskulatur S. 46
Myokardinfarkt	▸ Herzinfarkt S. 76
Myokarditis	Herzmuskelentzündung
Myom	gutartige Muskelgeschwulst des Uterus
Myopathie	Muskelerkrankung
Myopie	Kurzsichtigkeit
Myosin	Muskeleiweiß zur Muskelkontraktion (zusammen mit ▸ Aktin)
Myxödem	teigige Ödeme in Haut, Unterhaut und Muskelgewebe, Symptom schwerer Hypothyreose
N	Stickstoff
N., Nn *(Pl.)*	**N**ervus (Nerv)
N_2O	Stickstoffdioxid, Lachgas
Na	Natrium S. 151 S. 189
Nabelschnurvorfall	Nabelschnurkomplikation, Nabelschnurschlingen werden unter der Geburt vor dem Kind im Geburtskanal eingeklemmt
NaCl	Natriumchlorid
NaCl-, NaCl-0,9%-Lösung	physiologische Kochsalzlösung
Nahrungskarenz	Nahrungsverzicht
Naloxon	Opioid-Antagonist, Anwendung bei Opioidüberdosierung
NANDA	▸ **N**orth **A**merican **N**ursing **D**iagnosis **A**ssociation
Narkolepsie	krankhafte Schlafanfälle
Narkose	auch Allgemeinnarkose mit medikamentös induziertem Zustand mit Bewusstseinsverlust, Schmerzfreiheit, Reflexdämpfung und ggf. Muskelrelaxation

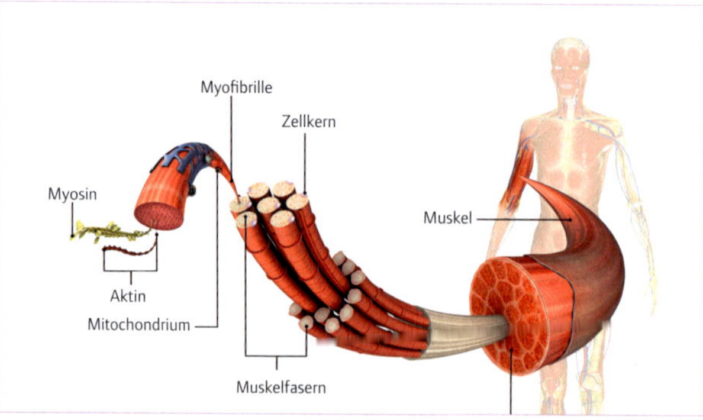

Myofibrillen *– Skelettmuskulatur (quergestreifte Muskulatur)*

Begriff	Erklärung
nasal	die Nase betreffend
natürliche Killerzellen	Lymphozytenart, die abnormale Körperzellen (Tumorzellen, virusinfizierte Zellen) erkennen und abtöten ➡ S. 182
Nausea	Übelkeit
Nävus	angeborenes Muttermal bzw. später durch eine Erkrankung auftretende Veränderung der Haut
NAW	**N**ot**a**rzt**w**agen
NBA	**n**eues **B**egutachtungs**a**ssessment
Neck dissection	Halsausräumung bei Tumorresektion mit Entfernung der regionären Lymphknoten
neg.	**neg**ativ
Neglect	Nichtwahrnehmung von Symptomen oder Bedürfnissen (neurologisches Symptom)
Neisserien	gramnegative Diplokokken, u.a. Erreger der Gonorrhö und Meningitis
Nekrose	Zelltod, abgestorbenes Gewebe, meist örtlich begrenzt 👁 S. 105
Nélatonkatheter	Art des Blasenkatheters, gerader Blasenkatheter 👁 S. 26
Neoblase	aus stillgelegtem Darmsegement operativ angelegte (neue) Harnblase mit Harnröhrenverbindung
Neologismen	Wortneubildungen, pathologisches Vorkommen z. B. bei Aphasie
Neoplasie, Neoplasma (NPL)	neugebildetes Gewebe im Sinne maligner Tumoren
Nephritis	Nierenentzündung
nephro-	nieren-
Nephrolithiasis	Nierensteinleiden
Nephron	Nierenkörperchen, kleinste funktionelle Einheit der Niere 👁 S. 28
Nephrosklerose	Nierengewebsdegeneration mit Mikroangiopathien der Nierengefäße (z. B. durch Nikotin)
Nervenblockade	Leitungsanästhesie zur Unterbrechung der Nervenleitung
Nervenfaser	bis zu 1 m langer Fortsatz der Nervenzelle
Nervus facialis	VII. Hirnnerv, innerviert hauptsächlich die Gesichtsmuskulatur 👁 S. 108
Nervus femoralis	Oberschenkelnerv, versorgt Oberschenkelmuskulatur, Anteile des Hüftgelenks, Haut der Innenseite des Beines
Nervus ischiadicus	Ischiasnerv, innerviert u.a. Hüft- und Kniegelenk, Anteile der Oberschenkel-, Unterschenkel- und Fußmuskulatur
Nervus mandibularis	3. Ast des N. trigeminus, versorgt Kau- und Schlundmuskulatur, Zähne und Zahnfleisch des Unterkiefers 👁 S. 108
Nervus maxillaris	2. Ast des N. trigeminus, versorgt Oberkieferregion, Zähne und Zahnfleisch des Oberkiefers 👁 S. 108

A B C D E F G H I J K L M N O P Q R S T U V W X Y Z

Begriff	Erklärung
Nervus olfactorius	I. Hirnnerv, Riechnerv, besteht aus kleinen Nervenfasern, den Riechfäden unten **Die 12 Hirnnerven:** „Onkel Otto orgelt tag-täglich, aber freitags verspeist er gerne viele alte Hamburger." 1. Nn. olfactorii, 2. N. opticus, 3. N. oculomotorius, 4. N. trochlearis, 5. N. trigeminus, 6. N. abducens, 7. N. facialis, 8. N. vestibulocochlearis, 9. N. glossopharyngeus, 10. N. vagus, 11. N. accessorius, 12. N. hypoglossus
Nervus ophthalmicus	1. Ast des N. trigeminus, versorgt Stirn-, Augen- und Nasenregion unten
Nervus opticus	II. Hirnnerv, Sehnerv unten

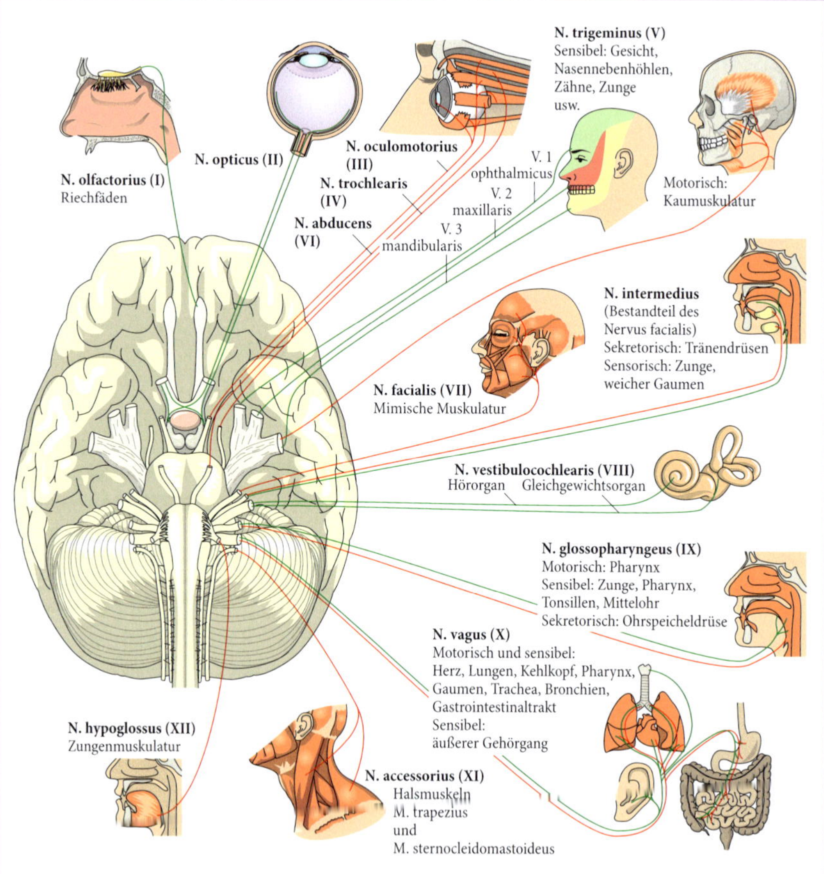

12 Hirnnerven

Begriff	Erklärung
Nervus phrenicus	Zwerchfellnerv, innerviert das Zwerchfell
Nervus trigeminus	Drillingsnerv, besteht aus drei Anteilen: N. ophthalmicus, N. maxillaris, N. mandibularis, versorgt das Gesicht mit sensiblen Nervenanteilen S. 108
Nervus vagus	X. Hirnnerv, Hauptnerv des parasympathischen Nervenssystems, innerviert u.a. Teile des Rachens, der Luftwege, der Brust- (Herz) und Bauchorgane S. 108
Netzhaut	auch Retina; Sinnesepithel, in dem sich die Sehzellen (Stäbchen und Zapfen) befinden S. 81
Neugeborenes	lebendgeborenes Kind bis zum Alter von 4 Wochen
Neumann-Pflegeergebnismodell	System-Modell zum präventiven Gesundheitsverhalten, 1972 von Betty Neumann in den USA entwickelt
neural	die Nerven betreffend
Neuralgie	Nervenschmerz
Neurit	oft langer schlauchartiger Nervenzellfortsatz zur Reizweiterleitung, synaptisches Axon
Neuritis	Entzündung eines peripheren bzw. Hirnnerven
neuro-	nerv-
Neuroblasten	nicht ausgereifte Nervenzellen
Neuroblastom	maligner Neuroblastentumor
Neurodermitis	endogenes Ekzem *(syn. atopisches E.)*
neurogen	nervlich bedingt (anatomisch, nicht psychiatrisch)
Neuroglia	Hüll- und Stützgewebe des Nervensystems
Neurogliom	► Gliom
Neurokranium	Gehirnschädel ➜ S. 176
Neuron	Nervenzelle mit all ihren Fortsätzen S. 105
Neuropathie	Nervenleiden, im Sinne einer Erkrankung peripherer Nerven
Neuroleptika *(Pl.)*	Arzneimittel mit antipsychotischer, sedierender und psycho-motorisch dämpfender Wirkung
Neurose	psychische Störung aufgrund eines biografischen Entwicklungskonflikts, z. B. Angstneurose
Neurotransmitter	Botenstoffe im ZNS
NH_3	Ammoniak
NH_4	Harnstoff
NI	► Niereninsuffizienz
Nice Leitlinie 42	Prinzipien des **N**ational **I**nstitute for Health and **c**linical **E**xellence (**N**ationales **I**nstitut für Gesundheits- und klinische Exzellenz) in Großbritannien, die sich auf die personenzentrierte Pflege nach Kitwood zur Pflege und Betreuung von Menschen mit Demenz beziehen
Niereninsuffizienz	eingeschränkte Fähigkeit der Niere, harnpflichtige Substanzen auszuscheiden; Nierenfunktionsschwäche
Nierenversagen	Funktionsverlust beider Nieren

A B C D E F G H I J K L M N O P Q R S T U V W X Y Z

Begriff	Erklärung
NK-Zellen	► Natürliche Killerzellen
Nl., Nll. *(Pl.)*	**N**odus **l**ymphaticus (Lymphknoten) S. 96
NLA	**N**euro**l**ept**a**nalgesie, **N**euro**l**ept**a**nästhesie
NLP	**N**euro**l**inguistisches **P**rogrammieren
NNH	**N**asen**n**eben**h**öhlen unten
NNM	**N**eben**n**ieren**m**ark
NNR	**N**eben**n**ieren**r**inde
NO	Stickstoffmonoxid
Nodus lymphaticus, Nodi lymphatici *(Pl.)*	Lymphknoten S. 96
Nodus, Nodi *(Pl.)*	Knoten
non-	nicht-
Non-Hodgkin-Lymphom	Variante des malignen Lymphoms
No-touch-Methode	Verbandstechnik zur Vermeidung von Berührungen des Materials und der Patientenhaut
Noradrenalin	► Katecholamin
North American Nursing Diagnosis Association	amerikanische Organisation zur Entwicklung und Prüfung von Klassifikationen für Pflegediagnosen, -interventionen und -outcomes
Norton-Skala	Instrument zur Einschätzung des Dekubitusrisikos
Nosokomialinfektion	im Krankenhaus erworbene Infektion
Noxe	ein den Organismus schädigender Stoff
Nozizeption	Wahrnehmung von Schmerz
Nozizeptoren	Schmerzrezeptoren, freie Nervenendungen S. 101
NPL	**Neopl**asma

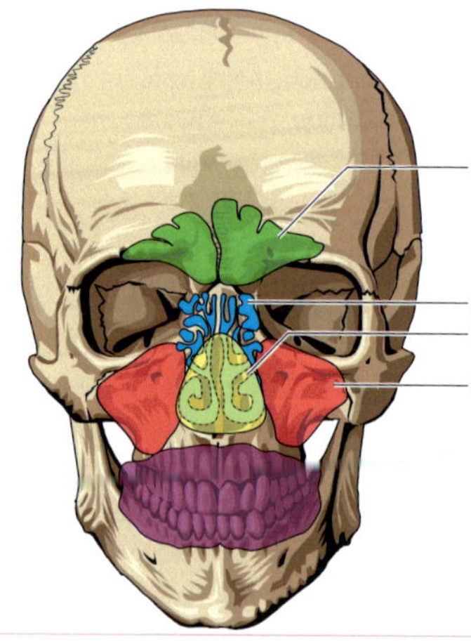

*Nasenhöhle mit Nasennebenhöhlen (**NNH**)*

Begriff	Erklärung
NPS	**n**eue **p**sychoaktive **S**toffe
NpSG	**N**eue-**p**sychoaktive-**S**toffe **G**esetz, Gesetz zur Bekämpfung der Verbreitung neuer psychoaktiver Stoffe
NRR	**N**asen-**R**achen-**R**aum
NSAR	**n**icht**s**teroidale **A**nti**r**heumatika *(engl. NSAID)*
NSD	**N**eben**s**chil**d**drüse S. 178
Nuklearmedizin	diagnostische und therapeutische Anwendung von Radionukliden, z. B. Szintigrafie
Nukleus	Zellkern S. 110
Nuklide	Atome im Periodensystem der Elemente mit eindeutig bestimmter Kernladungs- und Massenzahl, instabile Nuklide zerfallen unter Abgabe von ionisierender Strahlung in kleine Atome.
Nulldiät	absolute Nahrungskarenz
Nullipara	Frau, die nicht entbunden hat
Nutogramm	Bestimmung ernährungsabhängiger Blutwerte (Fette, Eiweiße, Mineralstoffe, Vitamine)
Nutrition	Ernährung
NYHA	**N**ew **Y**ork **H**eart **A**ssociation
Nykturie	nächtliches Wasserlassen
Nystagmus	Augenzittern, unwillkürliche rhythmische Augenbewegungen (physiol. oder pathol.)

Begriff	Erklärung
O, O_2	Sauerstoff
o. B.	**o**hne **B**efund, **o**hne **B**esonderheiten *(syn. Normalbefund)*
O_3	Ozon
Obduktion	auch Autopsie, Leichenöffnung zur Feststellung der medizinischen Todesursache
Oberflächenanästhesie	Anästhesie von Haut und Schleimhaut
Oberst-Anästhesie	Leitungsanästhesie an Finger und Zehe
Obstipation	Darmverstopfung, Darmträgheit
Obstruktion	Verschluss, Verengung oder Verlegung eines Hohlorgans
obstruktive Lungenerkrankungen	Gruppe von Erkrankungen, die mit einer chronischen Verengung der unteren Atemwege (Bronchien) einhergehen

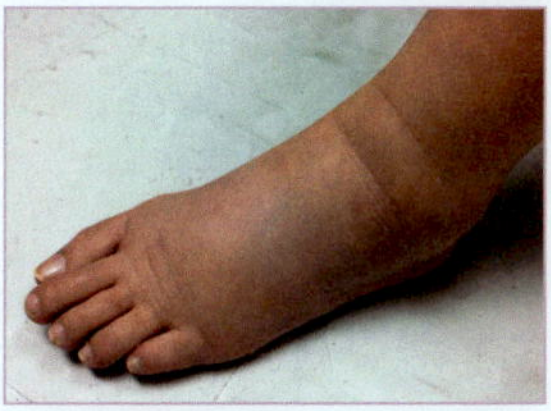

*Fuß**ödem***

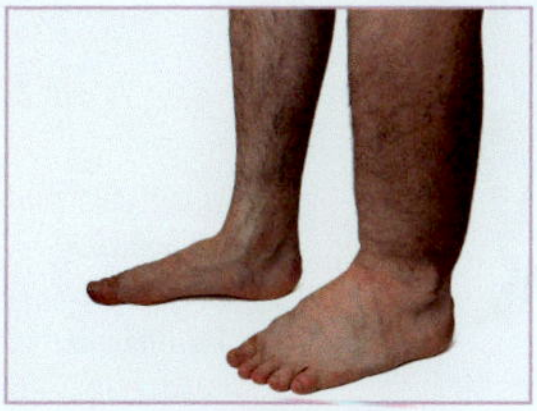

*Unterschenkel**ödem***

Begriff	Erklärung
Ödem	Schwellung aufgrund von Flüssigkeitsansammlung im Gewebe S. 111
oGTT	**o**raler **G**lukose**t**oleranz**t**est
OK	**O**ber**k**örper
okzipital	hinterhauptwärts
Olekranon	Ellenbogen(-spitze)
Oleum	Öl
olfaktorische Stimulation	Anregung der Geruchssinneszellen anhand von Düften, Form der Basalen Stimulation
olig-, oligo-	wenig, gering
Oligomenorrhoe	zu seltene Menstruation
Oligurie	verminderte Harnausscheidung, < 500 ml / 24 h
-om	-geschwulst, -erguss
Onkologie	Lehre von den Geschwulsterkrankungen, Krebsheilkunde
Op	**Op**eration(-ssaal)
Ophthalmologie	Augenheilkunde
Ophthalmoplegie	Augenmuskellähmung
Opiate, Opioide	morphinähnliche Substanzen
Opisthotonus	Rückwärtsbeugen des Kopfes, Überstrecken des Rumpfes und der Extremitäten bei Hirnschädigungen
Opium	Produkt des Schlafmohns
oral	zum Mund gehörend, durch den Mund, vom Mund her
orale Stimulation	Anregung der Geschmacksknospen anhand von Lebensmitteln, Form der Basalen Stimulation
Orbita	knöcherne Augenhöhle
Orchidektomie	Entfernung eines Hodens
Orchitis	Hodenentzündung
Orem-Bedürfnismodell	Selbstpflegedefizit-Theorie (► Selbstpflegedefizit, Dependenzpflege), 1971 von Dorothea Orem in den USA entwickelt

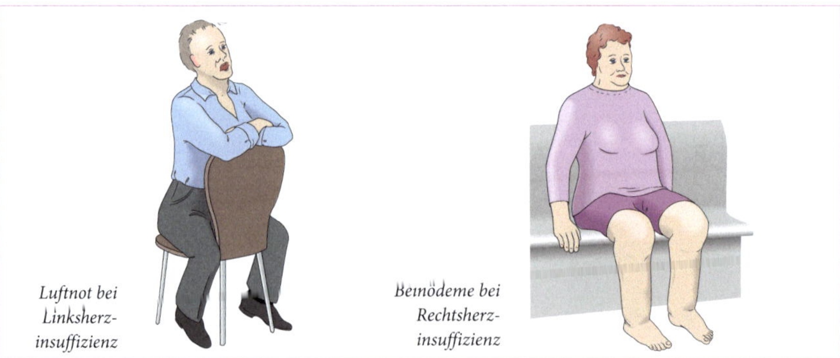

Orthopnoe

Begriff	Erklärung
organisch	belebt; Kohlenstoff enthaltend
Orlando-Interaktionsmodell	Pflegemodell zur Bedürfniserkennung im Beziehungsprozess zwischen Pflegenden und Patienten, 1962 von Ida Jean Orlando in den USA entwickelt
Ornithose	durch Vögel übertragene Infektionskrankheit, Erreger: Chlamydien, *syn. Psittakose*
Orthese	Hilfsmittel, das zur Ruhigstellung und Korrektur von Gliedmaßen oder Rumpf dient
ortho-	gerade, richtig
orthograd	in physiologischer Richtung voranschreitend
Orthopnoe	schwerste Form der Atemnot, die nur in aufrechter Haltung und unter Einsatz der Atemhilfsmuskulatur kompensiert werden kann S. 112
Orthostase	aufrechte Körperhaltung
orthostatisches Syndrom	hypotone Kreislaufreaktion mit Kollapsgefahr beim Aufstehen bzw. Stehen
OS	**O**ber**s**chenkel
Os	Mund, Knochen
Os coccygis	Steißbein S. 114
Os coxae	Hüftbein S. 114
Os ethmoidale	Siebbein unten
Os frontale	Stirnbein unten

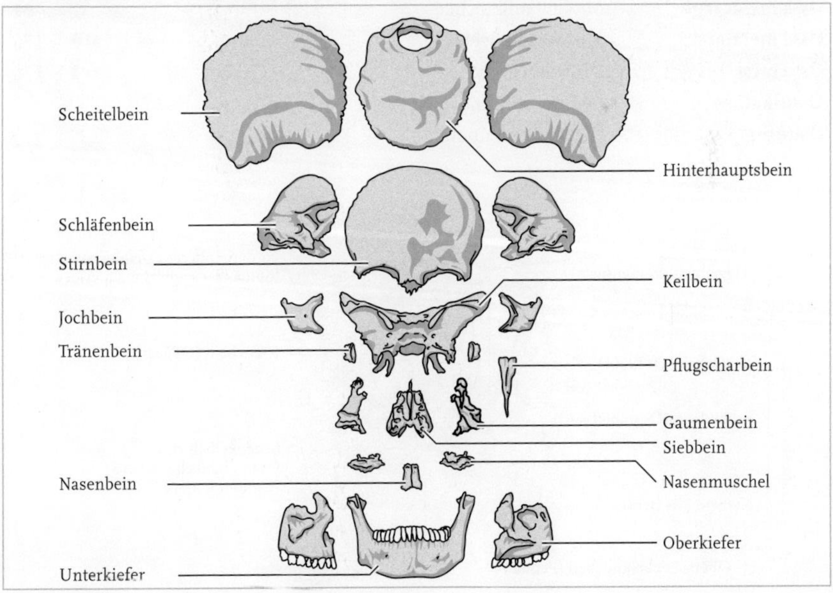

Schädelknochen

Begriff	Erklärung	
Os hyoideum	Zungenbein	
Os ilium	Darmbein	unten
Os ischii	Sitzbein	unten
Os nasale	Nasenbein	S. 133
Os occipitale	Hinterhauptsbein	S. 113
Os palatinum	Gaumenbein	S. 113
Os parietale	Scheitelbein	S. 113
Os pubis	Schambein	unten
Os sacrum	Kreuzbein	unten
Os sphenoidale	Keilbein	S113.
Os temporale	Schläfenbein	S. 113
Os zygomaticum	Jochbein	S. 113
Osmolalität	Menge gelöster Teilchen pro kg Wasser (Osmol/kg H_2O)	
Osmolarität	Menge gelöster Teilchen pro Liter Lösung (Osmol/l)	
Osmose	Diffusion durch eine halbdurchlässige Membran	
Ösophagus	Speiseröhre	➔ S. 180
Ösophagusatresie	angeborener Verschluss der Speiseröhre	
Ösophagus-Ersatzsprache	Stimmbildung über den Ringmuskel am oberen Speiseröhrenende nach Laryngektomie	
Ösophagusvarizen	Erweiterung der Speiseröhrenvenen, v. a. bei Leberzirrhose	
Ossa carpi	Handwurzelknochen	S. 64
Ossa digitorum	Finger- und Zehenknochen	S. 64 ➔ S. 176
Ossa metacarpi	Mittelhandknochen	S. 64
Ossa metatarsi	Mittelfußknochen	➔ S. 176
Ossa tarsi	Fußwurzelknochen	➔ S. 176
Ossifikation	Bildung von Knochengewebe	
Ost(e)itis	Knochenentzündung	

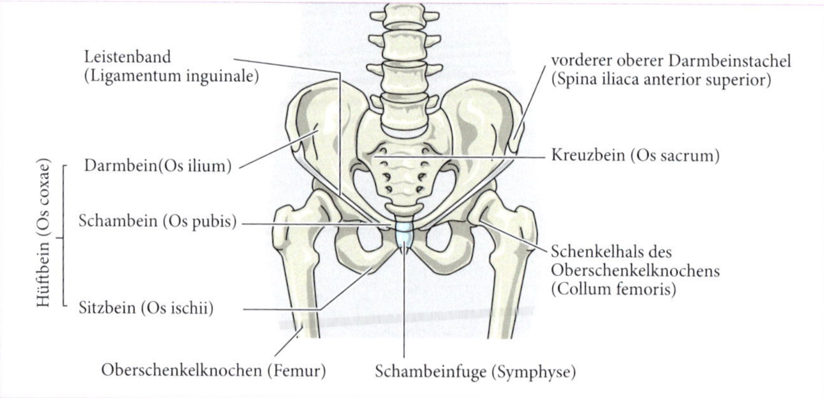

Knochen des Beckenskeletts

Begriff	Erklärung
ost-, osteo-	knochen-
Osteoblasten	knochenbildende Zellen, bilden die Interzellularsubstanz des Knochens
Osteochondrose	Knochen- und Knorpeldegeneration
Osteodensitometrie	Knochendichtemessung
Osteoklasten	Knochenzellen, die interzellulare Knochensubstanz abbauen **Osteoblasten:** Osteoblasten **b**auen Knochen **Osteoklasten:** Osteoklasten **kl**auen Knochen
Osteolyse	lokal Auflösung und Abbau von Knochengewebe, z. B. bei Tumoren
Osteom	benigne Knochengeschwulst
Osteomalazie	Knochenerweichung (Vit.-D-Mangelkrankheit des Erwachsenen)
Osteomyelitis	Knochenmarkentzündung
Osteopathie	Knochenerkrankung
Osteoporose	Knochensubstanzverlust mit erhöhter Frakturgefahr
Osteosarkom	bösartiger Knochentumor
Osteosynthese	operatives Verfahren zum Zusammensetzen frakturierter Knochen zur schnellstmöglichen Heilung
Ostium *(pl. Ostien)*	Mündung, Eingang (z. B. Nasennebenhöhlen)
Östrogene	weibliche Geschlechtshormone, steuern Vorgänge der weiblichen Reproduktion (Eireifung, Eisprung usw.)
OTA	**O**perations**t**echnische **A**ssistentin
Otalgie	Ohrenschmerz
Otitis media	Mittelohrentzündung

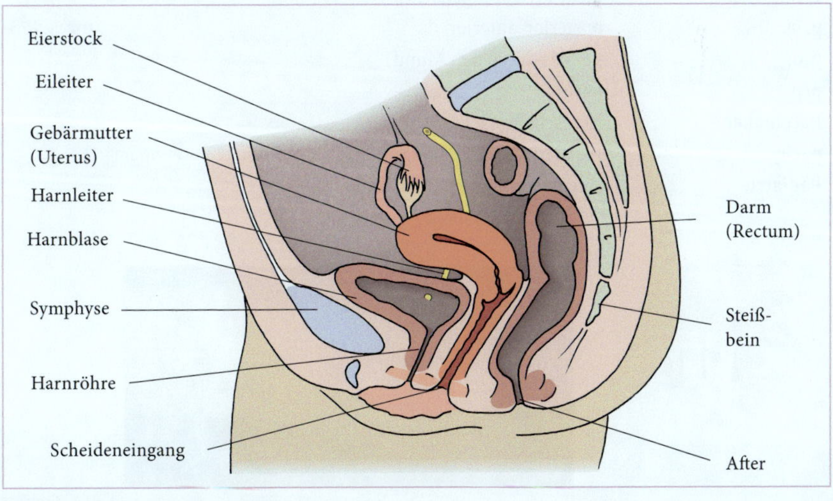

***Ovar** als Bestandteil der weiblichen Genitalien*

A B C D E F G H I J K L M N O P Q R S T U V W X Y Z

A B C D E F G H I J K L M N O P Q R S T U V W X Y Z

Begriff	Erklärung
Otosklerose	Verkalkung der Gehörknöchelchen und des Labyrinths, führt meist zu Schwerhörigkeit
Otoskopie	direkte Untersuchung des äußeren Gehörganges und des Trommelfells mittels Ohrtrichter, „Licht + Lupe = Otoskop" 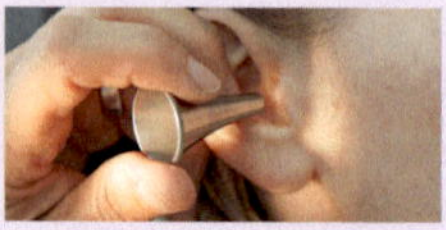
Ottawa-Charta	Grundsatzpapier zur Gesundheitsförderung, 1986 von der WHO in Ottawa verabschiedet
Outcome	Ergebnis (Erfolg medizinischer Maßnahmen)
Ovar(ium), Ovarien *(Pl.)*	Eierstock S. 115
Ovarialgravidität	Eierstockschwangerschaft
Ovarialtumoren	Eierstockgeschwülste
Ovozyten, Oozyten	Eizellen
Ovulation	Eisprung
Ovulationshemmer	Medikamente, die den Eisprung verhindern
Ovulum	kleines Ei; med.: kleines eiförmiges Suppositorium
Oxygenation	▸ Oxygenierung
Oxygenierung	Sauerstoffsättigung, Sauerstoffzufuhr
Oxymetrie	Bestimmung der Sauerstoffsättigung mittels Lichtelektroden unten
Oxytozin	weibliches Hormon, das die Milchsekretion anregt S. 178
Oxyuriasis	Madenwurmerkrankung
P	Phosphor
P.	Plexus (Nervengeflecht)
p.-a.	posterior-anterior S. 173
p. o.	per os (durch den Mund)
p. p.	post partum
Pacemaker	Herzschrittmacher
pachy-	Wortteil mit der Bedeutung dick, fest, hart
Pädiatrie	Kinder- und Jugendheilkunde

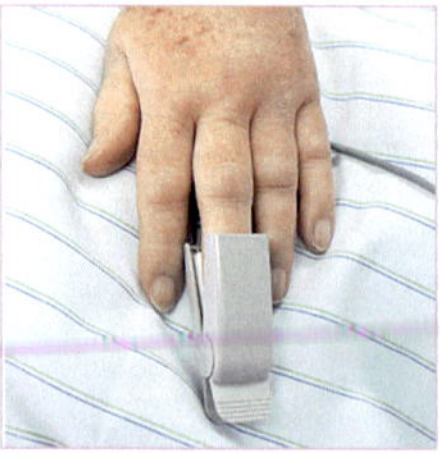

Pulsoxymetrie

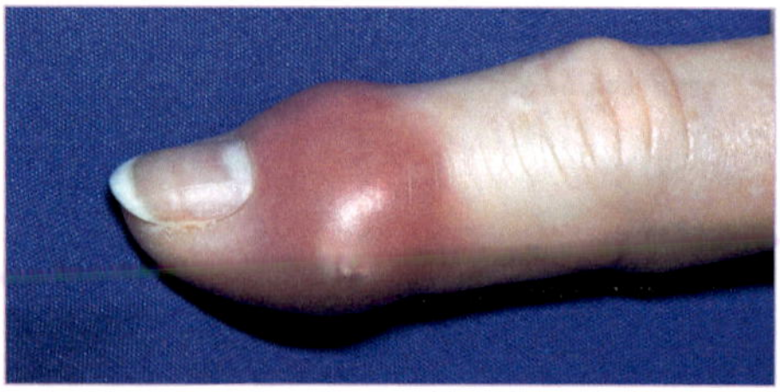

Panaritium

Begriff	Erklärung
Palatum	Gaumen
palliativ	lindernd
Palliativmedizin	medizinische Behandlung bei unheilbaren Erkrankungen, bei der nicht die Heilung, sondern die Linderung der Beschwerden (Schmerzen, Angst) und Befriedigung psychosozialer und spiritueller Bedürfnisse im Vordergrund stehen
Palliativpflege	Pflege bei unheilbaren Erkrankungen im Krankenhaus oder Hospiz, bei der Schmerzfreiheit, die Befriedigung psychosozialer und spiritueller Bedürfnisse und damit die Erhöhung der Lebensqualität im Vordergrund stehen
Palma	Handfläche
palmar	an der Handinnenfläche gelegen
Palpation	Untersuchung durch Betasten
P-Amylase	**P**ankreas**amylase**
pan-	ganz, alles
Pan-	Wortteil mit der Bedeutung ganz, vollständig
Panaritium	eitrige Entzündung der Finger mit Gewebeeinschmelzung S. 116
Pandemie	Ausbreitung einer Infektionskrankheit über Länder und Kontinente
Pankreas	Bauchspeicheldrüse unten
Pankreatektomie	teilweise oder völlige Entfernung der Bauchspeicheldrüse
Pankreatitis	Bauchspeicheldrüsenentzündung
Pansinusitis	Entzündung aller Nasennebenhöhlen
Panzytopenie	Verminderung aller Blutzellen
Papel	über Hautniveau liegendes, bis erbsengroßes Knötchen

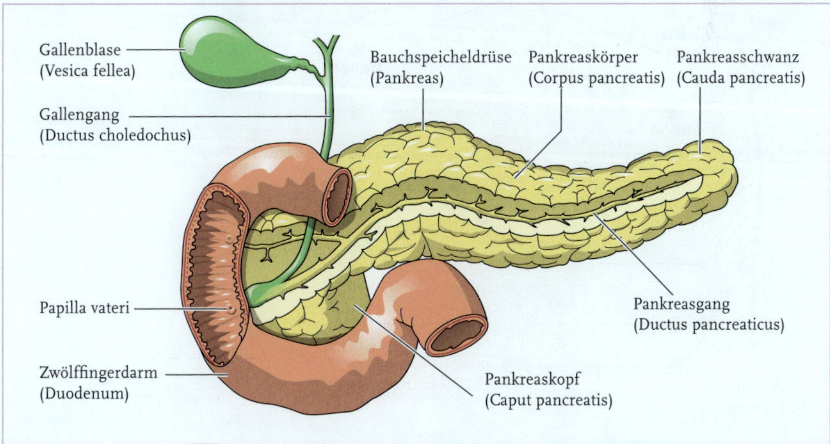

Pankreas

Begriff	Erklärung
Papille	warzenartige Erhebung; Geschmacksknospe
Papillom	zottenartiger benigner Tumor der Körperhaut
para-	neben, daneben
Paradigma	Musterbeispiel, Vorbild, Prototyp, ► Leitbild
Paralyse	vollständige Lähmung S. 65
Parameter	Messgröße
Paranoia	Erkrankungen mit systematisiertem Wahn (z. B. Verfolgungswahn), beruhend auf einer Psychose
Paraparese	unvollständige Lähmung der Beine (Schwäche) S. 65
Paraphasie	Sprachstörung, ersetzen fehlender Wörter durch Umschreibungen
Paraphimose	nicht komplette Vorhautverengung mit Einklemmung und ödematöser Schwellung der Eichel (► Phimose)
Paraphrasieren	mit eigenen Worten den Inhalt sprachlicher Informationen wiedergeben, wird beim aktiven Zuhören angewendet; pathol. = Paraphasie
Paraplegie	vollständige Lähmung symmetrischer Extremitäten
Parasiten	Schmarotzer; Lebewesen, die auf Kosten anderer Lebewesen (Wirt) leben, z. B. Würmer
Parästhesie	Missempfindung, Kribbeln, Taubheitsgefühl
Parasympathikus	Anteil des vegetativen Nervensystems, Gegenspieler des Sympathikus, bewirkt u.a. Bradykardie, Bronchospasmus, Miosis, Speichel- und Schweißsekretion, aktiviert Verdauung, Ausscheidung, Sexualfunktionen, Schlaf unten

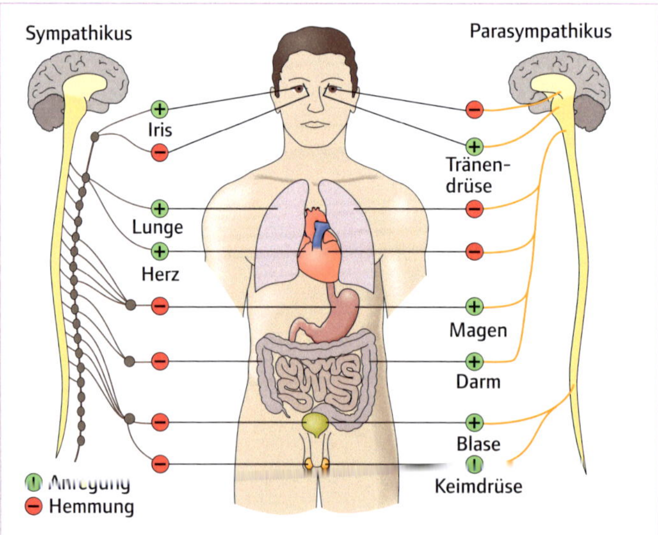

Parasympathikus und Sympathikus sind Bestandteile des vegetativen Nervensystem

Begriff	Erklärung
Parasympatholytika *(Pl.)*	den Parasympathikus hemmende Substanzen
Parasympatho-mimetika *(Pl.)*	den Parasympathikus stimulierende Substanzen
Parathormon	Hormon der Nebenschilddrüse, reguliert den Kalziumspiegel im Blut
Parathyphus	typhusähnliche meldepflichtige Infektionskrankheit
Paravasat	unbeabsichtigtes Verabreichen einer Arznei außerhalb des punktierten Blutgefäßes
paravenös	neben der Vene
Parcour	Aktionsdurchlauf mehrerer Programmpunkte, einsetzende bzw. stoppende Musik kann einen Richtungswechsel erfordern, z. B. Bewegungs-Parcour (Ballspiel, Seilspringen, Hüpftraining), Blutspende-Parcour (Daten-, Vitalzeichen- und Hämoglobin-Kontrollstation, Arztgespräch-, Blutentnahme- und Erholungsstation)
Parenchym	spezialisierte Zellen eines Organs, die dessen Funktion bedingen
parenteral	unter Umgehung des Magen-Darm-Trakts
Parese	unvollständige Lähmung S. 65
Parkinson	Schüttellähmung, chronische Gehirnerkrankung mit Dopaminmangel und Bewegungsstörungen unten
Parodontitis	Zahnbettentzündung
Parodontose	veraltet, Zahnbetterkrankung ► Parodontitis
Parotis	Ohrspeicheldrüse (Gl. parotis) S. 60
Parotitis	Entzündung der Ohrspeicheldrüse(n)
Parotitis epidemica	Mumps, Ziegenpeter, Erreger: Mumpsviren
Pars	Teil
Partialdruck	Teildruck eines Gases in einem Gasgemisch
Partizipation	Teilhabe
PAS	**P**flege**a**bhängigkeits**s**kala, Assessmentinstrument
Patella	Kniescheibe

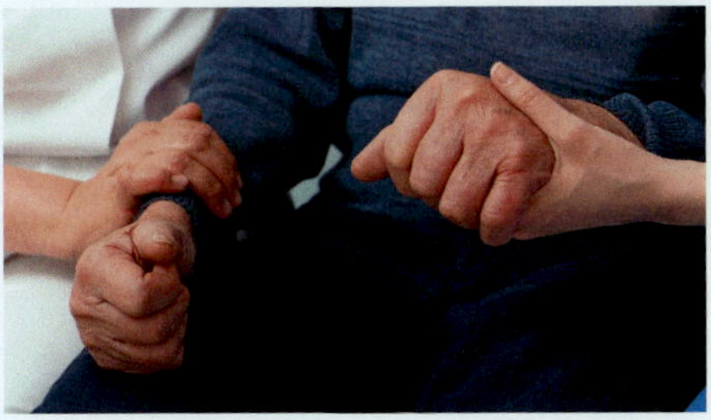

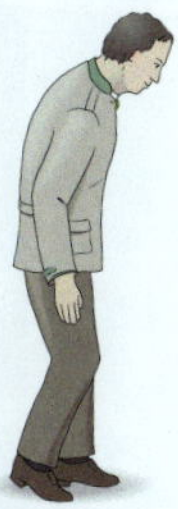

Typ. Gangbild des Parkinson-Kranken: kleinschrittig, schlurfend, vornübergebeugter Oberkörper; hohe Stolper- und Sturzgefahr

***Parkinson** verursacht Schüttellähmung*

A B C D E F G H I J K L M N O P Q R S T U V W X Y Z

Begriff	Erklärung
Patellarsehnenreflex (PSR)	Eigenreflex, Reiz (Schlag) auf Patellarsehne bewirkt Kontraktion des M. quadriceps, Unterschenkel schnellt hoch S. 135
paternalistisch	bevormundend
patho-	krankhaft
pathogen	krankmachend, krankheitserregend
Pathologie	Krankheitslehre, befasst sich mit Ursachen, Entstehung, Veränderungen, Auswirkungen und Verläufen von Krankheiten
pathologisch	krankhaft
Patientenzentrierung	▸ Klientenzentrierung
pAVK	**p**eriphere **a**rterielle **V**erschluss**k**rankheit
PCA	**P**atient **C**ontrolled **A**nalgesia (patientengesteuerte Analgesie)
PCA-Pumpe	elektrische Spritzenpumpe zur patientengesteuerten Analgesie
PCEA	engl.: **p**atient **c**ontrolled **e**pidual **a**nalgesia, patientenkontrollierte oder patientengesteuerte Epiduralanalgesie
PCIA	engl.: **p**atient **c**ontrolled **i**ntravenoes **a**nalgesia, patientenkontrollierte oder patientengesteuerte intravenöse Schmerztherapie
PDCA-Zyklus	engl.: **P**lan-**D**o-**C**heck-**A**ct-Ablauf, Problemlösungsprozess nach Deming, Entwicklung (Plan), Umsetzung (Do), Bewertung (Check) und Einleitung (Act) von Verbesserungsmaßnahmen
PEA	**P**erson(en) mit erheblich **e**ingeschränkter **A**lltagskompetenz
pCO_2	Kohlendioxidpartialdruck
PCR	**P**olymerase **C**hain **R**eaction (Polymerasekettenreaktion)
PDA	▸ **P**eri**d**ural**a**nästhesie; **p**ersistierender **D**uctus **a**rteriosus botalli
PDE-Hemmer	**P**hospho**d**i**e**sterase-**Hemmer**
PDK	▸ **P**eri**d**ural**k**atheter
PE	**P**robe**e**xzision, **P**roben**e**ntnahme
Peak flow	Begriff der Lungenfunktionsprüfung, max. Atemstromstärke bei forcierter Ausatmung in Liter pro Sekunde unten
Pectus	Brust

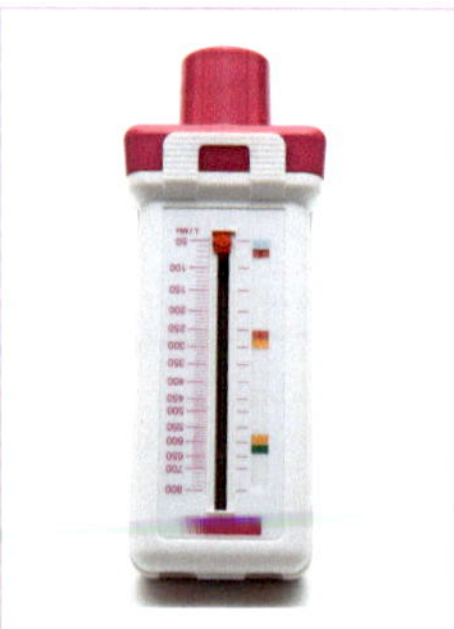

Peak-flow-Meter

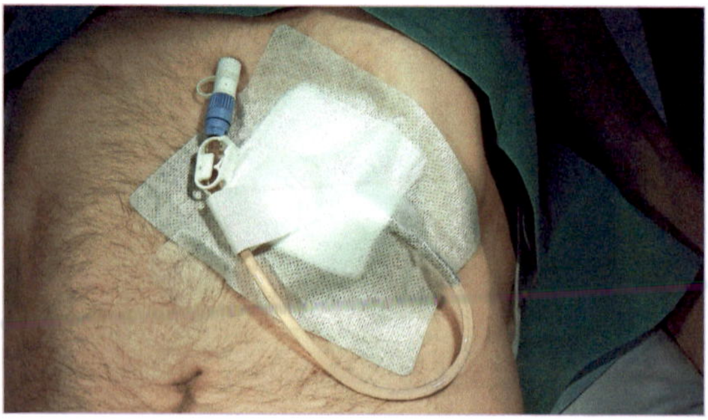

***PEG**-Verband*

Begriff	Erklärung
PEP-Beatmung	**P**ositive **E**xpiratory **P**ressure, positiver Ausatemdruck zur Stabilisierung der Alveolen
PEG	**p**erkutane **e**ndoskopische **G**astro(s)tomie, auch Witzelfistel S. 120, 122
PEJ	**p**erkutane **e**ndoskopische **J**ejunostomie
Pellets	kleine kugelförmige Mikrogranulate, die direkt im Magen zerfallen
Pelvis	Becken Elvis the Pelvis
Pelviskopie	laparoskopische Inspektion des Beckenraumes
Penetration	Eindringen in angrenzendes Gewebe, Durchwandern
-penie	-mangel
Peplau-Interaktionsmodell	Psychodynamisches Pflege-Modell mit interpersonalen Beziehungen in der Pflege, 1952 von Hildegard Peplau in den USA entwickelt
Pepsin	proteinspaltendes Verdauungsenzym des Magensaftes Merksatz zur Bezeichnung und Funktion der exokrinen Drüsen in der Magenschleimhaut:Die Belegschaft ist sauer, weil die Nebenschaft schleimt und die Hauptschaft Pepsi trinkt.
Pepsinogen	Vorstufe des Pepsins
Peptide	Aminosäureverbindungen mit < 100 Aminosäuren
Perforation	Durchbruch, Durchbohren
Perfusion	Durchströmung mit Blut o. a. Flüssigkeiten
Perfusor	Spritzenpumpe unten
peri-	während, um, herum
Periduralanästhesie	Form der Lokalanästhesie mit Punktion des Epiduralraums im zervikalen, thorakalen oder lumbalen Bereich der Wirbelsäule, als Einzelinjektion oder mitttels Kathetertechnik
Periduralkatheter	dünner Kunststoffschlauch zur Injektion von Lokalanästhetika (Periduralanästhesie), in den Periduralraum der Wirbelsäule

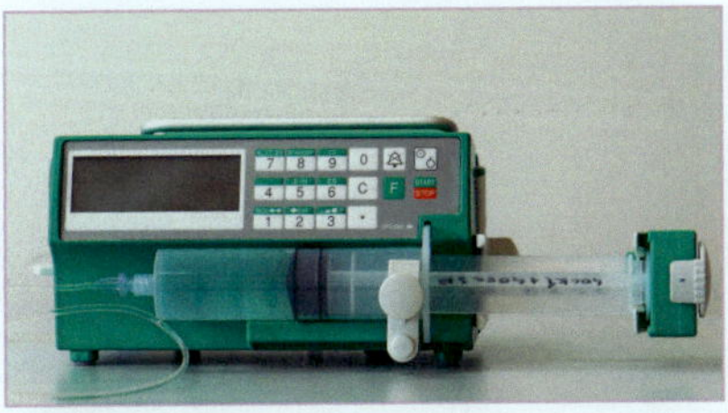

Perfusor

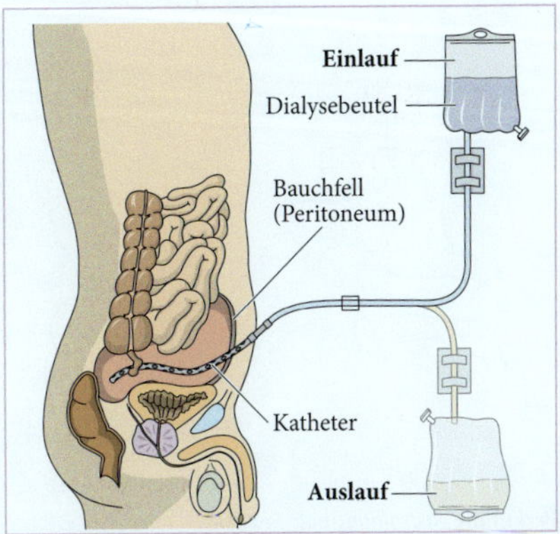

Peritonealdialyse – Bauchfelldialyse

Begriff	Erklärung
Perikarditis	Herzbeutelentzündung
perioral	um den Mund herum
Periost	Knochenhaut S. 53
peripher	außen, am Rande, fern vom Zentrum
Peristaltik	fortschreitende ringförmige Kontraktion der Muskulatur von Hohlorganen zum Transport von Stoffen, z. B. Nahrungsbrei
Peritonealdialyse	ambulantes Blutreinigungsverfahren bei Nierenversagen, Dialysat wird in die Bauchhöhle eingefüllt, Stoffaustausch erfolgt über das Peritoneum S. 121
Peritoneum	Bauchfell
Peritonitis	Bauchfellentzündung
Perkussion	Untersuchung durch Beklopfen
perkutan	durch die Haut unten
Permeabilität	Durchlässigkeit von Membranen
Perniones *(Ez. Pernio)*	Frostbeulen
perniziös	gefährlich, verderblich
perniziöse Anämie	Vitamin-B_{12}-Mangel-Anämie
peroral, per os	durch den Mund
Personenzentrierter Ansatz	Pflege und Betreuung, die gemäß des Kitwood-Modells grundlegende Bedürfnisse wie Halt und Trost, Nähe und Geborgenheit unterstützt sowie soziale Verbundenheit stärkt und dabei Beschäftigung und Identitätsarbeit ermöglicht (▸ Kitwood-Modell)
Perspiratio	Hautverdunstung
Perspiratio insensibilis	unbemerkt stattfindender Wasserverlust über Haut und Schleimhaut durch Verdunstung, keine Schweißabsonderung
Pertussis	Keuchhusten
Perzentile	Maß für die Streuung einer statistischen Verteilung, nach Rang oder Größe der Einzelwerte

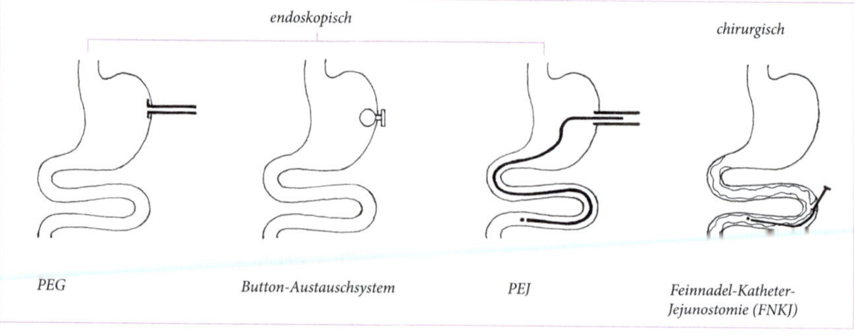

Perkutane gastrointestinale Sonden

Begriff	Erklärung
Perzentilenkurve	Vorsorgeuntersuchungsdokument zur Erfassung von Größe und Gewicht eines Kindes
Pes	Fuß
PESR-Regel	**P**roblembeschreibung, **E**ntstehung, **S**ymptome, **R**essourcen (Formulierungsregel für Pflegeprobleme)
Petechien	punktförmige Hautblutungen
Petrischale	flache, leicht vertiefte Glas- oder Plastikscheibe zur Anzucht von Mikroorganismen
Peyer-Plaques	Ansammlung von lymphatischem Gewebe im Ileum
Pflegeanamnese	Informationssammlung über die Patientin als Grundlage für die Pflegeplanung
Pflegediagnose	klinische Beurteilung der Reaktion eines Einzelnen, einer Familie oder einer Gemeinde auf aktuelle oder potenzielle Gesundheitsprobleme oder Lebensprozesse, Grundlage für die Auswahl von Pflegeinterventionen
Pflegedokumentation	schriftliche Fixierung der geplanten und durchgeführten Pflege sowie der schriftliche Nachweis der einzelnen Schritte der Pflegeplanung (▸ Pflegeplanung)
Pflegegrade	Maß der Pflegebedürftigkeit (die Pflegegrade 1–5 lösen die bisherigen Pflegestufen ab)
Pflegeintervention	komplexes Gefüge einzelner Pflegemaßnahmen
Pflegeleitbild	schriftliche Erklärung über das Selbstverständnis und die Grundprinzipien einer Pflegeeinrichtung
Pflegeoase	Konzept zur Betreuung und Pflege demenziell erkrankten Personen in einer kleinen Wohngruppe erkrankter Menschen mit einen zentralen, gemeinsam zu nutzenden Raum (Oase)
Pflegeplanung	strukturierte und zielgerichtete Vorgehensweise von professionellen (also nicht laienhaften) Pflegefachkräften; Pflegediagnosen bzw. Pflegeprobleme, Ressourcen, Ziele und Pflegemaßnahmen werden festgelegt und evaluiert
Pflege-WG	Wohngemeinschaft für pflegebedürftige Menschen
Pfortader	Vene, die das nährstoffhaltige Blut aus den Verdauungsorganen zur Leber leitet
pH	**p**otentia **h**ydrogenii, „Kraft des Wasserstoffs“, ▸ pH-Wert
Phagozyten	Fresszellen, gehören zu den weißen Blutkörperchen
Phagozytose	Aufnahme fester Partikel in das Zellinnere von Fresszellen (siehe) unten

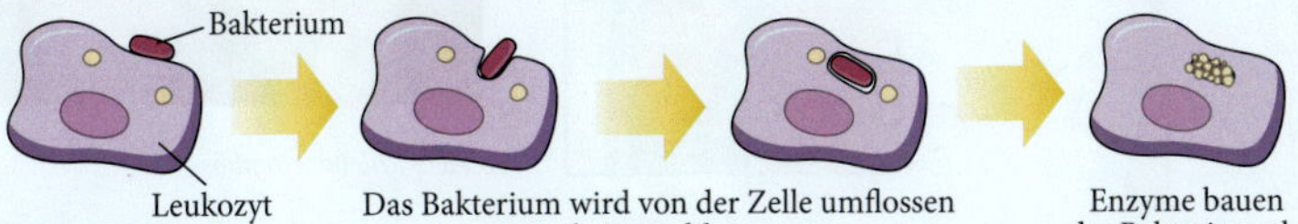
Bakterium
Leukozyt
Das Bakterium wird von der Zelle umflossen und eingeschlossen.
Enzyme bauen das Bakterium ab.

Phagozytose

Begriff	Erklärung
Phänotyp	Erscheinungsbild, Summe aller äußerlich feststellbaren Merkmale eine Individuums
Phäochromozytom	Katecholamine produzierender Tumor im Nebennierenmark
Pharmakokinetik	umfasst den Weg und Verlauf eines Arzneimittels im Körper
Pharmokodynamik	umfasst die Arzneimittelwirkung, hinsichtlich Art und Stärke sowie Abhängigkeiten von der Dosis
Pharyngitis	Rachenentzündung
Pharynx	Rachen S. 133, 145
Phenylketonurie	vererbte, angeborene Störung im Aminosäurestoffwechsel, führt unerkannt zu Entwicklungsstörungen und verminderter geistiger Leistungsfähigkeit; Therapie: phenylalaninfreie Diät
Pheromone	Erkennungs- oder Sexuallockstoffe
Phimose	komplette Vorhautverengung (► Paraphimose)
phleb-, phlebo-	Venen-
Phlebitis	Venenentzündung
Phlebografie	röntgenologische Venendarstellung mit Kontrastmittel
Phlebothrombose	Venenthrombose, Verschluss einer tiefen Vene durch ein Blutgerinnsel, häufig Bein- oder Beckenvenen betroffen unten
Phlegmone	sich diffus ausbreitende nicht einschmelzende Entzündung des (Binde)gewebes, häufig mit flammender Rötung der darüberliegenden Haut S. 125
Phobie	Angst vor bestimmten Gegenständen oder Situationen
Phoniatrie	Teilgebiet der HNO-Heilkunde, befasst sich mit Symptomatik und Therapie von Stimm-, Sprech- und Sprachstörungen

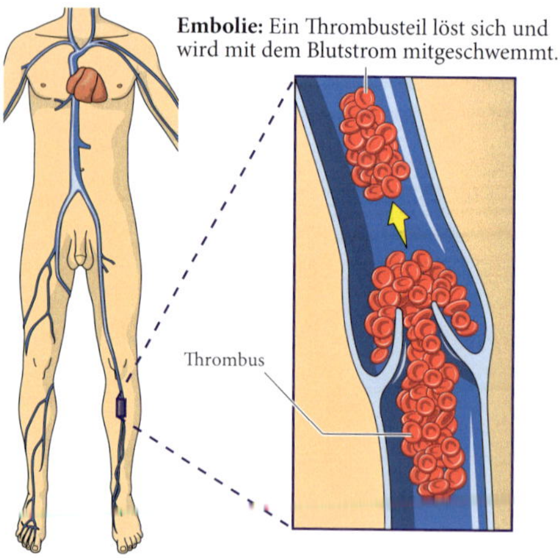

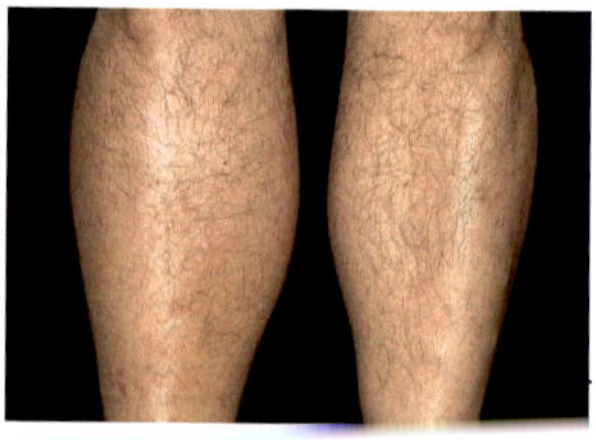

Tiefe Phlebothrombose

Phlebothrombose

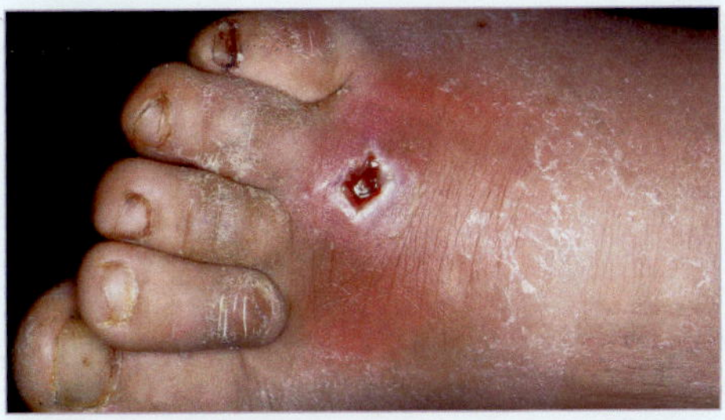

Phlegmone am Fuß

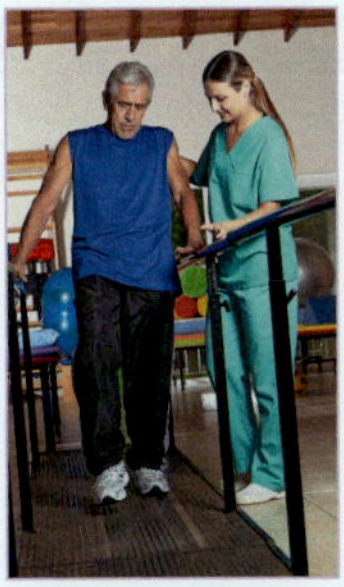

Physiotherapie

Begriff	Erklärung
pH-Wert	negativer dekatischer Logarithmus der Wasserstoffionenkonzentration
physiologisch	normalen Lebensvorgängen entsprechend
Physiotherapie	gezielte Behandlung gestörter physiologischer Funktionen durch verschiedene Verfahren, z. B. Massage, Bewegungsübungen, Lymphdrainage oben
Phytotherapie	Vorbeugen und Behandeln von Befindlichkeitsstörungen oder Krankheiten mit rein pflanzlichen Medikamenten
PIKE-Schema	**P**roblem-**I**ntervention-**K**ontrolle-**E**rgebnismaß (Strukturierungshilfe für Recherche und Forschung)
Pilus	Haar S. 36
PKMS	**P**flege**k**omplex**m**aßnahmen-**S**core
Placenta praevia	gefährliche Lokalisation der Plazenta vor dem Kind im Geburtskanal
-plasie	-bildung, -formung
Plaque	Ablagerung(en), z. B. bei Arterienverkalkung
Plasma *(syn. Blutplasma)*	flüssiger, zellfreier Anteil des flüssigen/ungeronnenen Blutes, enthält im Gegensatz zum Serum Gerinnungsfaktoren
Plasmaexpander	Plasmaersatzstoff
Plasmin	Gewebsenzym, das u.a. Fibrinogen spaltet und Thromben auflöst
Plasminogen	Vorstufe des Plasmins
Plasminogenaktivatoren	Substanzen, die Plasminogen zu Plasmin umwandeln und somit die Fibrinolyse einleiten, d. h. Thromben auflösen
Plasmodien	Art der Protozoen, Malariaerreger
Plasmozytom	maligner Knochenmarktumor, produziert pathologische Immunglobuline
Platysma	flacher Hautmuskel am Hals
Plazebo	Scheinmedikament, Medikament ohne Wirkstoff, i. w. S. Medikament ohne Wirkungsnachweis, welches Besserung bei Patienten hervorrufen kann (Suggestion)
Plazenta	Mutterkuchen

Begriff	Erklärung
Plazentaschranke	biologische Barriere für großmolekulare Teilchen zwischen mütterlichem und fetalem Blut
Pleura	Brustfell
Pleura parietalis	Rippenfell
Pleura visceralis	Lungenfell
Pleuraempyem	Eiteransammlung im Pleuraspalt
Pleuraschwarte	fibröse Verdickung der Pleura nach Entzündung, meist mit Verwachsungen einhergehend
Pleuropneumonie	Lungen- und Rippenfellentzündung
Plexus	Geflecht; im anatomischen Sinn Nervengeflecht
Plexus brachialis	Armgeflecht
Plexus lumbalis	Lendengeflecht Die Nerven des Plexus lumbalis: „**I**n **I**ndien **g**ibt es **k**ein **f**risches **O**bst." 1. N. **i**liohypogastricus, 2. N. **i**lioinguinalis, 3. N. **g**enitofemoralis, 4. N. **c**utaneus femoris lateralis, 5. N. **f**emoralis, N. **o**bturatorius
Plexus lumbosacralis	Sammelbezeichnung für Lenden- und Steißgeflecht
Plexusanästhesie	Form der Lokalanästhesie, Injektion des Lokalanästhetikums in die unmittelbare Region eines Nervenplexus
PM	**P**ace**m**aker, Herzschrittmacher
PMR	► **P**rogressive **M**uskel**r**elaxation
PMS	**p**rä**m**enstruelles **S**yndrom
PN	► **P**yelo**n**ephritis
Pneumektomie	Entfernung eines Lungenflügels
Pneumonie	Lungenentzündung
Pneumonologie	auch Pneumologie oder Pulmologie, Lehre von den Erkrankungen der intrathorakalen Atmungsorgane, Lungenheilkunde
Pneumoperitoneum	Gasansammlung im Peritonealraum
Pneumothorax	Ansammlung von Luft im Pleuraraum, führt zum Kollaps des betroffenen Lungenflügels S. 127
-pnoe	-atmen, -atmung
pO_2	Sauerstoffpartialdruck
-poese	-bildung
Poliomyelitis	virusbedingte, epidemische spinale Kinderlähmung, meldepflichtige Infektionskrankheit
Pollakisurie	häufiges Entleeren kleiner Harnmengen
Pollex	Daumen
Poolen	Zusammenlegen von Leistungen mehrerer Berechtigter z. B. in einer PflegeWG
poly-	viel
Polyarthritis	gleichzeitige Entzündung von fünf oder mehr Gelenken
Polydipsie	gesteigertes Durstempfinden, vermehrte Flüssigkeitsaufnahme

Begriff	Erklärung
Polyneuropathie	Erkrankung der peripheren Nerven aus nichttraumatischer Ursache, einhergehend mit Sensibilitätsstörungen, Missempfindungen, ggf. Schmerzen, später ggf. Lähmungen und Muskelatrophie
Polyp	gestielter oder breitbasig aufsitzender Schleimhauttumor unten
Polysaccharide	Mehrfachzucker, Stärke, Zellulose
Polytrauma	Mehrfachverletzung von Körperregionen oder Organsystemen, wobei wenigstens eine Verletzung oder die Kombination mehrerer Verletzungen lebensbedrohlich ist
Polyurie	Urinausscheidung über 2,5 Liter in 24 Stunden
Porphyrie	angeborene oder erworbene Störung in der Synthese des roten Blutfarbstoffs
Port	vollständig implantierbarer ZVK mit Reservoir zur Applikation flüssiger Arzneimittel
Portio	der in die Vagina hineinragende Teil des Gebärmutterhalses
Portkatheter (Port)	subkutaner, dauerhafter Zugang zum venösen oder arteriellen Blutkreislauf, der zur Applikation von Arzneien leicht punktierbar ist
pos.	**pos**itiv
post-	nach
postmortal	nach dem Tod
postnatal	nach der Geburt (bezogen auf das Kind)
postoperativ	nach der Operation
postpartal	nach der Geburt (bezogen auf die Mutter)
postprandial	nach einer Mahlzeit
posttraumatisch	nach einer Verletzung
Potenzial	Leistungsvermögen, Stärke
Pouch	aus Dünn- oder Dickdarmsegment operativ gebildeter Beutel mit Ureterverbindung und Urostoma

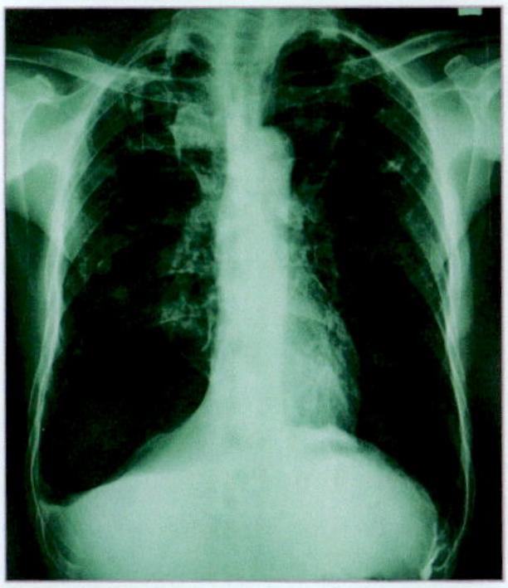

Pneumothorax

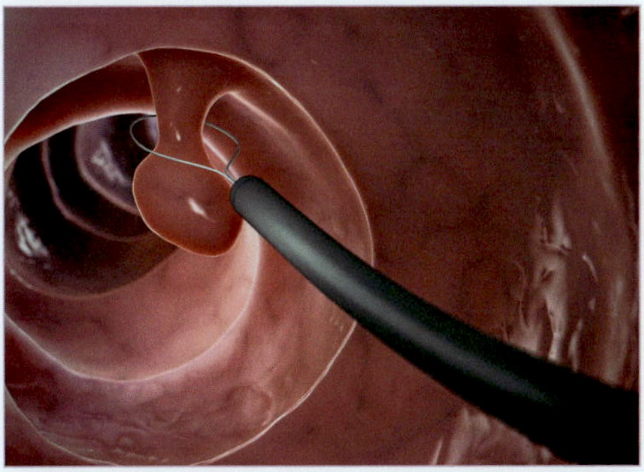

*Entfernung eines **Polypen***

Begriff	Erklärung
pp	► **p**ost**p**randial
PPR	**P**flege**p**ersonal**r**egelung
prä-	vor
Prädisposition	Empfänglichkeit, Anfälligkeit
praecox	vorzeitig
präfinal	vor dem Ende, vor dem Tod
Präkanzerose	klinisch-morphol. oder histol. Vorstadium eines Karzinoms
Präeklampsie	► Gestose
präkordial	in der Gegend vor dem Herzen
präkordialer Faustschlag	Schlag auf das untere Sternumdrittel aus 30 cm Höhe mit der Unterseite der geballten Faust, Maßnahme bei Herzstillstand
Prämedikation	medikamentöse Narkosevorbereitung am Vorabend sowie am Operationstag
pränatal	vor der Geburt
präop.	**präop**erativ
präpartal	vor der Geburt auftretend oder erfolgend (bezogen auf die Schwangere)
präprandial	vor einer Mahlzeit, nüchtern
Präputium	Vorhaut
Prävalenz	Anzahl aller Erkrankungsfälle einer bestimmten Erkrankung zu einem bestimmten Zeitpunkt (Punktprävalenz) oder innerhalb eines bestimmten Zeitraums (Periodenprävalenz)
Prävention	alle Maßnahmen zur Vorbeugung von Krankheiten; *primäre* P.: Ausschaltung schädlicher Faktoren vor Wirksamwerden; *sekundäre* P.: Aufdeckung und Therapie von Krankheiten im Frühstadium; *tertiäre* P.: Verhindern von Verschlimmerung oder Komplikationen nach Krankheitsbeginn

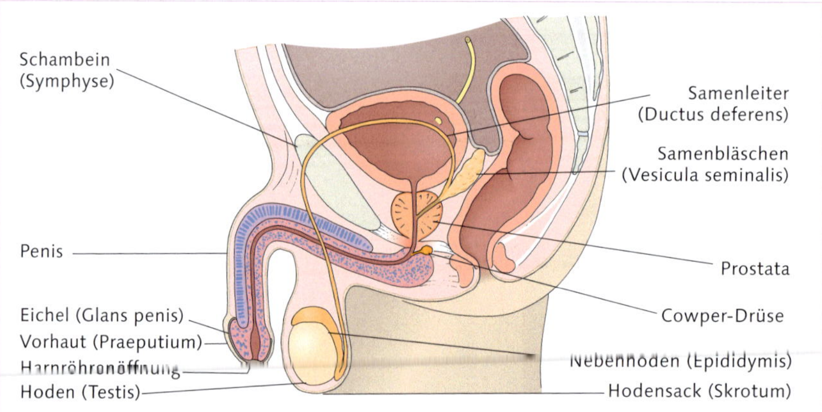

Männliche Genitalien mit ***Prostata***

Begriff	Erklärung
präventiv	vorbeugend
Presbyakusis	Altersschwerhörigkeit
Presbyopie	Alterssichtigkeit, Erschwerung des Nahsehens
PRG	**P**atienten**r**echte-**G**esetz
PRH	**P**rolaktin**r**eleasing**h**ormon
primär	zuerst, zu Beginn
primär-	Erst-
Primary Nursing	► Bezugspflege
PRIND	**pr**olongiertes **r**eversibles **i**schämisches **n**eurologisches **D**efizit, symptomatische zerebrale Durchblutungsstörung ◉ S. 157
Prionen	Erreger u. a. der Creutzfeldt-Jakob-Krankheit, infektiöse, pathogene Eiweißstrukturen, zerstören die Nervenzellen
pro-	vor, zuvor
Processus	Fortsatz
Prodromalstadium	Vorstadium, unspezifische Vorphase bei v. a. Infektionskrankheiten
Progesteron	Gelbkörperhormon
Prognose	Vorhersage zum Verlauf einer Erkrankung
progressiv	fortschreitend
Progressive Muskelrelaxation (PMR)	PMR nach Jacobsen, Tiefenmuskelentspannung, aktives Verfahren, das durch Wechsel von Anspannung und Entspannung der Muskulatur zur Beruhigung des ZNS führt
Proktitis	Mastdarmentzündung
Prolaps	Vorfall
Proliferation	Wachstum, Vermehrung
Pronation	Einwärtsdrehung ◉ S. 11
prophylaktisch	vorbeugend, krankheitsverhütend (= präventiv)
Prophylaxe	vorbeugende Maßnahme (= Prävention)
Prostaglandine	Sammelbezeichnung für Gewebshormone, spielen u. a. eine Rolle bei Entzündungsprozessen, Fieber, Schmerzen, Geburt
Prostata	Vorsteherdrüse ◉ S. 128
Protein	Eiweiß
Prothese	künstlicher Ersatz für ein Körperteil
Protozoen	tierische Einzeller, Geißeltierchen, Wurzelfüßer, Sporentierchen, Wimperntierchen, z. T. Krankheitserreger (Trichomonas, Toxoplasma)
proximal	zur Körpermitte hin gelegen
Prozessqualität	Arbeitsabläufe der Pflege (auch interdisziplinäre), ► Ergebnis- und Strukturqualität
Pruritus	Juckreiz
PSA	**P**ersönliche **S**chutz**a**usrüstung
pseudo-	unecht, falsch

A B C D E F G H I J K L M N O P Q R S T U V W X Y Z

A B C D E F G H I J K L M N O P Q R S T U V W X Y Z

Begriff	Erklärung
Pseudoarthrose	falsche Gelenkbildung, Ausbleiben der knöchernen Überbrückung nach einer Knochenfraktur
Pseudo-Demenz	keine echte, degenerative Demenz, der Verlust der kognitiven Fähigkeiten wird durch andere organische oder psychische Störungen verursacht
Pseudomonas aeroginosa	gramnegatives aerobes Stäbchenbakterium, u. a. Erreger von Wundinfektionen und Pneumonien, Hospitalkeim
PSG	**P**flege**s**tärkungs**g**esetz
Psoriasis	Schuppenflechte
PSR	► **P**atellar**s**ehnen**r**eflex
psychogen	seelisch bedingt
Psychopathie	Persönlichkeitsstörung mit Anpassungsschwierigkeiten und einer vom Normalen abweichenden Wesensart
Psychopharmaka	Arzneimittel, die die Aktivitäten des ZNS, Stimmung, Affekt und Emotionalität beeinflussen; Sedativa, Hypnotika, Antidepressiva, Neuroleptika, Tranquilizer
Psychose	allgemeine Bezeichnung für Störungen des Denkens, Erlebens und Ich-Bewusstseins
Psychosomatik	Wechselwirkung von Körper und Seele bei der Entstehung von Krankheiten
Psychotherapie	Formen der psychologischen Behandlung von psychischen und psychosomatischen Störungen, z. B. Gesprächstherapie, Psychoanalyse, Verhaltenstherapie
PT(C)D	**p**erkutane **t**ranshepatische (**C**holangio-)**D**rainage
PTA	**p**erkutane **t**ransluminale **A**ngioplastie; **P**harmazeutisch-**T**echnische **A**ssistentin
PTBS	**P**ost**t**raumatische **B**elastungs**s**törung
PTCA	**p**erkutane **t**ransluminale **C**oronar**a**ngioplastie; Verfahren zur Erweiterung verengter Herzkranzgefäße anhand eines Ballonkatheters, der über die Femoralarterie ein- und bis in die Koronararterien vorgeschoben wird S. 67
PTH	► **P**ara**th**ormon
Ptosis	Herabhängen des Oberlids
pTT	**p**artielle **T**hromboplastinzeit (***t**ime*) S. 187
PTZ	**P**lasma**t**hrombin**z**eit
Public Health	Gesundheitswissenschaft, die sich mit dem Gesundheitszustand der Bevölkerung und entsprechenden gesundheitspolitischen Maßnahmen befasst
Puerperal-	Wochenbett-
Puerperalfieber	Kindbettfieber, Wochenbettfieber
Puerperium	Wochenbett
Pulmonalarterie	Lungenarterie, Arteria pulmonalis S. 90

Begriff	Erklärung
Pulmonaliskatheter	transkutan über eine zentrale Vene eingelegter, über das rechte Herz bis in die Lungenarterie vorgeschobener Katheter zur Messung des Drucks in der Lungenarterie unten
Pulmonalstenose	angeborene oder erworbene Verengung der Pulmonalklappe mit Behinderung des Blutauswurfs aus dem rechten Ventrikel
Pulpa	Mark
Pulpitis	Zahnmarkentzündung
Pulsdefizit	Differenz zwischen peripherem Puls und Herzfrequenz
Pulsoxymetrie	transkutane Messung von Pulsfrequenz und arterieller Sauerstoffsättigung im Blut mittels Lichtsensorik
punktieren	eine Hohlnadel einstechen
Punktion	Einstich einer Hohlnadel S. 26
Purpura	Hautblutungen durch Blutgerinnungsstörungen oder Gefäßwandschädigungen
purulent	eitrig
Pustel	mit Eiter gefülltes Bläschen S. 138
PV	**P**flege**v**ersicherung
py-, pyo-	eiter-
Pyelonephritis	Entzündung des Nierenbeckens und der Niere
Pylorospasmus	Magenpförtnerkrampf des Neugeborenen
Pylorusstenose	Magenausgangsverengung
pyogen	eitererregend
Pyokokken	Eiterbakterien
Pyothorax	Eiteransammlung in der Pleurahöhle
Pyramidenbahn	wichtigste motorische Nervenbahn, verläuft von der Großhirnrinde jeder Hemisphäre bis zum verlängerten Mark
Pyrexie	Fieber
Pyrogene	fiebererzeugende Stoffe

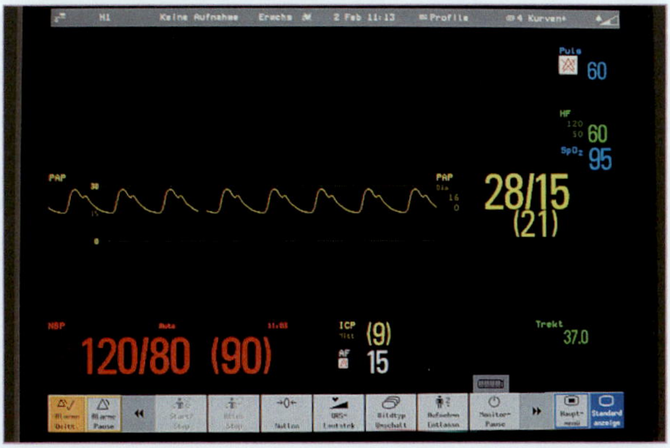

__Pulmonalis__druckkurve (gelb)
arterieller Blutdruck (rot)

A B C D E F G H I J K L M N O P Q R S T U V W X Y Z

Begriff	Erklärung
Pusher-Syndrom	Druck-Symptomatik bei Hemiparese, infolge gestörter Wahrnehmung für die aufrechte Körperposition
Pylorus	Magenschließmuskel, Pförtner am Magenausgang
Pyurie	Eiter im Urin
Q-Fieber	Balkangrippe; durch Rickettsien verursachte Zoonose, meldepflichtige Infektionskrankheit
QM	▸ **Q**ualitäts**m**anagement
QS	**Q**ualitäts**s**icherung
Quaddeln	kleine Anschwellungen der Haut, z. B. nach Insektenstich oder bei Allergien und Nesselsucht
Qualität	Art, Güte, Beschaffenheit, Wert
Qualitätsmanagement	zielgerichtete Verbesserung der Qualität eines Produktes oder einer Dienstleistung durch definierte und geplante Maßnahmen
Qualitätszirkel	z. B. interdisziplinäre Gruppe von Mitarbeitern, die sich mit Möglichkeiten der Qualitätsverbesserung, ausgehend von den Erfahrungen der Mitarbeiter, beschäftigt
Quantität	Menge, Anzahl
Quarantäne	befristete Isolierung ansteckungsverdächtiger oder infektionskranker Personen
Querschnittstudie	bevölkerungsbezogene epidemiologische Studie, bei der alle Individuen einer Population einmal zum selben Zeitpunkt untersucht werden
Quick-Test	Bestimmung der Thromboplastinzeit ➜ S. 187
Quincke-Lagerung	Tieflagerung des Oberkörpers in Bauchlage zum Abhusten von Bronchialsekret
Quotient	Verhältnis
R., Rr. *(Pl.)*	Ramus (Zweig, Ast), Rami (Pl.)
RA	▸ **r**heumatoide **A**rthritis
RAAS	**R**enin-**A**ngiotensin-**A**ldosteron-**S**ystem
Rabies	Tollwut; meldepflichtige Viruskrankheit, Anthropozoonose
Rachenring	auch lymphatischer oder Waldeyer Rachenring, lymphatisches Gewebe im Rachen (Gaumenmandel, Rachenmandel, Zungenmandel, Tubenmandel) S. 133
Rachitis	gestörte Knochenmineralisation (Knochenerweichung) aufgrund von Vitamin-D-Mangel beim Kind
radial	auf der Speichenseite gelegen
Radialislähmung	Lähmung der Unterarmmuskulatur durch Schädigung des N. radialis, dadurch bedingte „Fallhand"
Radioiodtherapie	Strahlentherapie des Schilddrüsengewebes durch Zufuhr von radioaktivem Iod (^{131}I)

Begriff	Erklärung
Radiologie	Strahlenheilkunde; Spezialgebiete sind Röntgendiagnostik, Strahlentherapie, Nuklearmedizin u. a.
Radionuklide	auch Radioisotope; instabile Atome, die einem spontanen radioaktiven Zerfall unter Aussendung von Gammastrahlen unterliegen (^{99m}Tc, ^{32}P, ^{60}Co, ^{131}I); diagnostisch + therapeutisch einsetzbar
Radiopharmaka	Arzneimittel, die Radionuklide enthalten
Radius	Speiche
Randomisierung	zufällige Zuordnung einer Behandlungsgruppe bei einer medizinischen Studie (z. B. Testmedikament A oder B)
Ranvier-Schnürringe	regelmäßige ringförmige Einschnürungen der Myelinscheide markhaltiger Nervenfasern (Axon), dienen der saltatorischen (schnellen) Erregungsleitung S. 105
Raptus	plötzlich einsetzender Erregungszustand
Rautek-Rettungsgriff	Handgriff zur Rettung hilfloser Personen aus der Gefahrenzone S. 134
Rautenhirn	▸ Rhombenzephalon
RCA	**r**echte **C**oronar**a**rterie S. 90
RCX	**R**amus **c**ircumfle**x**us S. 90
re-	wieder, rück-
re.	**re**chts
Reanimation	kardiopulmonale Wiederbelebung S. 71
Rechtsherzkatheter	▸ Pulmonaliskatheter
rectus	aufrecht, gerade

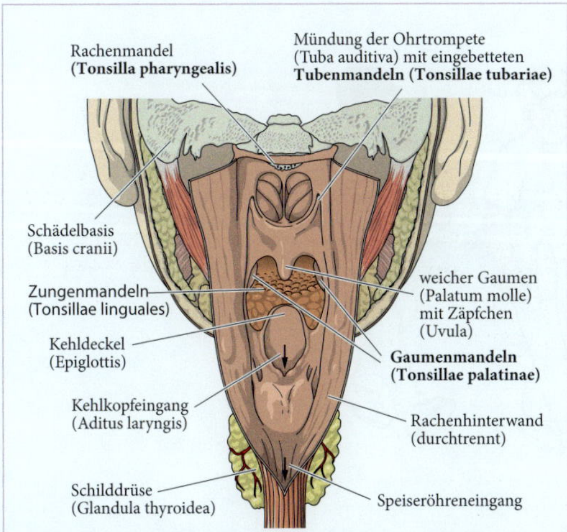

Rachen mit ***Rachenring***

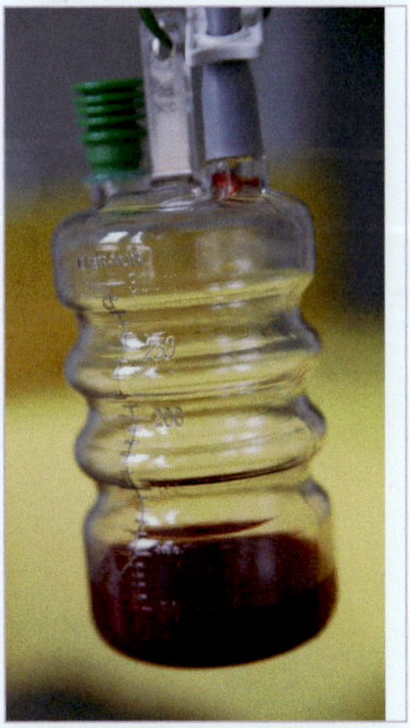

Redonflasche

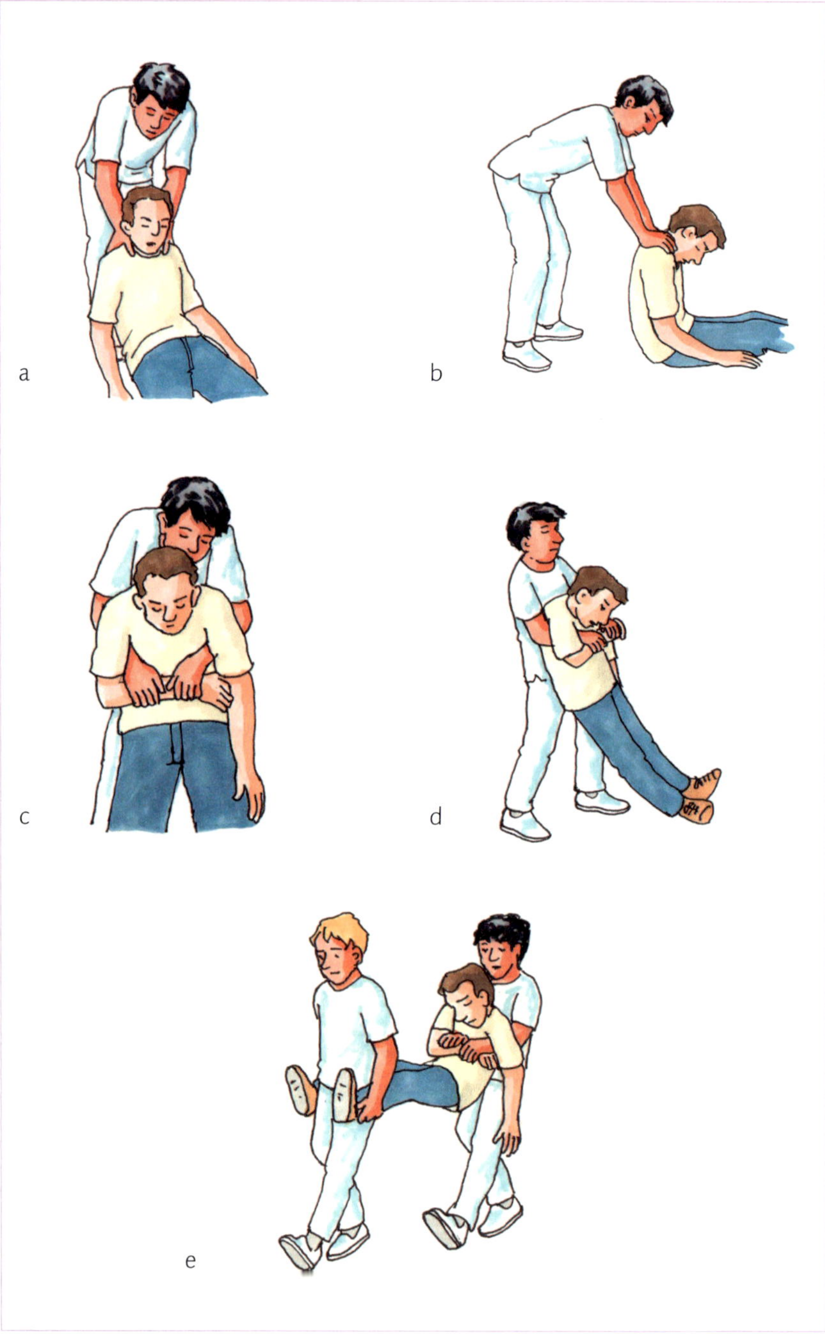

Rautek-Rettungsgriff

Begriff	Erklärung
Redondrainage	an eine Vakuumflasche angeschlossener Kunststoffschlauch mit Öffnungen am Endteil zur postoperativen Wunddrainage S. 133
Reflex	unwillkürliche, regelhaft ablaufende Antwort auf einen Reiz; z. B. Muskeleigenreflex unten
Reflux	Rückfluss
Refluxösophagitis	Entzündung im unteren Teil der Speiseröhre aufgrund zurückfließenden Magensafts
Refraktärzeit	Erholungszeit des Myokards (ist in dieser Zeit nach einer Herzaktion nicht erneut erregbar)
Refraktion	Brechkraft der Augenlinse
Regeneration	Heilung, Wiederherstellung
Regionalanästhesie	▸ Lokalanästhesie
Registered Nurse (RN)	Berufsbezeichnung für Pflegekräfte mit Lizenz zur Berufsausübung in englischsprachigen Ländern

Reflexbogen beim PSR (Muskeleigenreflex)

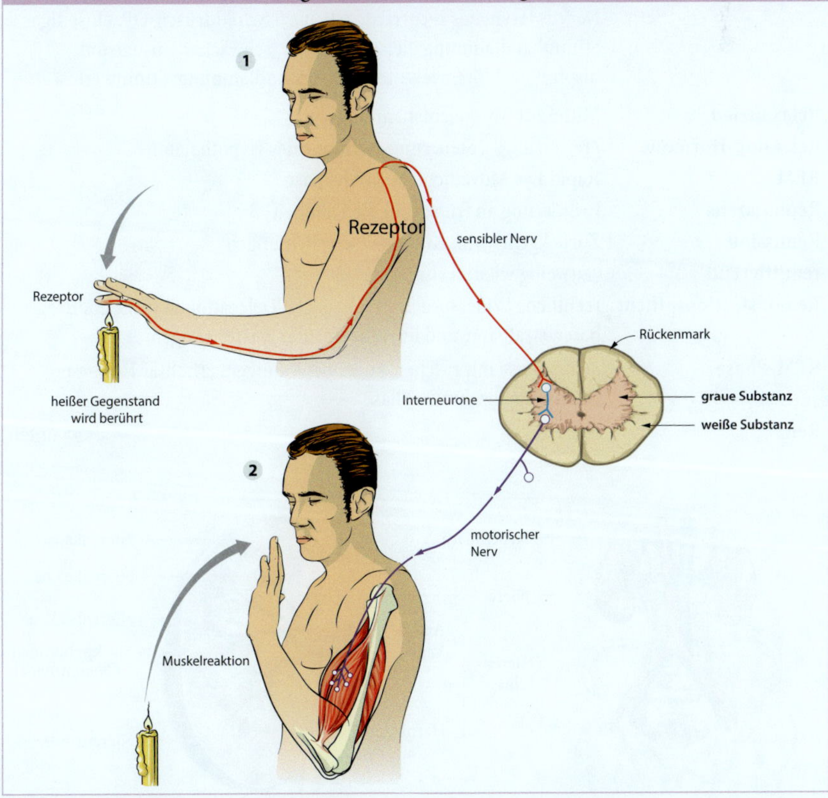

Muskeleigenreflex als Beispiel für ***Reflex***

Begriff	Erklärung
Regress	Rückgriff, Rückerstattung
Regression	Rückzug auf eine frühere Entwicklungsstufe mit Zurückgreifen auf frühkindliche, bereits abgelegte Verhaltensweisen (z. B. Einnässen, Daumenlutschen)
Regurgitation	Hochwürgen von Speisen in die Mundhöhle
Rehabilitation	Wiederherstellung, Eingliederung, Maßnahmen zur Vorbeugung und Linderung schwerer gesundheitlicher Störungen; Tertiärprävention
Reinfarkt *(sprich: Re-Infarkt)*	erneutes Auftreten eines Herzinfarkts
Reithosenanästhesie	▸ Sattelblock
Rekonvaleszenz	Genesung, Gesundung
rektal	den Mastdarm betreffend
Rektoskopie	Mastdarmspiegelung anhand eines fiberoptischen Spezialendoskops (Fiberglaslichtkabel) oder starren Rektoskops
Rektum	Mastdarm
Rekurrensparese	ein- oder beidseitige Stimmbandlähmung durch Schädigung des Nervus laryngeus recurrens, z. B. nach Schilddrüsen-OP; einseitige Stimmbandlähmung: heisere Stimme, schwacher Hustenstoß, inspirat. Stridor; zweiseite Stimmmbandlähmung: Stimmverlust
Relaxanzien	Mittel zur Muskelentspannung
Releasing-Hormone	Freisetzungs-, Steuerungshormone des Hypothalamus
REM	**R**apid **E**ye **M**ovement ▸ REM-Phase
Reminiszens	Erinnerung an früher (an die Kindheit)
Remission	Zurückgehen von Krankheitserscheinungen
remittierend	zeitweilig wiederkehrend
Remonstrationspflicht	rechtliche Widerspruchspflicht gegen Delegationen nicht übertragbarer, strafbarer und unsachgerechter Ausführungen
REM-Phase	Schlafphase mit raschen Augenbewegungen, erhöhter Herz- und Atemfrequenz, Traumphase
Ren	Niere unten

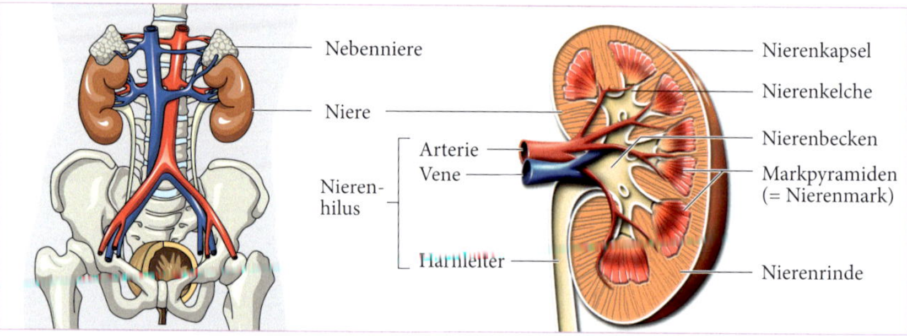

***Ren** – Die Niere*

Begriff	Erklärung
ren-	nieren-
renal	die Niere betreffend
Reposition	Wiedereinrichtung einer Fraktur, einer Hernie oder einer Luxation
Reputation	Ruf, Leumund
RES	► **R**etikulo**e**ndotheliales **S**ystem
Resektion	Entfernung von Organteilen
Residualvolumen	nach maximaler Ausatmung in der Lunge verbleibendes Luftvolumen (800–1700 ml) S. 40
Resistance	Atemwegswiderstand
Resistenz	Widerstandsfähigkeit von Mikroorganismen gegenüber Antibiotika; unspezifischer Schutz von Organismen gegenüber Infektionen oder Giften
resorbieren	aufnehmen
Resorption	Aufnahme
respir.	**respir**atorisch
Respiration	Atmung
Respirator	Beatmungsgerät
Ressourcen	vorhandene körperliche, psychische, soziale oder materielle Reserven zur Gesundung oder Gesunderhaltung
Restless-Legs-Syndrom	ruhelose Beine mit Gefühlsstörungen und Bewegungsdrang
Restriktion	Einschränkung
retard	verzögerter Wirkungseintritt
Retardierung	Verzögerung, Verlangsamung einer Bewegung oder Entwicklung
Retention	Zurückhaltung, Ruhigstellung bei Frakturbehandlung
Retikuloendotheliales System	auch Retikulohistiozytäres System, Gesamtheit aller Zellen des Immunsystems, die zur Phagozytose und zur Speicherung von Stoffen (Partikeln) befähigt sind
Retikulozyten	junge, unreife Erythrozyten
Retina	Netzhaut des Auges S. 81
Retinopathie	nicht entzündliche Netzhauterkrankung, z.B. infolge eines Diabetes mellitus oder einer Hypertonie
retro-	zurück, hinter
Retroflexio uteri	Abknicken des Gebärmutterkörpers nach dorsal
retroperitoneal	hinter dem Bauchfell gelegen, nicht von Bauchfell überzogen
retrosternal	hinter dem Brustbein
Retroversion	nach hinten führen
reversibel	umkehrbar
Rezeptor	spezialisierte reizaufnehmende Zelle oder Struktur des Organismus, „Empfangsstelle“
rezid.	rezidivierend
Rezidiv	Rückfall

Begriff	Erklärung
rezidivierend	wiederkehrend
Reziprozität	Beurteilungsfehler als selbsterfüllende Prophezeiungen bei Sympathieträgern
RF	**R**eleasing **F**actor; **r**heumatisches **F**ieber; **R**heuma**f**aktor
RG	**R**assel**g**eräusche
RH	**R**eleasing**h**ormon
Rh	▸ **Rh**esusfaktor
Rhabdomyolyse	Zerfall quergestreifter (Skelett-, Herz-) Muskulatur, mögliche Ursache eines Nierenversagens
Rhagade	kleiner Haut- oder Schleimhauteinriss, Schrunde 👁 unten
Rhesusfaktor	Blutgruppenfaktor (D), Antigen auf Erythrozyten, erstmalig bei Rhesusaffen nachgewiesen, 80 % der Mitteleuropäer sind rhesuspositiv, d. h. sie besitzen den Rhesusfaktor
Rheuma	griech.: Reißen; exakte Bezeichnung: Erkrankungen des rheumatischen Formenkreises (ca. 400), Hauptsymptom: reißende, ziehende Schmerzen im Stütz- und Bewegungsapparat
rheumatoide Arthritis	rheumatische Gelenkerkrankung, Befall mehrerer Gelenke
Rhinitis	Nasenschleimhautentzündung, Schnupfen

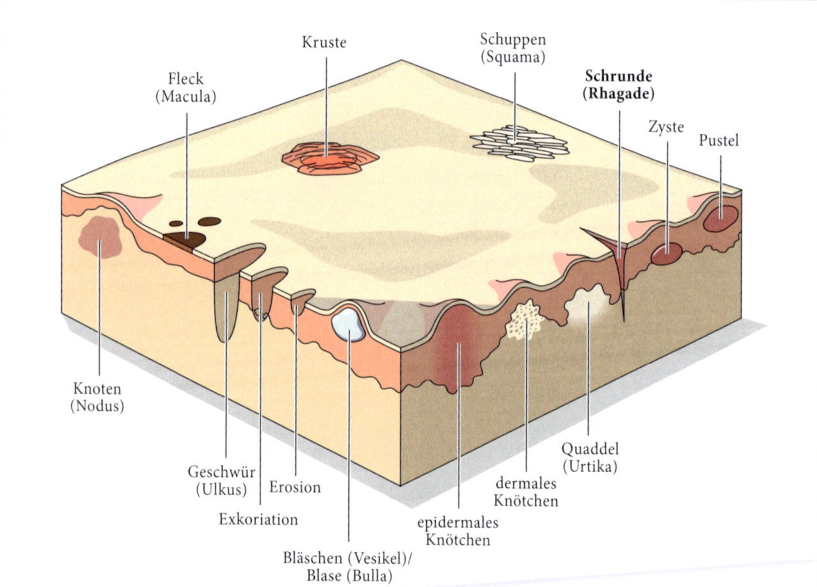

***Schrunden** gehören zu den Effloreszenzen – Hautveränderungen*

Begriff	Erklärung
Rhombenzephalon	Rautenhirn, umfasst Hinterhirn, Kleinhirn, Brücke und Nachhirn, stellt die Verbindung zum Rückenmark dar
RHS	**R**etikulo**h**istiozytäres **S**ystem, ► Retikuloendotheliales System
Rickettsien	unbewegliche aerobe Kugel- oder Stäbchenbakterien, Erreger verschiedener Krankheiten (z. B. Fleckfieber)
Rigor	Starre, Steifigkeit
Rigor mortis	► Leichenstarre
Rima ani	Gesäßspalte
Ringer-Lösung	isotonische Lösung
RIVA	**R**amus **I**nter**v**entricularis **A**nterior S. 90
Rizzo-Parse-Interaktionsmodell	Pflegemodell auf der Grundlage des menschlichen Werdens (Human Becoming), 1992 von Rosemarie Rizzo-Parse in den USA entwickelt
RKI	**R**obert-**K**och-**I**nstitut; zentrale Einrichtung der Bundesregierung zur Krankheitsüberwachung und -prävention
Rogers-Pflegeergebnismodell	1970 von Martha Elisabeth Rogers in den USA entwickelte Energiefeldtheorie und Wissenschaft des einheitlichen Menschen
Romberg-Versuch	Test des anhaltend sicheren Stands auf einem oder beiden Beinen (mit geschlossenen Augen)
Roper-Logan-Tierney-Bedürfnismodell	1976 von Nancy Roper, Winifred Logan und Alison Tierney in Glasgow entwickeltes Pflegemodell der Lebensaktivitäten
Rota-Virus	spezieller Enteritis-Virus bei Säuglingen und Kleinkindern
RotoRest®	Drehbett in der Intensivpflege, ermöglicht Rotation des Patienten bis zu einem Winkel von 60°
Routine	Gewohnheit mit festem, immer gleichem Ablauf
Roy-Pflegeergebnismodell	1964 von Callista Roy in den USA entwickeltes Anpassungsmodell in Anlehnung an die Adaptionstheorie
RR	Blutdruckmessung nach **R**iva-**R**occi S. 140
Rubella, Rubeola	Röteln
ruber	rot
Rubor	Rötung ► Entzündungszeichen, s. Calor
Rückenmarkanästhesie	Spinalanästhesie
rückenmarknahe Anästhesie	Spinal- und Periduralanästhesie
Rucksackverband	Verband zur Behandlung von Schlüsselbeinfrakturen
Ruhedyspnoe	Atemnot, Kurzatmigkeit in Ruhe
Ruktus-Stimme	Ösophagusersatzstimme
Ruptur	Riss
rupturieren	zerreißen
RV	**R**esidual**v**olumen, **R**est**v**olumen S. 140

A B C D E F G H I J K L M N O P Q R S T U V W X Y Z

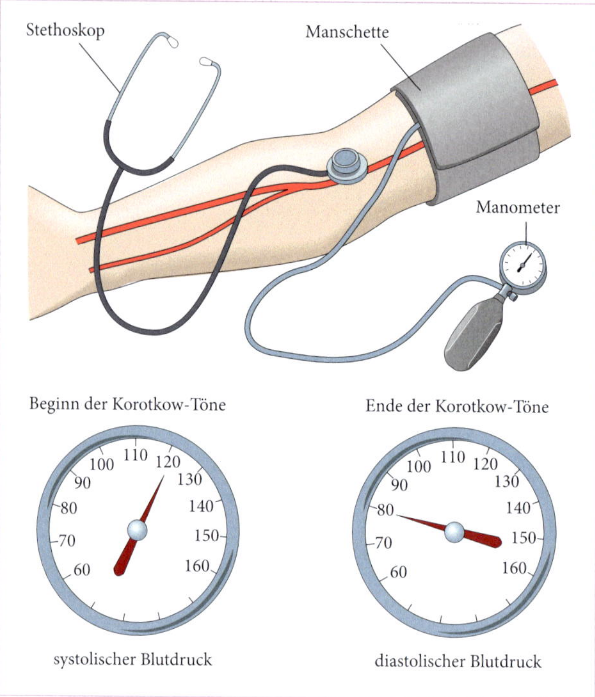

***RR:** Blutdruckmessen nach Riva-Rocci*

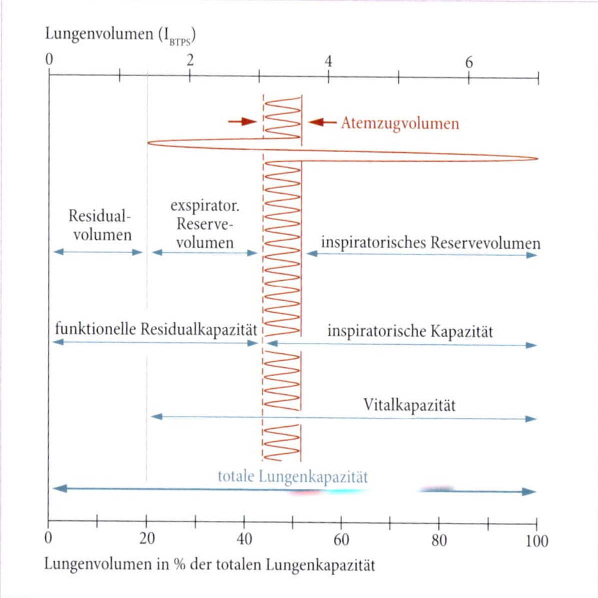

***Residalvolumen** als Bestandteil der Lungenvolumina*

Begriff	Erklärung
SAB	► **S**ub**a**rachnoidal**b**lutung
Saccharide	Kohlenhydrate
Saccharin	künstlicher Süßstoff, kalorienfreies Süßungsmittel
Saccharose	Rohrzucker, Rübenzucker
Sagittalachse	von vorn nach hinten verlaufende „Pfeilachse" ➜ S. 172
Sagittalebene(n)	Medianebene und alle Parallelebenen ➜ S. 172
sakral	das Kreuzbein betreffend
Salivation	Speichelfluss
Salmonellen	gramnegative bewegliche Stäbchenbakterien, Erreger von Durchfallerkrankungen
Salmonellosen	durch Salmonellen ausgelöste, meldepflichtige Infektionskrankheiten, inkl. Enteritis, Typhus, Paratyphus
Salpingitis	Eileiterentzündung
Salpinx	Eileiter 👁 S. 115
Salutogenese	Gesundheitskonzept, das sich mit der Frage beschäftigt: Wie bleiben Menschen trotz widriger Umstände gesund? Gesunderhaltung und Ressourcen stehen im Vordergrund.
Sarkolemm	Umhüllung der quergestreiften Muskelfaser
Sarkom	bösartiger Tumor des Muskel-, Nerven, Binde- und Stützgewebes
Sarkoplasma	Zytoplasma der Muskelzelle
Sartorius, M. sartorius	Kurzbezeichnung für den Schneidermuskel ➜ S. 175
Sattelblock	Form der Spinalanästhesie bei Eingriffen im Sakralbereich, bei der sich ein Lokalanästhetikum nach Injektion in den Rückenmarkskanal sattelförmig ausbreitet
Sauerstoffsättigung	Anteil des mit Sauerstoff beladenen Hämoglobins im Körper
Saugdrainage	Absaugen von Flüssigkeit anhand eines Unterdrucks
SBH	**S**äure-**B**asen-**H**aushalt im Organismus
Scabies, Skabies	Krätze, durch Kratzmilben verursachte Infektionskrankheit der Haut
Scapula	Schulterblatt ➜ S. 176
Scarlatina	► Scharlach
Scharlach	bakterielle Halsentzündung mit typischem Ausschlag (Himbeerzunge) ((Bild dazu))
Scherkräfte	Gewichtseinflüsse bei Druck und Bewegung; dabei verschieben sich Gewebeschichten gegeneinander; z. B. folgt beim Herunterrutschen im Bett nur die oberste Hautschicht der Rutschrichtung, dies stört Mikrozirkulation und schädigt die Haut sowie das Gewebe
Schizophrenie	Spaltungsirresein (veraltet), endogene Psychose unbekannter Ursache, die u.a. mit Denkstörungen, Wahn, Halluzinationen und psychomotorischen Störungen einhergeht
Schock	akutes lebensgefährliches, unter Umständen komplexes Versagen des Kreislaufs

A B C D E F G H I J K L M N O P Q R S T U V W X Y Z

Begriff	Erklärung
Schockindex	Pulszahl : systolischer Blutdruck Wert 0,5 normal Wert 1,0 drohender Schock Wert 1,5 ausgeprägter Schock
Schocklagerung	Kopftieflagerung mit erhöhten Ober- und Unterschenkeln, außer bei kardiogenem Schock
Schocklunge	▸ ARDS, Mikrozirkulationsstörung der Lunge mit respiratorischer Insuffizienz
Schockniere	akutes Nierenversagen
Schonatmung	flache Atmung aufgrund von Schmerzen, meist postoperativ
Schwann-Scheide	myelinhaltige Hülle des Axons von peripheren Nervenfasern, bestehend aus Gliazellen, Myelinscheide S. 105
Schwarte	narbige, breite Verwachsung der Pleurablätter nach längerer Entzündung
Schwarzwasserfieber	Malaria tropica, ▸ Malaria
Schweden-Modell	Wohngruppen in Malmö für Menschen mit Demenz (bis mittleres Stadium) in normalen Wohnhäusern zur Vermittlung einer familiären Atmosphäre mit festen Bezugspersonen
Scooter	Seniorenmobil
Screening	systematisches Testverfahren
SD	**S**child**d**rüse
Seborrhö	gesteigerte Produktion der Talgdrüsen, fettige Haut
Sebostase	verminderte Talgproduktion, trockene Haut
Sectio	Schnitt
Sectio caesarea	Kaiserschnitt, Schnittentbindung
Sedativa *(Pl.)*	Beruhigungsmittel
Segelklappen	Herzklappen von den Vorhöfen zu den Herzkammern, Bikuspidalklappe (Mitralklappe), Trikuspidalklappe S. 143
Sekret	Absonderungsprodukt, Drüsenprodukt
Sekretion	Absonderung von Flüssigkeiten aus Drüsen (oder Zellen)
Sektion	Autopsie, Leichenschau
sekundär	an zweiter Stelle
sekundäre Pneumonie	Pneumonie infolge einer Grunderkrankung (Lungenödem), von Bettlägerigkeit, Aspiration oder Atelektasenbildung
Sellik-Handgriff	manuelle Aspirationsprophylaxe durch Druck auf den Ringknorpel während der Narkoseeinleitung, führt zum Verschluss der Speiseröhre
Selbstpflege-, Selbstfürsorgeerfordernis	Grundbedürfnisse des Menschen, nach Orem

Begriff	Erklärung
Selbstpflegedefizit	nicht eigenständig befriedigtes Grundbedürfnis des Menschen, das professionelle Pflege erfordert, nach Orem (► Dependenzpflege, Orem-Bedürfnismodell)
semi-	halb
Semi-Profession	engl.: halb- oder noch nicht vollberuflich anerkannte Tätigkeit
Semilunarklappen	Halbmondklappen, auch Taschenklappen genannt: Pulmonalklappe und Aortenklappe unten **Herzklappen**: Die Herzklappen beginnend vom rechten Vorhof in Richtung des Blutflusses: „**T**äglich **p**ulsiert **m**eine **A**orta.“ 1. **T**rikuspidalklappe, 2. **P**ulmonalklappe, 3. **M**itralklappe, 4. **A**ortenklappe
Seminom	vom Keimgewebe ausgehender bösartiger Hodentumor
semipermeabel	halbdurchlässig
sensibel	empfindlich, empfindsam
Sensibilitätsstörung	Empfindungsstörung
Sepsis	Blutvergiftung, systemische Infektion, begleitet von hohem Fieber durch Einschwemmen von Mikroorganismen in die Blutbahn, meist Ursprungsherd (z. B. Cholangitis)

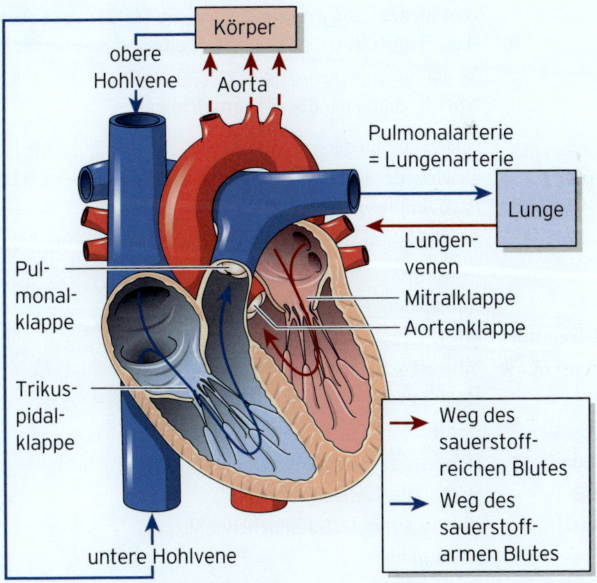

Semilunarklappen *Aufbau des Herzens*

A B C D E F G H I J K L M N O P Q R S T U V W X Y Z

Begriff	Erklärung
Septum	Scheidewand
Sequester	abgestorbenes Gewebe, z. B. Knochenstück, das vom gesunden Gewebe abgetrennt ist
serol.	**serol**ogisch
serös	serumartig (klar oder hellgelb), nicht eitrig
Serothorax	seröser, eiweißreicher Pleuraerguss
Serum	flüssiger, zellfreier Anteil des geronnenen Blutes, enthält im Gegensatz zum Plasma keine Gerinnungsfaktoren ↷ Serum **p**lus Gerinnungsfaktoren gleich **P**lasma.
Sesambein	in Sehnen und Bänder eingefügter rundlicher Knochen, z. B. Kniescheibe
SET	**S**elbst**e**rhaltungs-**T**herapie
Setting	Anordnung, Schauplatz, Situation, Arrangement, Milieu, Umgebun
SF	**S**tress**f**aktor
SGB	**S**ozial**g**esetz**b**uch
SGOT	**S**erum-**G**lutamat-**O**xalacetat-**T**ransaminase (alt), neu ► ASAT
SGPT	**S**erum-**G**lutamat-**P**yruvat-**T**ransaminase (alt), neu ► ALAT
Shigellose	Bakterienruhr, meldepflichtige bakterielle Enteritis
SHT	**S**chädel**h**irn**t**rauma
Shunt	Kurzschlussverbindung zwischen arteriellen und venösen Gefäßen
SIDS	**S**udden **I**nfant **D**eath **S**yndrome, plötzlicher Kindstod
Signalreiter	verschiedenfarbige und verschiebbare Marker aus Kunststoff an Hängeregistraturen (z. B. als Bearbeitungshinweise zur Pflegedokumentation)
signifikant	typisch, charakteristisch, kennzeichnend
Silikose	Quarzstaublunge
Simultanimpfung	gleichzeitige Gabe von Antigenen und Antikörpern, Aktiv- und Passivimpfung
SIMV	**S**ynchronized **I**ntermittent **M**andatory **V**entilation, Form der maschinellen Beatmung
Singultus	Schluckauf
sinister, sinistra, -um	links ↷ **Sinister** ist l**i**nks, zu merken an dem Buchstaben „**i**". **Dexter** ist r**e**chts, zu merken an dem Buchstaben „**e**".
Sinus	Höhle
Sinus ethmoidalis	Siebbeinzellen, Nasennebenhöhle S. 110
Sinus frontalis	Stirnhöhle, Nasennebenhöhle S. 110, 145
Sinus maxillaris	Oberkieferhöhle, Nasennebenhöhle S. 110
Sinus nasalis	Nasenhöhle S. 145
Sinus sphenoidalis	Keilbeinhöhle, Nasennebenhöhle S. 145
Sinusitis	Nasennebenhöhlenentzündung

Begriff	Erklärung
Sinusknoten	physiologischer Schrittmacher des Herzens, Anhäufung spezifischen Herzmuskelgewebes
SIS	**S**trukturierte **I**nformations**s**ammlung, Teil des Strukturmodells zur Entbürokratisierung und der Pflegedokumentation
Situs inversus (viscerum)	spiegelbildliche Umkehrung der Lage der Eingeweide
Skalpell	scharfes chirurgisches Messer
Sklera	Lederhaut des Auges S. 81
Sklerose	Verhärtung eines Organs
Skoliose	fixierte, seitliche Verbiegung der Wirbelsäule mit Drehung der einzelnen Wirbelkörper und Versteifung
-skopie	-spiegelung
Skorbut	Vitamin-C-Mangel-Erkrankung, Störung der Bindegewebssynthese, führt u.a. zu Zahnausfall, Zahnfleischentzündung, Knochenwachstumsstörung, Haublutungen
Skrotum	Hodensack
SLE	systemischer **L**upus **e**rythematodes, Kollagenose, Autoimmunerkrankung
SM	**S**chritt**m**acher, Herzschrittmacher
SMART	spezifisch-messbar-attraktiv-realistisch-terminiert (Pflegeziel-Formulierungshilfe)
Smegma	Sekret der Schamlippen und Vorhaut

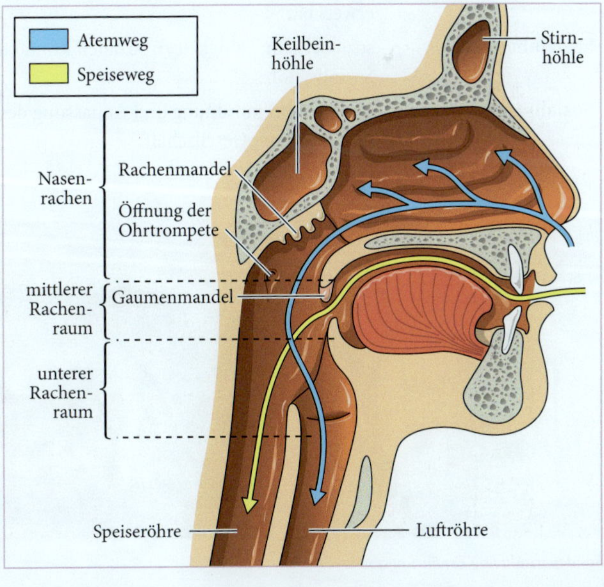

*Kreuzung von Atem- und Speiseweg mit Keilbeinhöhle (**Sinus sphenoidales**)*

A B C D E F G H I J K L M N O P Q R S T U V W X Y Z

Begriff	Erklärung
SMI-Trainer	**S**ustained **M**aximal **I**nspiration, Atemtrainer zur Atelektasenprophylaxe S. 21
Snoezelen *(niederländ. aus snuffelen = schnüffeln, schnuppern und doezelen = dösen, schlummern)*	Anbieten von Reizen (Licht, Geräusche, Gerüche) als Auslöser für Gefühle in angenehmer Atmosphäre zur Förderung sinnlicher Wahrnehmung und Erfahrung, therapeutisches Konzept z. B. bei geistiger Behinderung und in der Gerontopsychiatrie
SOK-Modell	Modell der **s**elektiven **O**ptimierung und **K**ompensation, Beschreibung des Ressourcen-Erhalts im Alter)
Solitäreinrichtung	eigenständige Einrichtung, z. B. eine Tagespflege, die ohne einen ambulanten Pflegedienst fungiert
Solutio	wässrige Lösung
Solvenzien	lösende Mittel
Soma	Körper
somatisch	körperlich
Somnografie	Schlafmusteruntersuchung
Somnolenz	Schläfrigkeit, Patient ist durch äußere Reize erweckbar.
Sondenernährung	Form der künstlichen Ernährung, flüssige Nahrung wird über eine Magen- oder Dünndarmsonde kontinuierlich oder in Intervallen mittels Ernährungspumpe zugeführt unten
Sonografie	▸ Ultraschalldiagnostik
Soor	Pilzerkrankung (Candida albicans) z. B. im Mundbereich unten
Sopor	Bewusstseinsstörung, Patient ist durch äußere Reize nicht mehr voll erweckbar.
Soziabilisierung	soziabel sein, Fähigkeit zu sozialen Kontakten als Voraussetzung zur Sozialisation
Sozialisation	Verlauf der Einordnung und Anpassung des Einzelnen in Normen und Werte der Gesellschaft

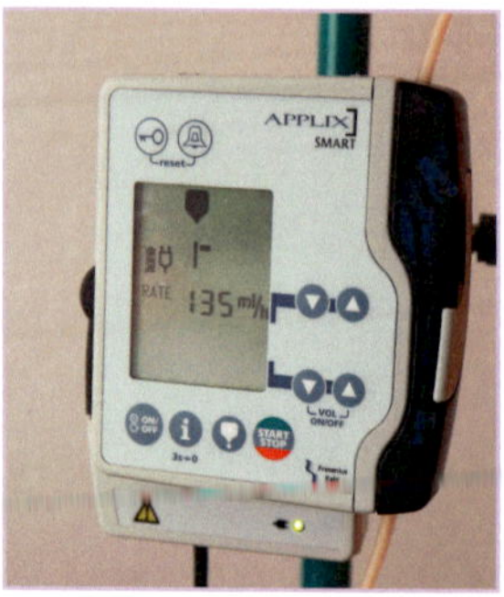

Sondenernährung *Ernährungspumpe*

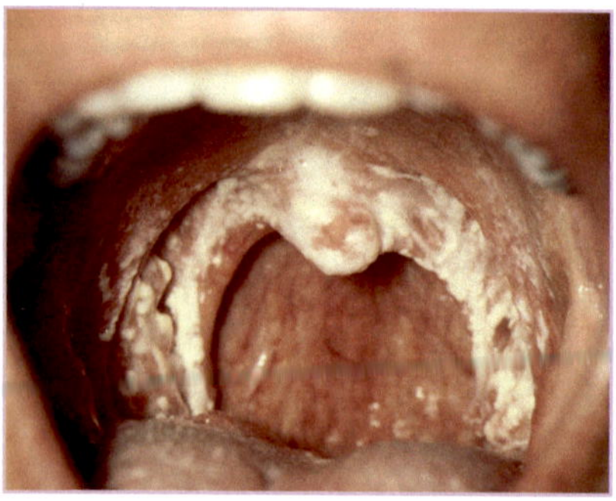

Soor

Begriff	Erklärung
Spacer	Abstandhalter, Distanzstück, dient als Inhalationshilfe bei Dosieraerosolen, die sich sonst zu schnell verflüchtigen würden
Spannungspneumothorax	Lebensgefährliche Form des Pneumothorax: Luft dringt in den Pleuraspalt ein, kann jedoch nicht entweichen. Der Druck auf das Mediastinum wächst, große Gefäße und Herz werden komprimiert, Herzauswurfleistung nimmt ab, Schockgefahr.
Spasmolytika *(Pl.)*	Arzneimittel, die den Tonus der glatten Muskulatur herabsetzen
Spasmus, Spasmen *(Pl.)*	Krampf, unwillkürliche Kontraktion der Muskulatur
Spastik, Spastiken *(Pl.)*	Erhöhung des Muskeltonus und meist parallel dazu gesteigerte Muskeleigenreflexe
spastisch	verkrampft
Sphinkter	ringförmiger Schließmuskel
Spidernävus	spinnenförmige arterielle Gefäßneubildung v. a. bei Leberzirrhose
Spina bifida	angeborene Spaltbildung der Wirbelsäule
spinal	die Wirbelsäule betreffend
Spinaliom	Stachelzellkrebs, Form von weißem/hellem Hautkrebs nach aktinischer Keratose ► aktinische Keratose
Spinalnerven	paarweise an den Wirbellöchern austretende Rückenmarksnerven S. 24
Spirochäten	Schraubenbakterien ► Syphilis ► Borreliose
Spirometrie	Messung und grafische Darstellung von Lungenvolumina und Ventilationsgrößen, Lungenfunktionstest
Splen	Milz „Die Maße der Milz heißen **4711**.“ Die Milz ist etwa **4** x **7** x **11** cm groß.
Splenektomie	operative Entfernung der Milz
Splenomegalie	Milzschwellung
Spondylarthrose	Arthrose der Wirbelgelenke
Spondylitis	Wirbelentzündung
Spondylitis ankylosans	M. Bechterew, chronisch-rheumatische Wirbelentzündung sowie Entzündung von Extremitätengelenken und Sehnenansätzen u. a., Versteifungsgefahr

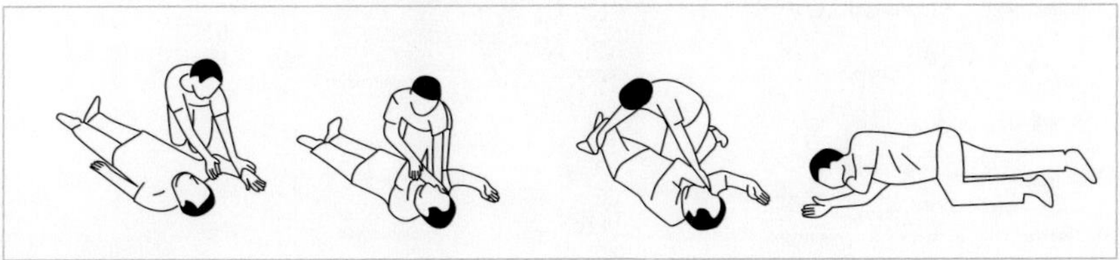

Stabile Seitenlage

Begriff	Erklärung
Spondylosis deformans	degenerative Erkrankung der Wirbelkörper und Bandscheiben
Spongiosa	im Innenraum des Knochens schwammartig aufgebautes System aus feinen Knochenbälkchen, der von der Kompakta umhüllt ist (► Kompakta)
Sporen	Dauerformen von Bakterien; Samen von Fadenpilzen
Sprue	► Zöliakie
Sputum	Auswurf, Bronchialsekret, ausgehustetes Sekret
SS	Schwangerschaft
SSW	Schwangerschaftswoche
stabile Seitenlage	Lagerung von spontan atmenden Bewusstlosen zur Freihaltung der Atemwege S. 147
Stammzellen	Blutstammzellen, aus denen sich alle Blutkörperchen entwickeln; embryonale Stammzellen, aus denen sich alle Arten von Körperzellen entwickeln können unten
Standing	Stehvermögen, Reputation
Stapes, der	Steigbügel, Gehörknöchelchen S. 50
Staphylokokken	Haufenkokken, Traubenkokken; grampositive, unbewegliche Kugelbakterien, Voraussetzung für eine Infektion ist lokale oder allgemeine Abwehrschwäche
-stase	-stauung, -stillstand
-statika	-hemmer

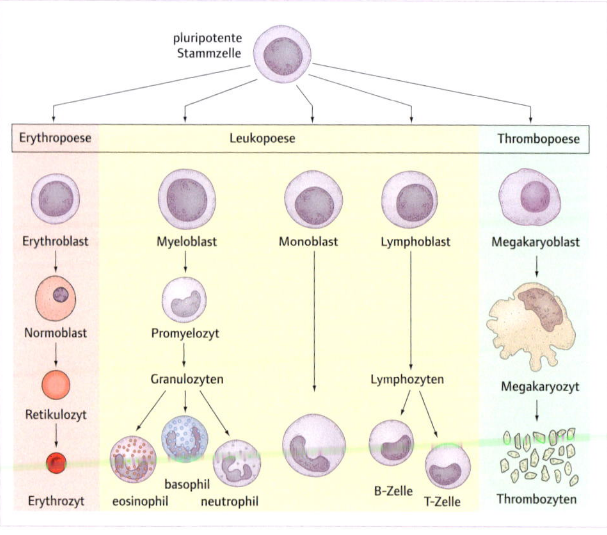

Stammzellen und die Blutbildung

Begriff	Erklärung
State of Art	höchster anzunehmender Entwicklungszustand einer Forschungsmethode oder Behandlungsweise (z. B. einer Operationstechnik)
Status	Zustand, Position
Stauungspapille	Veränderung am Augenhintergrund durch Erhöhung des intrakraniellen Drucks
Steatorrhö	Fettstuhl
Steinschnittlage	Rückenlage mit gespreizten, im Hüft- und Kniegelenk gebeugten Beinen; ähnlich gynäkologischer Stuhl
Stenose	pathologische Verengung von Kanälen, Öffnungen und Gefäßen
Stent	Gefäßprothese aus Metall zur Weitung bei Butgefäßverengung
steril	keimfrei; unfruchtbar
Sterilisation	Herbeiführen der Unfruchtbarkeit; Maßnahmen zur Erlangung völliger Keimfreiheit
Sternalpunktion	Punktion des Brustbeins zur Gewinnung von Knochenmark
Sternum	Brustbein
Stethoskop	Hörrohr, Instrument zur Auskultation
StGB	**Str**af**g**esetz**b**uch
STH	**s**omato**t**ropes **H**ormon S. 179
STI	**S**exually **T**ransmittel **I**nfections, sexuell übertragbare Infektionen
stigmatisieren	brandmarken, denunzieren, diskriminieren
Stimulus, Stimuli (pl)	Reiz, Anreize
Stoma	künstlich hergestellte Öffnung eines Hohlorgans, Tracheostoma ► Anus praeter naturalis S. 19
Stomatitis	Mundschleimhautentzündung
-stomie	-eröffnung
Strabismus	Schielen
Strangurie	schmerzhafter Harndrang bei stark eingeschränkter Urinausscheidungen in kleinen Mengen, z. B. bei Harnwegsentzündungen
Streptokinase	Enzym der Streptokokken, zur Fibrinolyse einsetzbar
Streptokokken	Kettenkokken; grampositive, unbewegliche Kugelbakterien, Erreger des gelbgrünen Eiters und zahlreicher Infektionen, ► Scharlach ► Erysipel
Striae gravidarum	Schwangerschaftsstreifen
Stridor	pfeifendes Atemgeräusch
Striktur	Verengung infolge einer Zusammenziehung eines Hohlorgans (z. B. der Harnröhre durch Narbenbildung bei zu großen Kathetern oder Katheterisierung trotz Widerstandes) (► Stenose)
Stroke *(engl.)*	Schlaganfall S. 157
Stroke Unit	Betreuungseinheit für Schlaganfallpatienten
Strukturmodell zur Entbürokratisierung	Verschlankung der Pflegedokumentation mittels Strukturierter Informationssammlung (► SIS), Individueller Maßnahmenplanung, Berichteblatt und Evaluation)

Begriff	Erklärung
Strukturqualität	Voraussetzungen und Bedingungen der Pflegequalität, ► Ergebnis- und Prozessqualität
Struma	Schilddrüsenvergrößerung, Kropf
Struma nodosa	Knotenstruma
Studiendesign	die Gesamtheit der Vorgehensweisen im Rahmen einer wissenschaftlichen Untersuchung (Studie)
Stufenbett	Erhöhung der Beine mittels Kissen, Matratzen oder Schaumstoffwürfel zur Wirbelsäulen-Entlastung
Stupor	psychotischer Zustand ohne erkennbare körperliche und psychische Aktivität und mit extremer innerer Anspannung
sub-	unter
subakut	nicht ganz akut, weniger akut
Subarachnoidalblutung (SAB)	Blutung in den Subarachnoidalraum S. 20
Subazidität	Verminderung der Magensalzsäure
subfebril	erhöhte Temperatur, von 37,1 – 38,0 °C
subkutan	unter die Haut S. 77
sublingual	unter der/die Zunge
Substantia compacta, Kompakta	äußere harte Knochensubstanz S. 53
Substantia spongiosa, Spongiosa	innere schwammartige Knochensubstanz mit Knochenbälkchen S. 53
Suizid	Selbsttötung
sup.	**sup**erior
super-	über
Superazidität	Vermehrung der Magensäure
superficialis	oberflächlich liegend
Superinfektion	Einer viralen Infektion folgt eine bakterielle Infektion.
superior	oberer
Supervision	von einem externen Coach geleitete Beratungsform für die Berufswelt
Supination	Auswärtsdrehung (des Daumens, der Fußsohle) S. 11
Supp.	Suppositorium, Zäpfchen
Suppression	Unterdrückung
supra-	über, oberhalb
Surfactant	**surf**ace **act**ive **agent**, phospholipidhaltiges Sekret der Pneumozyten Typ II, reduziert Oberflächenspannung in den Alveolen und hält sie offen, erleichtert die Phagozytose
Survey	Überblickstudie, Befragung
Suspension	Aufschwemmen unlöslicher Teilchen in Flüssigkeiten, Schüttelmixtur
Suspensorium	Tragebeutel, z. B. für den Hodensack

Begriff	Erklärung
SW	Sakralwirbel
Sykose	Bartflechte
Symbiose	Zusammenleben verschiedener Lebensarten mit gegenseitigem Nutzen (z. B. Darmbakterien und Mensch)
Sympatholytika	Substanzen, die die Wirkung des Sympathikus hemmen
Sympathomimetika	Substanzen, die die Wirkung des Sympathikus anregen
Sympathikus	Anteil des vegetativen Nervensystems, Gegenspieler des Parasympathikus, bewirkt u.a. Blutdruckanstieg, Tachykardie, Bronchodilatation, Mydriasis, Schweißsekretion, hemmt Drüsensekretion, Verdauung und Ausscheidung, Schlaf S. 118
Symphyse	Schambeinfuge
Symptom	Krankheitszeichen
syn.	▸ synonym
Synapse	Kontakt- bzw. Schaltstelle zwischen zwei Nervenzellen. Elektrische Erregungen werden chemisch auf eine Folge- bzw. Erfolgszelle übertragen. unten
Synarthrose	Fuge, Haft, ununterbrochene Verbindung zweier Knochen ohne Gelenkspalt
Synchondrose	Knorpelhaft, unechtes Gelenk
Syndaktylie	Verwachsungen von Fingern oder Zehen

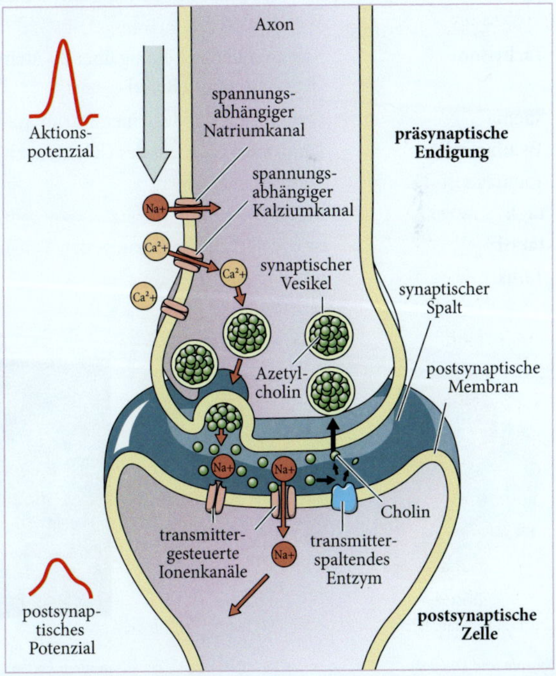

*Signalübertragung an einer chemischen **Synapse**. Als Beispiel für einen Transmitter wurde Acetylcholin gewählt.*

Begriff	Erklärung
Syndesmose	Bandhaft, unechtes Gelenk
Syndet	synthetische Tenside, Seife
Syndrom	Symptomenkomplex, Krankheitsbild
Synergismus	Zusammenwirken und gegenseitige Verstärkung von Arzneimitteln, ▸ Antagonismus
Synkope	kurz andauernde Bewusstlosigkeit, Ohnmacht
Synonym, das	sinngleiches Wort
synonym	sinngleich
Synostose	Knochenhaft, unechtes Gelenk
Synovia	Gelenkschmiere
Syphilis	bakterielle Geschlechtserkrankung, auch Lues
Systole	Kontraktions-, Auswurfphase des Herzens unten
Szintigrafie	nuklearmedizinisches bildgebendes Verfahren unten
T_3	Trijodthyronin, Schilddrüsenhormon
T_4	Thyroxin, Schilddrüsenhormon
tachy-	beschleunigt
Tachyarrhythmie	beschleunigter, unregelmäßiger Herzschlag
Tachykardie	Herzfrequenzerhöhung auf über 100 Schläge pro Minute (Erwachsener in Ruhe)
Tachyphylaxie	schnelle Form der Toleranzentwicklung gegenüber bestimmten Wirkstoffen
Tachypnoe	Atemfrequenzerhöhung über 20 Atemzüge pro Minute (Erwachsener in Ruhe)
Taenia	Gattung der Bandwürmer, Darmparasiten
Taeniae coli	Längsmuskelschicht des Colons, auch Taenien genannt
Taeniasis	Bandwurmbefall
tägl.	täglich
taktil	das Tasten, die Berührung, den Tastsinn betreffend
Talus	Sprungbein S. 114

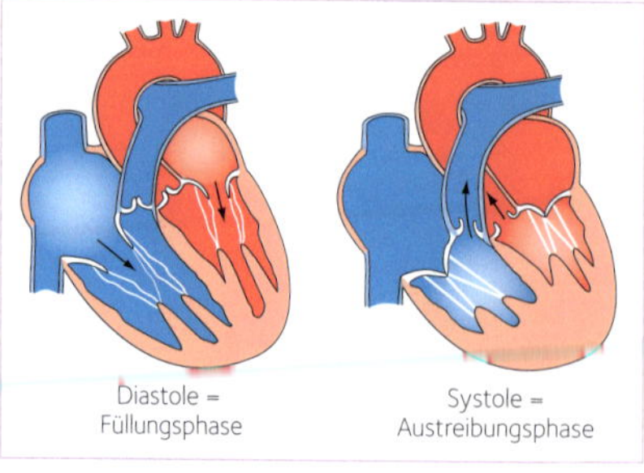

Systole und Diastole

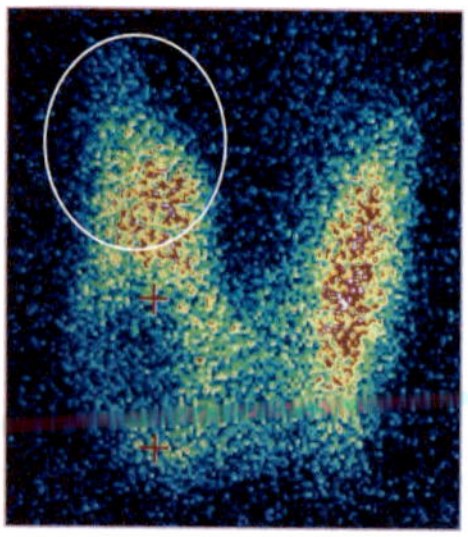

Szintigrafie der Schilddrüse mit großem kaltem Knoten

Begriff	Erklärung
Tamponade	Mullstreifen zum Einlegen und Auspolstern von Wundhöhlen
Tape	engl.; Band, Pflasterklebeband zum Abdecken und Fixieren von Verletzungen
Tarsus	Bindegewebeplatte des Augenlids; Fußwurzel S. 114
Taschenklappen	► Semilunarklappen S. 143
Taxis *(sprich: „Taxiss")*	gezielte Bewegung auf einen Reiz hin
Tbc (Tb)	**Tub**er**c**ulose, ► Tuberkulose
Tbl.	**Tabl**ette
Teerstuhl	schwärzlich verfärbter, teerartig klebriger Stuhl bei Blutungen aus dem oberen Gastrointestinaltrakt
TF	**T**rauma**f**aktor
Teleangiektasie	bleibende Erweiterung kleiner oberflächlicher Hautgefäße
Telencephalon	Endhirn, Großhirn S. 100
temporal	die Schläfe betreffend
temporär	vorübergehend, zeitweise
Tendovaginitis	Sehnenscheidenentzündung
Tenesmus, Tenesmen *(Pl.)*	schmerzhafter Stuhl- und Harndrang durch einen entzündlich bedingten Sphinkterkrampf
TENS	**t**ranskutane **e**lektrische **N**erven**s**timulation, elektrische Schmerzbehandlung unten
Tenside	oberflächenaktive chemische Substanzen, Wasch- und Reinigungsmittel
Tension	Spannung, Druck
Tentorium cerebelli	Kleinhirnzelt
TEP	**T**otal**e**ndo**p**rothese unten
terminal	das Ende, eine Grenze betreffend; Endstadium einer Krankheit
Testis, Testes *(Pl.)*	Hoden S. 128
Tetanie	Krampfneigung, neuromuskuläre Übererregbarkeit
Tetanus	Wundstarrkrampf
Tetraparese	inkomplette Lähmung aller vier Extremitäten S. 65
Tetraplegie	komplette Lähmung aller vier Extremitäten

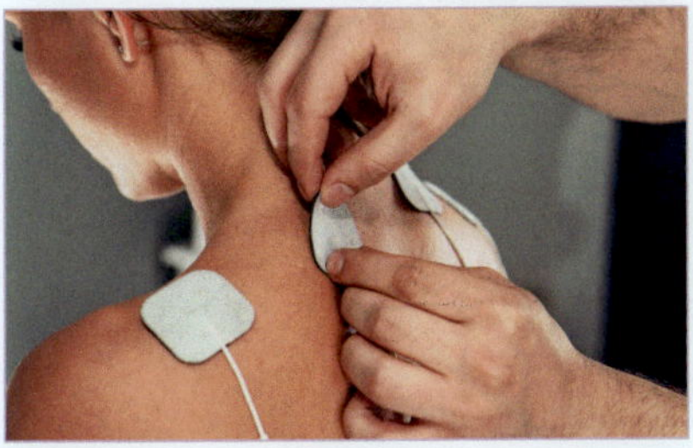

TENS

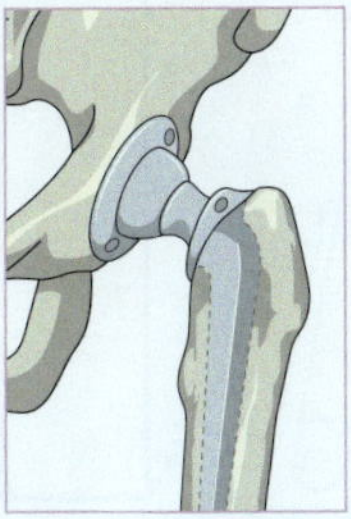

***Totalendoprothese** des Hüftgelenks*

A B C D E F G H I J K L M N O P Q R S T U V W X Y Z

Begriff	Erklärung
Tf	Transferrin, Transporteiweiß für Eisen im Blut
Thanatologie	die Wissenschaft vom Tod, vom Sterben und der Bestattung
Themenzentrierte Interaktion *(TZI)*	von Ruth C. Cohn entwickelte Interaktionsmethode für Lern- und Arbeitsprozesse in Gruppen
ther.	**ther**apeutisch
Ther.	▸ **Ther**apie
Therapie	Behandlung
Therm-	Wortteil mit der Bedeutung Wärme, Hitze
Thermodilution	Kälteverdünnungsmethode, Indikatorverdünnungsmethode zur Bestimmung des Herzminutenvolumens durch Einbringen einer 9 °C kalten NaCl 0,9 %-Lösung
Thermokauter	Elektrokauter, Instrument der Elektrochirurgie, niederfrequenter Strom erhitzt einen Widerstand, Hitze dient der Durchtrennung von Gewebe bei gleichzeitiger Blutstillung
Thermorezeptoren	Messfühler, die Temperatur und Temperaturänderungen im Körper registrieren, z. B. in Haut (Endkolben, Endplatte) und Hypothalamus S. 101
Thorakotomie	Eröffnung der Brusthöhle
Thorax	Brustkorb, Brusthöhle S. 167
Thrombin	Gerinnungsfaktor, Faktor Ia der Blutgerinnung S. 183
Thrombolyse	intravasale Auflösung eines Thrombus
Thrombopenie	Blutplättchen- bzw. Thrombozytenmangel
Thrombophlebitis	Entzündung einer oberflächlichen Vene mit Blutgerinnselbildung unten

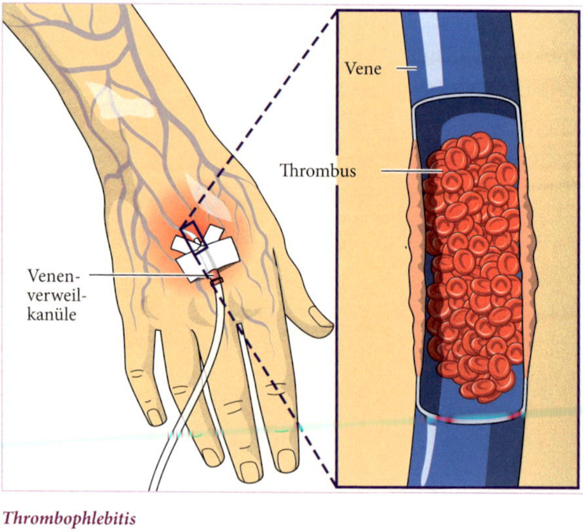

Thrombophlebitis

Begriff	Erklärung
Thrombose	lokalisierte Blutgerinnselbildung in Vene oder Arterie
Thrombozyten *(Pl.)*	Blutplättchen
Thrombozyten-agglutination	Verklumpung der Thrombozyten im Rahmen einer Antigen-Antikörperreaktion
Thrombozyten-aggregation	Zusammenballung der Thrombozyten im Rahmen der Blutgerinnung ➔ S. 183
Thrombus	Blutgerinnsel, Blutpfropf
Thymus	hinter dem Brustbein gelegene lymphatische Drüse, im Erwachsenenalter Umbildung in Fettgewebe 👁 S. 96
Thyreoiditis	Schilddrüsenentzündung
Thyreostatika	Substanzen, die die Schilddrüsenhormonproduktion und/oder den Einbau von Iod in die Schilddrüse hemmen
thyreotoxische Krise	lebensgefährliche Verschlimmerung einer Schilddrüsenüberfunktion, meist durch Jodexposition, z. B. Kontrastmittelgabe, hervorgerufen
TIA	► **T**ransitorische **I**schämische **A**ttacke 👁 S. 157
Tibia	Schienbein 👁 S. 102
tibial	das Schienbein betreffend
Tiemann-Katheter	Blasenkatheterart 👁 S. 26
Tiffeneau-Test	Atemstoßtest, Lungenfunktionstest zur Erfassung der Einsekundenkapazität, FEV_1
Tinktur	alkoholischer Auszug aus pflanzlichen oder tierischen Stoffen
Tinnitus (aurium)	Ohrklingeln, Ohrgeräusch
TK	**T**hrombozyten**k**onzentrat; **T**otal**k**apazität; **T**racheal**k**anüle
T-Lymphozyten	Lymphozyten, die aus dem Knochenmark stammen, sich jedoch im Thymus entwickeln ► Lymphozyten ➔ S. 182
TNF	**T**umor-**N**ekrose-**F**aktor, Blutwert
TNM-Klassifikation	**T**umor **N**odulus **M**etastase Klassifikation: System klassifiziert Tumor nach seiner Größe (T1–4), der Ausbreitung in Lymphknoten (N0–3) und der Fernmetastasierung (M0–1)
Tokografie	Registrierung und Darstellung des Wehenverlaufs ► CTG
Tokolyse	Wehenhemmung
Tokolytika	wehenhemmende Arzneimittel
-tomie	-schnitt
Tonika	kräftigende Mittel
tonisch	den Tonus betreffend; gleichmäßige bzw. kontinuierliche Muskelkontraktion (bzgl. Epilepsie)
Tonsille	Mandel ► Rachenring 👁 S. 133
Tonsillektomie	operative Entfernung der Gaumenmandeln
Tonsillitis	Mandelentzündung
Tonus	Spannung, Spannungszustand von Muskelgewebe
-top	-ort

A B C D E F G H I J K L M N O P Q R S T U V W X Y Z

Begriff	Erklärung
topisch *(syn. lokal)*	örtlich
Torsion	Drehung, Achsendrehung
Totgeburt	Kind, das nach Trennung vom Mutterleib keinen Herzschlag, keine natürliche Lungenatmung, keine Pulsation der Nabelschnur und ein Gewicht von >500 g aufweist
Total Pain	absoluter Schmerz (wird subjektiv unterschiedlich empfunden)
Totraum	Raum des Atemsystems, der am Gasaustausch nicht teilnimmt
Totraumventilation	Differenz zwischen Atemminutenvolumen und tatsächlich am Gasaustausch beteiligtem Volumen
Tox(ik)ämie	Auftreten von Bakterientoxinen im Blut
Toxikologie	Lehre von den Giften
Toxikose	Vergiftung, durch Gifteinwirkung entstandene Erkrankung
Toxine	Giftstoffe
toxisch	giftig, giftig wirkend
t-PA	Tissue-type **P**lasminogen **A**ctivator, ▸ Plasminogenaktivator
TPG	**T**rans**p**lantations**g**esetz
TPZ	**T**hrombo**p**lastin**z**eit, Quick, INR ➜ S. 187
TQM	**T**otal **Q**uality **M**anagement, umfassendes Managementkonzept
Trachea	Luftröhre
Trachealkanüle	nach einem Luftröhrenschnitt eingeführte Kanüle zum Offenhalten der Luftröhrenöffnung unten
Tracheitis	Luftröhrenentzündung
Tracheo(s)tomie	Luftröhrenschnitt unten
Tracheomalazie	Stabilitätsverlust der Luftröhre durch Erweichung der Knorpelringe
Tractus	Zug, Strang, Bahn
Trajectory-Work-Modell	*engl.:* Flugbahn, Verlaufskurve, das Modell symbolisiert das Auf und Ab einer chronischen Erkrankung

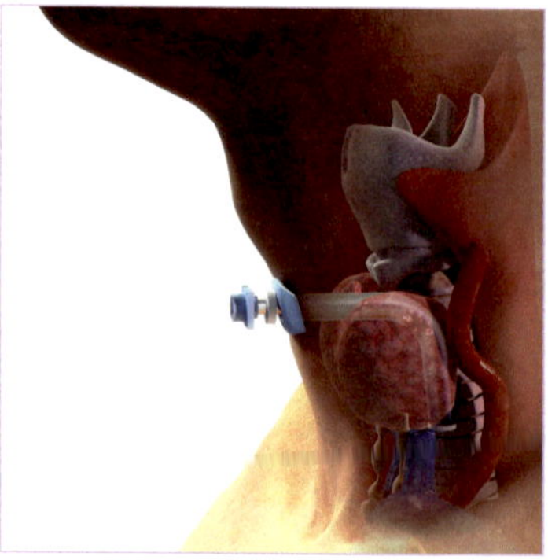

Tracheostomie

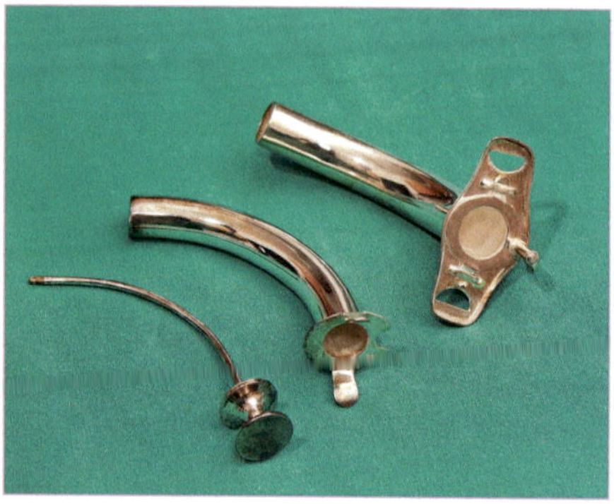

Trachealkanülen

Begriff	Erklärung
Tranquilizer	beruhigende, angst-, krampflösende, schlaffördernde Substanzen
trans-	durch
transdermal	durch die Haut hindurch
Transfusion	Blutübertragung
transkutan	über die Haut, z. B. beim Schmerzpflaster oder Schmerzsalbe
transitorische ischämische Attacke (TIA)	weniger als 24 Stunden anhaltende, neurologische Ausfallserscheinung, Ursache: meist Durchblutungsstörung unten
Transpiration	Schweißabsonderung, Schwitzen
Transplantation	Gewebs- bzw. Organübertragung
Transsudat	nichtentzündlicher Erguss in Körperhöhlen und Geweben
transversal	querverlaufend
Trauma	Verletzung, Gewalteinwirkung, Wunde, auch psychische Verletzung
Tremor	Zittern
Trendelenburg-Lagerung	Beckenhochlagerung bei Kopftieflage

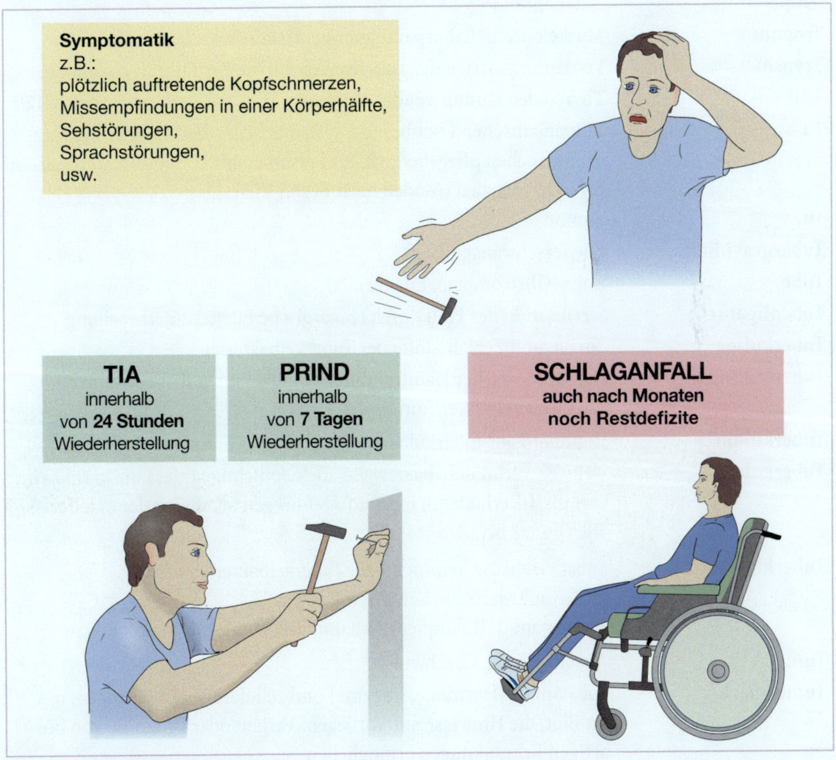

Transitorische ischämische Attacke (TIA)

A B C D E F G H I J K L M N O P Q R S T U V W X Y Z

Begriff	Erklärung
Trepanation	neurochirurgisches Verfahren zur Eröffnung des Schädels
Treponemen *(Pl.)*	gramnegative, anaerobe Stäbchenbakterien, Erreger der Syphilis
TRH	Thyreotropine **R**eleasing **H**ormone, Schilddrüsenreleasinghormon
Trichine	parasitärer Fadenwurm, befällt Muskelgewebe
Trichomonas	▸ Protozoen
Trigeminus	▸ Nervus trigeminus, Drillingsnerv S. 108
Trigeminusneuralgie	anfallsweise, meist einseitige Schmerzen der Gesichtshaut und Kontraktion der mimischen Muskulatur, Rötung, Tränen- und Schweißsekretion
Trigger	Auslöser
Trikuspidalklappe	▸ Dreisegelklappe S. 143
Trimenon	Zeitraum von drei Monaten der Schwangerschaft
Trismus	Kiefersperre, andauernder Krampf der Kaumuskulatur
Trochanter	Rollhügel
Trochlea	Rolle, Gelenkwalze
-trop	-wirkend
-troph	-(er)nährend
Troponin	Muskeleiweiß, Laborparameter bei Herzinfarktdiagnostik
Trypsin	Verdauungsenzym der Bauchspeicheldrüse zur Eiweißverdauung
TSH	Thyreoidea **s**timulierendes **H**ormon S. 179
TTB	**T**herapeutischer **T**isch**b**esuch, systematisches zeitlich kurz begrenztes Aufsuchen pflegebedürftiger Personen mit kommunikationsanregenden Medien (Modell nach Bernd Kiefers)
Tu.	**Tu**mor
Tubargravidität	Eileiterschwangerschaft
Tube	Rohr (Ohrtrompete, Eileiter)
Tubenligatur	Sterilisation der Frau durch chirurgische Eileiterunterbrechung
Tuberkuline	Toxine und Zerfallsstoffe der Tuberkelbakterien
Tuberkulintest	immunologischer Hauttest durch Applikation von Tuberkulin zum Nachweis zellulärer Immunität
Tuberkulom	Rundherd aus tuberkulösem Gewebe
Tuberkulose	weltweit verbreitete bakterielle, meldepflichtige Infektionskrankheit, chronisch verlaufend, meist in Atemwegen lokalisiert, kann jedoch alle Organe befallen
Tuberkulostatika	Substanzen, die hemmend auf Tuberkelbakterien wirken „Tuberkulostatika haben ihren **P.R.E.I.S.**“ **P**yrazinamid, **R**ifampicin, **E**thambutol, **I**soniazid, **S**treptomycin
Tumor	Anschwellung, Geschwulst
Tumormarker	Substanzen (Hormone, Enzyme) und zelluläre Veränderungen, u. a. im Blut, die Hinweise auf Vorliegen, Verlauf oder Prognose von bösartigen Erkrankungen ermöglichen

Begriff	Erklärung
Tuohy-Kanüle	Kanüle zur Periduralraumpunktion mit leicht gebogener Spitze zum Einführen eines dünnen Katheters
TUR	**tr**ans**u**rethrale **R**esektion (der Prostata) ⊙ unten
Turgor	Spannungszustand der Haut
Tussis	Husten
TUTUR	**tr**ans**u**rethrale **Tu**mor**r**esektion, z. B. bei Prostataresektion ⊙ unten
-typ	-bild
Typhus	schwere Salmonellenerkrankung durch S. typhi
TZ	**T**hrombin**z**eit ➔ S. 187
T-Zellen	Kurzbezeichnung für T-Lymphozyten ➔ S. 182
TZI	▸ **T**hemen**z**entrierte **I**nteraktion
TZW	**T**hromboplastin**z**eit**w**ert
u. U.	**u**nter **U**mständen
UAW *(syn. NW)*	**u**nerwünschte **A**rzneimittel**w**irkung
Überlastungsanzeige	schriftliche Information an den Arbeitgeber über unhaltbare Arbeitsbedingungen
Überlaufinkontinenz	Harnverlust, bei dem der Blasendruck den Verschlussdruck der Harnröhre übersteigt
Überleitungspflege	auch Brückenpflege genannt, Maßnahmen nach der Entlassung eines Patienten zur nachstationären Versorgung, Entlassungsmanagement
Uhrentest	Schnell-Screening zur ersten Diagnostik dementieller Erkrankungen
Uhrglasnägel	große gewölbte Nägel, oft in Kombination mit Trommelschlegelfingern bei chronischem Sauerstoffmangel ⊙ unten
Uhrglasverband	luftdicht abschließender Augenverband mit einer durchsichtigen Kunststoffscheibe ⊙ S. 160
Urinkollektor	künstlicher Harnauffangbeutel, wird mit Hautschutzplatte direkt um das Genital angebracht
Ulcus corneae	Hornhautgeschwür

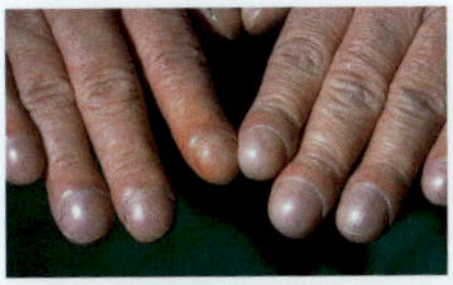

Uhrglasnägel

© Diepgen TL, Yihune G et al. Dermatology Online Atlas (www.dermis.net)

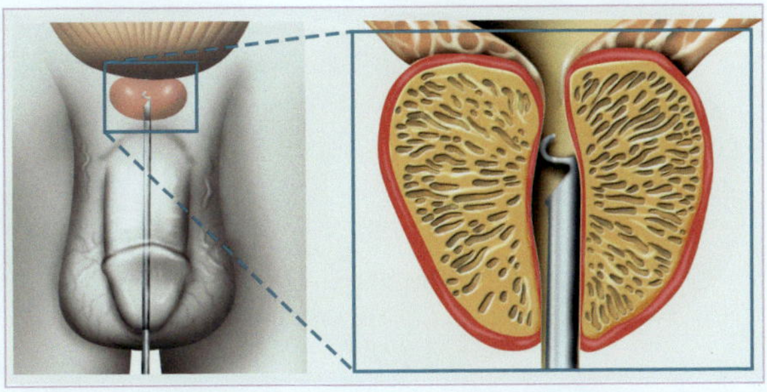

TUTUR

Begriff	Erklärung
Ulcus cruris	Unterschenkelgeschwür unten
Ulcus duodeni	Zwölffingerdarmgeschwür
Ulcus durum	harter Schanker, ► Syphilis
Ulcus molle	weicher Schanker, meldepflichtige Geschlechtskrankheit
Ulcus ventriculi	Magengeschwür
Ulkus	Geschwür, Substanzverlust der Haut
Ulna	Elle S. 167
ulnar	auf der Ellenseite liegend
Ultraschall	Schallwellen mit einer Frequenz von > 20 kHz, u. a. zur Diagnostik und Therapie verwendbar
Ultraschalldiagnostik	diagnostisches Verfahren, das Körperstrukturen unterschiedlicher Dichte mithilfe von Schallwellen sichtbar macht
Ultraschallvernebler	Gerät zur Inhalationstherapie, das anhand von Ultraschall feinste Aerosole erzeugt
Ulzeration	Geschwürbildung
Umbilicus	Nabel
Unguentum	Salbe
Unit	Einheit als Mengenangabe I. U.; Klinikabteilung
Urämie	Harnvergiftung, Anhäufung harnpflichtiger Substanzen im Blut bei terminaler Niereninsuffizienz
Ureter	Harnleiter S. 115, 128, 161
Ureteritis	Harnleiterentzündung
Ureterostomie	Implantation des Harnleiters in die Haut zur Harnableitung S. 161
Urethra	Harnröhre S. 115, 128, 161
Urethritis	Harnröhrenentzündung
Urethrografie	Röntgenkontrastdarstellung der Harnröhre
Urethroskopie	Endoskopie der Harnröhre
Urge-Inkontinenz	Dranginkontinenz; Variante der Harninkontinenz

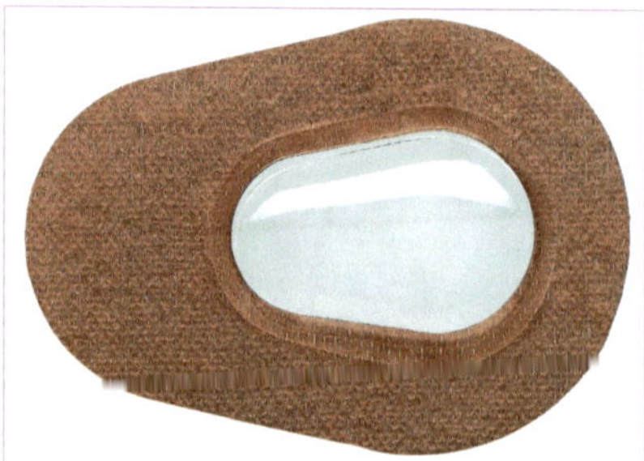

Uhrglasverband

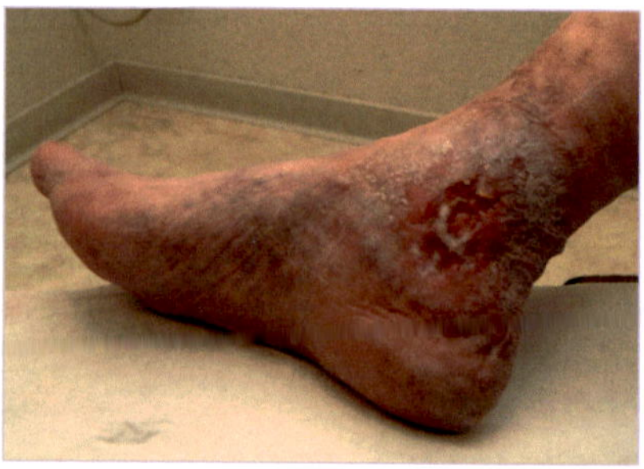

Ulcus cruris

Begriff	Erklärung
Urhidrosis	Ausscheidung harnpflichtiger Substanzen über den Schweiß
Uricult®-Test	Eintauchnährböden zur Keimzahlbestimmung bzw. zum kulturellen Nachweis von Bakterien im Urin
Urinal	Harnbehälter
Urinalkondom	Kondom urinale, Rolltrichter aus Kunststoff für harninkontinente Männer S. 162
uro-	urin-, harn-
urogenital	die Harn- und Geschlechtsorgane betreffend
Urokinase	Enzym ► Plasminogenaktivator
Urolithiasis	Harnsteinleiden
Urometer	Harnwaage zur Bestimmung des spezifischen Gewichts
Urosepsis	von den Harnwegen ausgehende Sepsis
Urostoma	vorübergehende oder dauerhafte chirurgische Ausleitung des Urins durch die Haut, ► Stoma unten

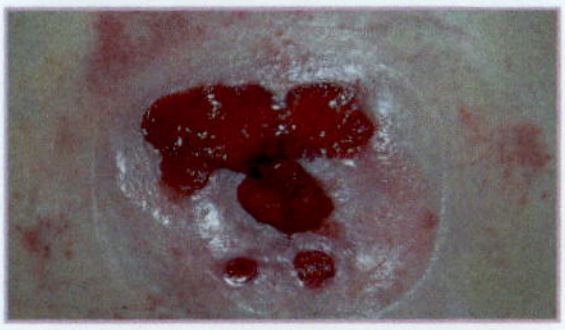

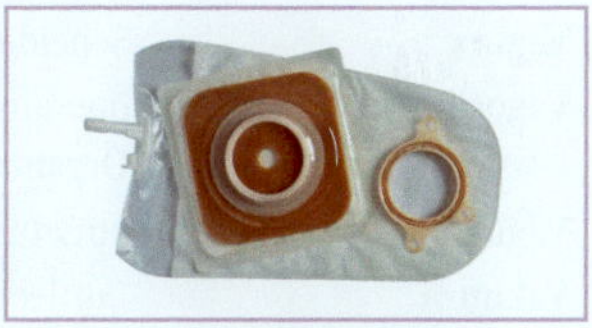

*a) **Urostoma***
*b) **Urostomiebeutel***

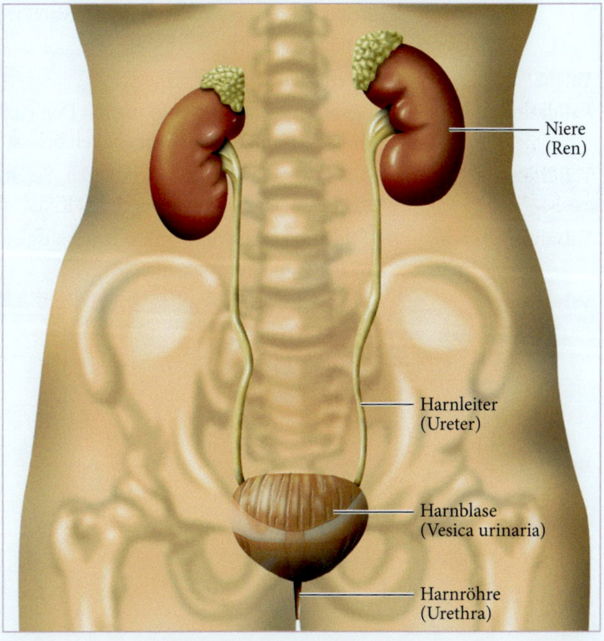

Urogenitalsystem *der Frau*

Begriff	Erklärung	
Urothel	spezifisches Epithel in den harnableitenden Organen	
Urtika	Quaddel	S. 138
Urtikaria	Nesselsucht, -ausschlag	
uterin	die Gebärmutter betreffend	
Uterus	Gebärmutter	S. 115
UV	**U**ltra**v**iolett	
Uvula	Zäpfchen am Gaumen	
UVV	**U**nfall**v**erhütungs**v**orschriften	
V	**V**olt	
V., Vv. *(Pl.)*	**V**ene(n)	S. 163, 164 S. 174
V. a.	**V**erdacht **a**uf	
V.A.C.-Therapie	**V**acuum **A**ssisted **C**lossure, lokale Vakuum-/Unterdrucktherapie bei Wunden	
Vagina	Scheide	S. 115
Vagotomie	operative Durchtrennung von Versorgungsästen des N. vagus an Organen, z. B. Magen	
Vagus	kurz für Nervus vagus	S. 108
Vakuum	Luftleere	
Vakzination	ursprünglich Kuhpockenimpfung, Schutzimpfung	
Vakzine	Impfstoff aus 1) lebenden wenig virulenten oder 2) inaktivierten Krankheitserregern oder 3) Teilen von Erregern oder 4) Toxinen von Erregern	
Valenz	Wertigkeit	
Validation	Gesprächstechnik im Umgang mit Demenzkranken, die den anderen wertschätzend in seiner Lebenswelt belässt	
Validität	Gütekriterium für ein Testverfahren, Vereinbarkeit der Messergebnisse mit dem zugrunde liegenden Konstrukt	
Valsalva-Versuch	Tubenfunktionsprüfung zum Druckausgleich zwischen Nasenrachenraum und Paukenhöhle	
Valva, Valvula	Klappe, Kläppchen	

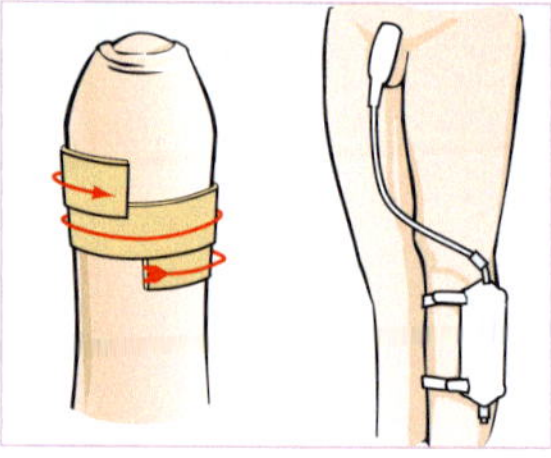

Anlegen des Urinalkondoms

Begriff	Erklärung
Vapor	Dampf
Varicella-Zoster-Virus	Erreger der Gürtelrose, ► Zoster
Varikosis	ausgedehnte Bildung von Varizen unten
Varikozele	Krampfaderbruch, häufig bei Männern im Hodenbereich
Variola	Pocken
Varize	Krampfader, erweiterte Vene unten
Varizellen	Windpocken, virusbedingte Kinderkrankheit
Vas	Gefäß
VAS	**V**isuelle **A**nalog-**S**kala zum Schmerzassessment
Vas afferens	zuführendes Gefäß des Glomerulus
Vas efferens	wegführendes Gefäß des Glomerulus
vasoaktiv	auf Gefäße einwirkend
Vasodilatation	Gefäßerweiterung
Vasokonstriktion	Gefäßverengung
Vasomotoren	Gefäßnerven

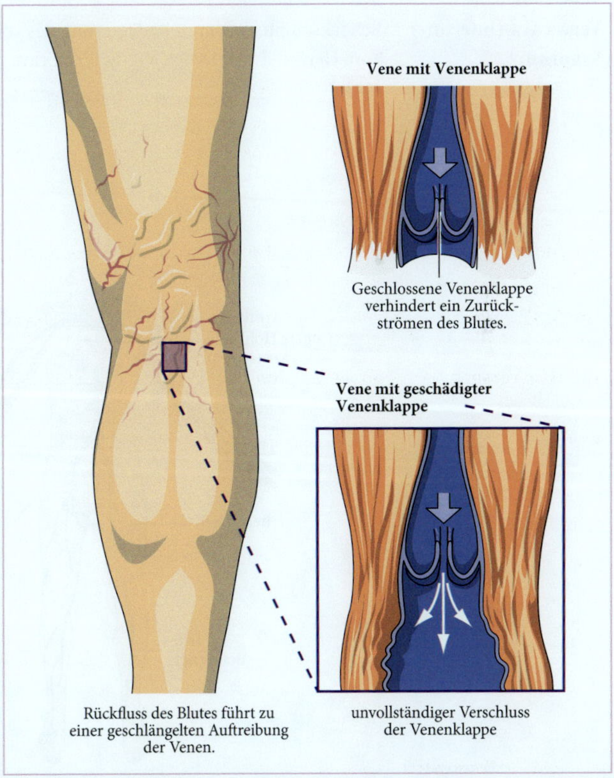

Insuffizienz der Venenklappen und Ausbildung von Krampfadern ***(Varizen)***

A B C D E F G H I J K L M N O P Q R S T U V W X Y Z

Begriff	Erklärung
Vater-Pacini-Lamellenkörperchen	Hautrezeptor zur Wahrnehmung von Vibrationen, reagiert auf Druck S. 101
VAT-Lagerung	atemunterstützende Lagerungsarten S. 165
Veganer	sich ausschließlich von pflanzlicher Nahrung Ernährender (bis hin zur Vermeidung jeglicher tierischer Zusätze oder Materialien wie Leder, Daunen u. Ä.)
Vegetarier	sich vorwiegend von pflanzlicher Nahrung, fleischfrei Ernährender (ggf. wird Ei und Milch verzehrt)
vegetativ	die Funktion des vegetativen, unwillkürlichen Nervensystem betreffend
Vena brachialis	Armvene unten S. 174
Vena cava inferior	untere Hohlvene unten S. 174
Vena cava superior	obere Hohlvene unten S. 174
Vena femoralis	Oberschenkelvene; Leistenvene S. 174
Vena jugularis interna, externa	innere, äußere Drosselvene unten S. 174
Vena portae	Pfortader
Vena subclavia	Schlüsselbeinvene S. 174
Vena-cava-(inferior-) Syndrom	Schocksymptome durch Reduzierung des venösen Blutrückstroms zum Herzen durch Druck auf die Vena cava inferior (bei Schwangeren)

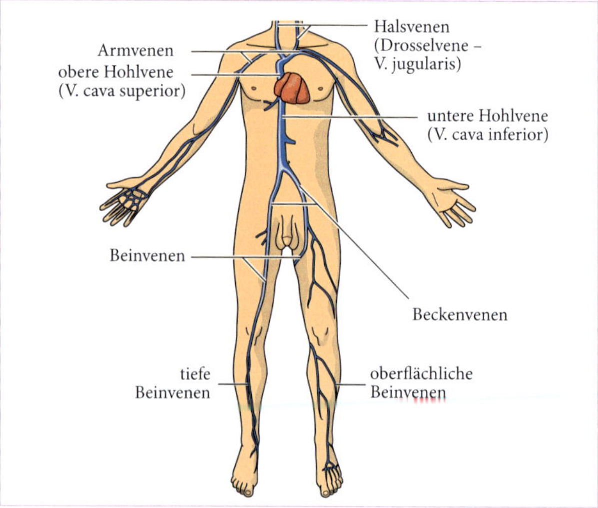

Venensystem

VAT-Lagerungen

Die Bezeichnung der ***VAT-Lagerungen*** *bezieht sich auf die Form der Kissen. Benötigt werden ein bis zwei Kissen mit nur knapper Füllung sowie ein Kissen mit normaler Füllung. Die Lagerungen können in Rückenlage sowie in Oberkörperhochlage durchgeführt werden und sollten mehrmals am Tag für etwa 10–20 Minuten erfolgen.*

Die ***V-Lagerung*** *dient der intensiven Belüftung der Lungenflanken (des seitlichen Thoraxbereichs). Die beiden knapp gefüllten Kissen werden zu „Schiffchen" geformt und V-förmig zusammengelegt. Die Überlappung der Spitzen wird unter dem Sakralbereich (Kreuzbeinbereich) angebracht. Der Kopf liegt auf dem Kissen mit normaler Füllung.*

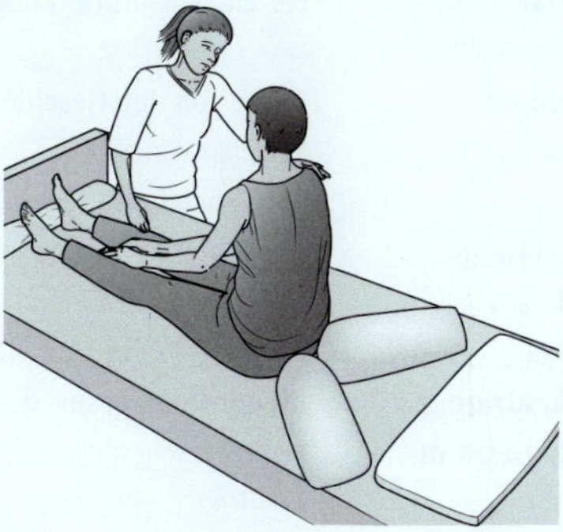

Die sehr bequeme ***A-Lagerung*** *erleichtert das Einatmen, weil die Schulterblätter nach hinten zurückfallen können und die Lunge weiten. Die Überlappung der beiden A-förmig zusammengelegten Kissen wird unter den oberen Lungenbereich gelegt, um die Belüftung der oberen Lungenbereiche (der Lungenspitzen) zu verbessern. Die Unterarme können bequem auf die herausragenden Kissen gelegt werden („Pascha-Sitz").*

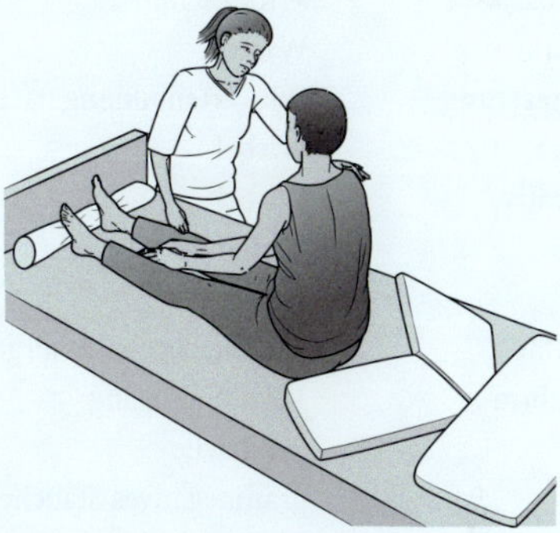

Die ***T-Lagerung*** *dient der Dehnung des Brustkorbes und forciert die Ventilation aller Lungenbezirke. Die beiden dünnen Kissen werden T-förmig zusammengelegt und unterstützen Schulter und Wirbelsäule des Pflegebedürftigen. Die freiliegenden Schulterblattspitzen und Zwischenrippenräume erleichtern die Ein- und Ausatmung.*

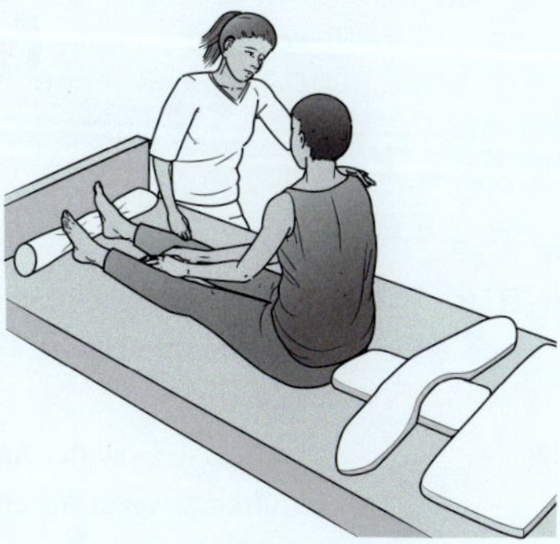

Begriff	Erklärung
Vene	Blutgefäß, welches zum Herzen führt ► Abb. S. 164, 174 Die Anfangsbuchstaben, als Pfeil betrachtet, verraten die Richtung des Blutflusses: **A** = Pfeil von dir weg, Arterien transportieren immer das Blut vom Herzen weg. **V** = Pfeil zu dir hin, Venen transportieren immer das Blut zum Herzen hin.
venerische Erkrankungen	Geschlechtserkrankungen
Venerologie	Lehre von den Geschlechtserkrankungen
Venolen	kleinste Venen
venös	die Venen betreffend
Ventilation	Belüftung
ventral	bauchwärts ➜ S. 173
Ventrikel	Kammer(n), in Herz oder Gehirn
Ventrikeldrainage	Liquordrainage aus den Hirnventrikeln
Ventrikelseptum-defekt	Kammerscheidewanddefekt zwischen rechter und linker Herzkammer
Vermis	Wurm
Vernix caesosa	► Käseschmiere
Verruca	Warze
Verschwartung	Schwartenbildung nach Abheilung eines Pleuraergusses, ► Schwarte
Vertebra	Wirbel
vertebralis	Wirbel-
Vertigo	Schwindel
Vesica	Blase 👁 S. 138
vestibulär	das Gleichgewichtsorgan betreffend
Vestibulum	Vorhof, Eingang
vgl.	vergleiche
Vibrio	gramnegatives Stäbchenbakterium, Erreger der Cholera
Vier-Punkt-Gang **Vier-Gang-Takt**	Methode zur Anwendung von zwei Gehstöcken 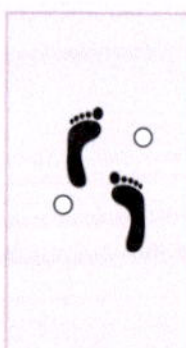 *Das Körpergewicht wird auf beide Beine verteilt. So werden beide Beine gleichmäßig belastet. Beim „Marschieren" werden jeweils die rechte Stütze und das linke Bein bzw. die linke Stütze und das rechte Bein vorgestellt.*
Vigilanz	Wachheit
Virchow-Trias	die drei Ursachen einer Thrombose: gestörter Blutfluss, erhöhte Gerinnungsneigung, Gefäßwandschäden
viril	männlich
Virulenz	Giftigkeit, Grad der Aggressivität von Mikroorganismen
Virus	krankheitsverursachender Mikroorganismus 👁 S. 168

Begriff	Erklärung
Viskosität	temperaturabhängige Zähigkeit, innere Reibung einer Flüssigkeit
Vist-Modell	engl.: **V**alence (Bedeutung), **I**nstrumentality (Bewertung), **S**elf-Efficacy (Selbstwirksamkeit) und **T**rust (Vertrauen), Beschreibung der Grundpfeiler der Teamorganisation zur Motivationsförderung, findet in der professionellen Demenzpflege Berücksichtigung
visuell	das Sehen betreffend
viszeral	die Eingeweide betreffend
Vit.	**Vit**amin
Vita	Leben
Vitalzeichen	Lebenszeichen: Atmung, Kreislauf, Bewusstsein
Vitiligo	Weißfleckenkrankheit
Vitium *(cordis)*	(Herz-)Fehler
VK	**V**ital**k**apazität; **V**erbrauchs**k**oagulopathie, **V**erlust**k**oagulopathie
VNS	**v**egetatives **N**erven**s**ystem S. 118
Volvulus	Stiel- oder Achsendrehung eines Organes
Vomitus	Erbrechen
Vorhofseptumdefekt	Scheidewanddefekt zwischen den Vorhöfen des Herzens
Vorhofflattern	kardiale Rhythmusstörung ohne Pumpleistung mit zu schneller Vorhof-Aktion (≥ 250/min)
Vorhofflimmern	kardiale Rhythmusstörung ohne Pumpleistung mit zu schneller Vorhofaktion (≥ 350/min)
VRP-Geräte	Vario Resistance Pressure, Geräte mit variierender Widerstandsdruck zur Exspirationssteigerung
VSD	**V**entrikel**s**eptum**d**efekt
VT	**V**erhaltens**t**herapie; **v**entrikuläre **T**achykardie
VÜ	**v**ollständige **Ü**bernahme der Pflege, Hilfeart, Abhängigkeitsstufe, Selbstständigkeitsgrad
Vulnerabilität	Verletzbarkeit, somatisch wie psychisch
Vulva	die äußeren weiblichen Geschlechtsteile
Vulvovaginitis	Entzündung von Vulva und Vagina
VW	**V**erband**w**echsel
VZV	▸ **V**aricella-**Z**oster-**V**irus

Begriff	Erklärung
Wachkoma	auch Apallisches Syndrom oder Coma vigile, Funktionsausfall der Großhirnrinde, Hirnstammfunktionen sind erhalten
Waterlow-Skala	Instrument zur Einschätzung des Dekubitusrisikos
Weaning	Entwöhnen vom Beatmungsgerät; Abstillen
Wedge-Druck	Lungenkapillarenverschlussdruck, messbar anhand eines Pulmonaliskatheters, ▸ Pulmonaliskatheter
Wendl-Tubus	Nasen-Rachen-Tubus
Werdenfelser Weg	Verfahrensrechtlicher Ansatz zur Reduzierung freiheitseinschränkender Maßnahmen (FEM)

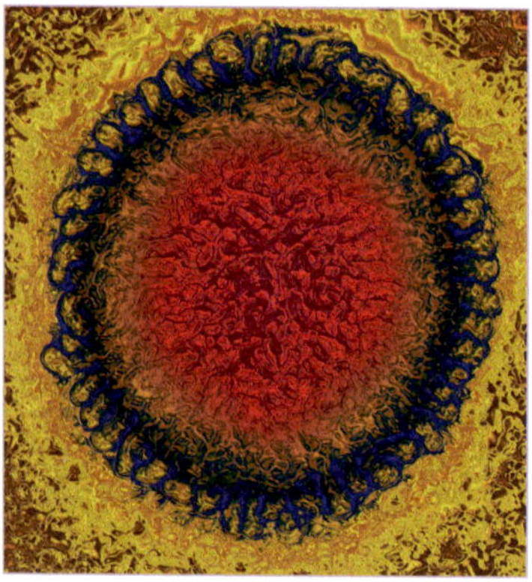

*Influenza-**Virus***

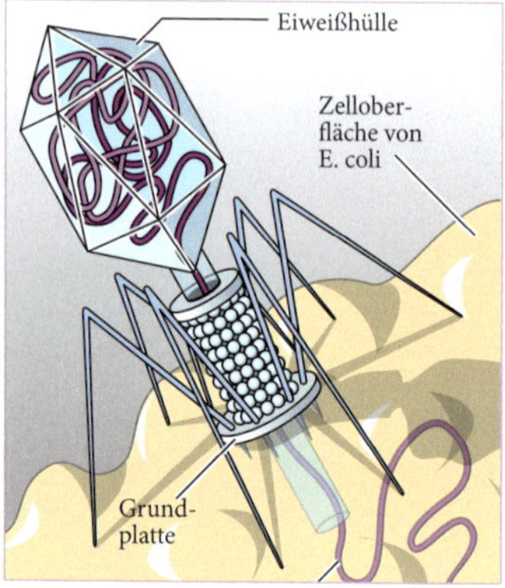

*Bakteriophage (**Virus**) befällt Bakterium (E. coli)*

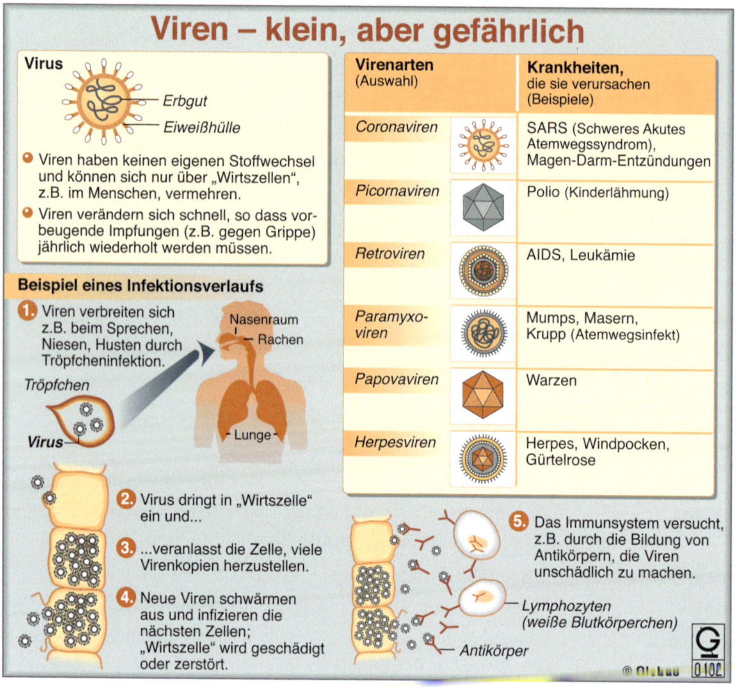

Viren

Viren

Begriff	Erklärung
WHA	**W**orld **H**ealth **A**ssembly, Weltgesundheitsversammlung
Whipple-Operation	erweiterte Duodenopankreatektomie bei Pankreas- oder Zwölffingerdarmkarzinom, Entfernung des Pankreaskopfes, des Duodenums, der Gallenblase und eines Teils des Magens
Whistleblowing	Das Verraten, „Verpfeifen", externes Bekanntmachen von Missständen z. B. Straftaten, wenn interne Lösungsversuche scheitern
White-Tubus	Doppellumentubus zur rechtsseitigen Intubation
WHO	**W**orld **H**ealth **O**rganization, Weltgesundheitsorganisation
WHO-Stufenschema	Orientierungshilfe der WHO für die Schmerzmitteltherapie unten
Windkesselfunktion	Verminderung der hohen Blutdruckschwankungen aus der linken Herzkammer aufgrund der elastischen Eigenschaften arterieller Gefäße, was den kontinuierlichen arteriellen Blutfluss gewährleistet
Witzelfistel	operativ angelegte äußere Magenfistel, Gastrostomie, ▸ PEG S. 120, 122
WK	**W**irbel**k**örper S. 177
Woodbridgetubus	flexibler Tubus, durch Metallspirale vor Abknicken gesichert
Work-Life-Balance	Ausgewogenheit, Einklang von Arbeit und Privatleben
WS	**W**irbel**s**äule S. 177
WW	**W**echsel**w**irkung

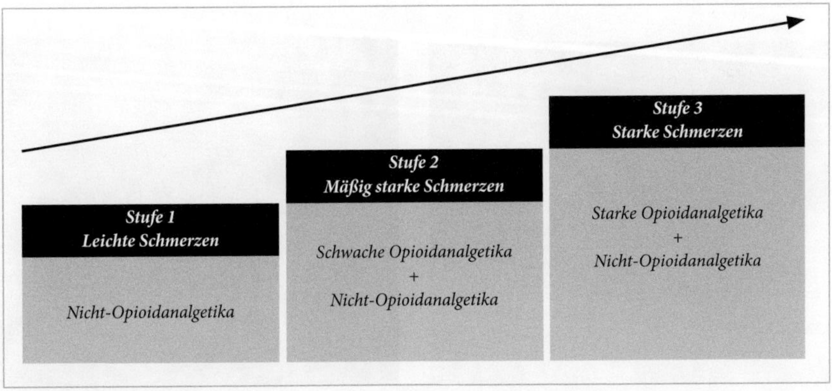

WHO-Stufenschema

Begriff	Erklärung
Xanthelasmen	hellgelbe Platten im Bereich der Augenlider durch Cholesterinablagerungen bei Hypercholesterinämie unten
Xanthome *(Pl.)*	gelbe Knoten in der Haut durch Lipideinlagerung
Yersinien	Erreger (u. a. der Pest), Stäbchenbakterien
Yersiniose	bakterielle Darminfektion durch Yersinien
Z. n.	Zustand **n**ach
Zäkum, Zökum	auch Caecum, Blinddarm S. 30
zentraler Venendruck (ZVD)	Blutdruck in den zentralvenösen Gefäßen (V. cava inferior, V. cava superior) vorm rechten Vorhof des Herzens S. 171
Zentralnervensystem	Gehirn und Rückenmark
Zerebellum	Kleinhirn S. 32
zerebral	das Gehirn betreffend
Zerebrum	Gehirn S. 100
Zerumen	Ohrenschmalz
Zervix	Gebärmutterhals S. 115
-zid	abtötend
Zilien	Wimpern, Wimpernhärchen
Zirkulation	Kreislauf
Zirrhose	Schrumpfung, Verhärtung eines Organs
Zitrat	Zitronensäure
ZNS	▸ **Z**entrales **N**erven**s**ystem
Zökum, Zäkum	Blinddarm S. 30
Zöliakie (Sprue)	durch Glutenunverträglichkeit bedingte Darmschleimhauterkrankung, Gluten ist ein Klebereiweiß in den meisten Getreidesorten
Zoonosen	Infektionskrankheiten, die bei Wirbeltieren vorkommen

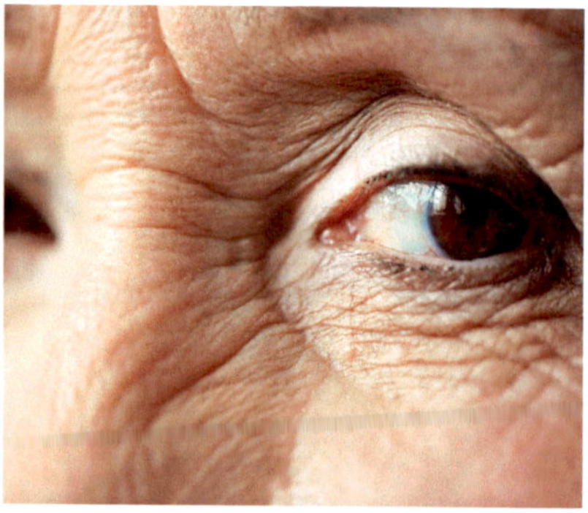

Xanthelasmen

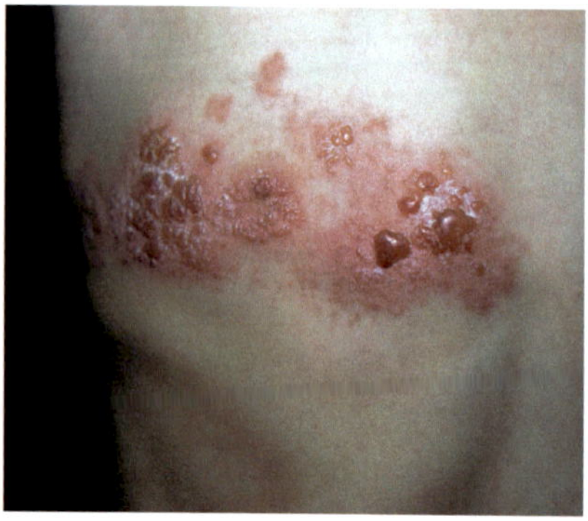

Zoster

Begriff	Erklärung
Zoster	auch Herpes zoster, Gürtelrose, Viruserkrankung der Nervenzellen; Folgekrankheit der Varizellen S. 170
ZVD	▸ **z**entraler **V**enen**d**ruck unten
ZVK	**z**entraler **V**enen**k**atheter
Zwischenmahlzeit	kleine Speise zwischen den Hauptessenszeiten Frühstück, Mittag bzw. Abendessen, v. a. bei Diabetes mellitus zur Blutzuckerregulation
Zyanose	blaurote Färbung von Haut und Schleimhaut aufgrund von Sauerstoffmangel im Kapillarblut
zykl-, zyklo-	Wortteil mit der Bedeutung Ring oder Kreis
Zyklus	immer wiederkehrendes Ereignis; Menstruationszyklus
Zyste	„Blase"; mit Flüssigkeit gefüllter Hohlraum im Gewebe
Zystitis	Harnblasenentzündung
zysto-	Wortteil mit der Bedeutung „Blase"
Zystoskopie	auch Urethrozystoskopie, Harnblasenspiegelung
zyt-, zyto-	Wortteil mit der Bedeutung „Zelle"
zytol.	**zytol**ogisch
Zytol.	**Zytol**ogie
Zytologie	Lehre von den Zellen
Zytomegalie	Virusinfektion, für immungeschwächte Personen gefährlich
Zytoplasma	der gesamte lebende Inhalt einer Zelle (mit Zellflüssigkeit, Zellorganellen und Zellskelett), der nach außen von der Zellmembran umschlossen wird
Zytopenie	Verminderung aller Zellen im Blut, auch Panzytopenie
Zytostatika	Substanzen, die das Zellwachstum hemmen

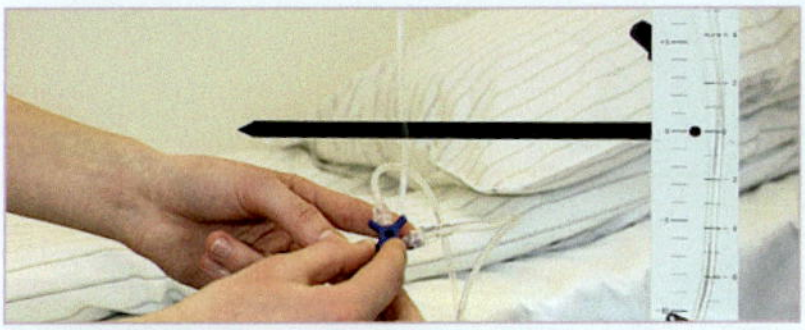

***ZVD-Messung** mit Wassersäule*

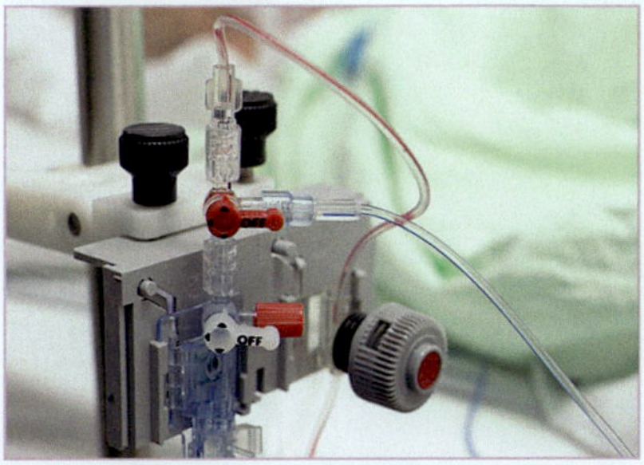

***ZVD-Messung** mit Druckwandler*

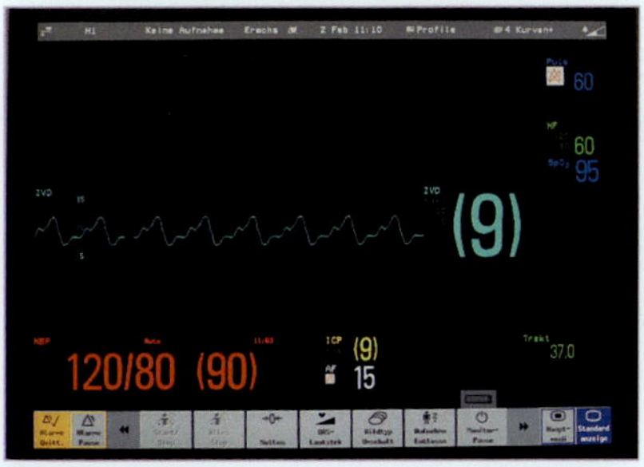

ZVD-Messkurve

A B C D E F G H I J K L M N O P Q R S T U V W X Y Z

Körperachsen und Körperebenen

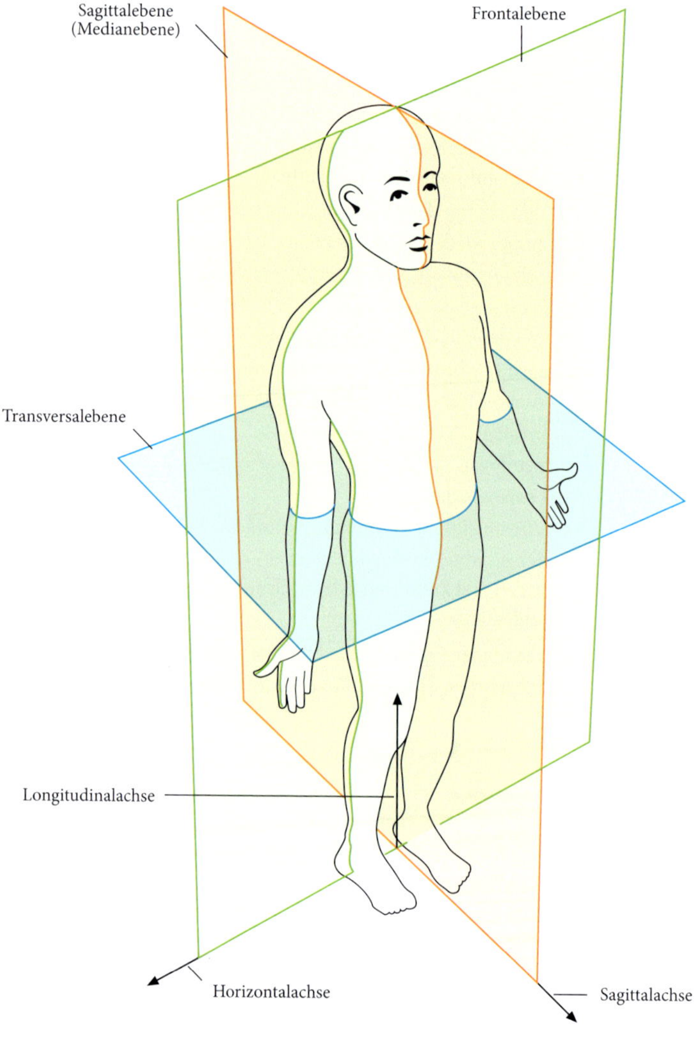

Lage- und Richtungsbeschreibungen

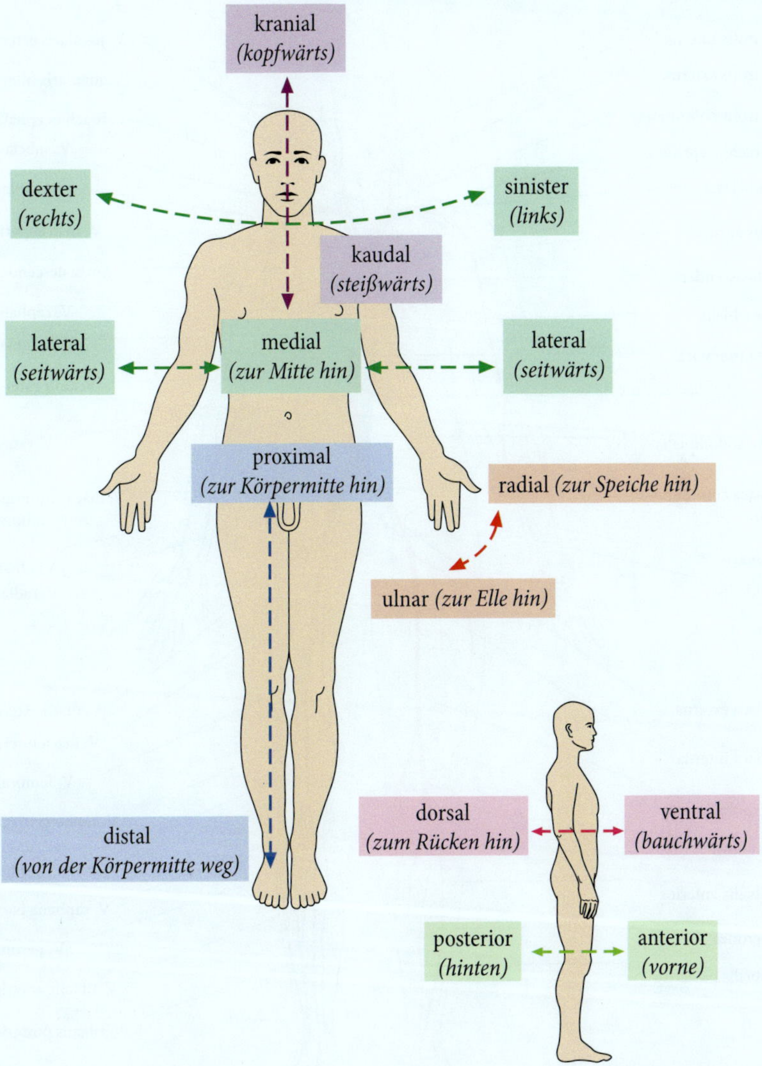

Arterien und Venen

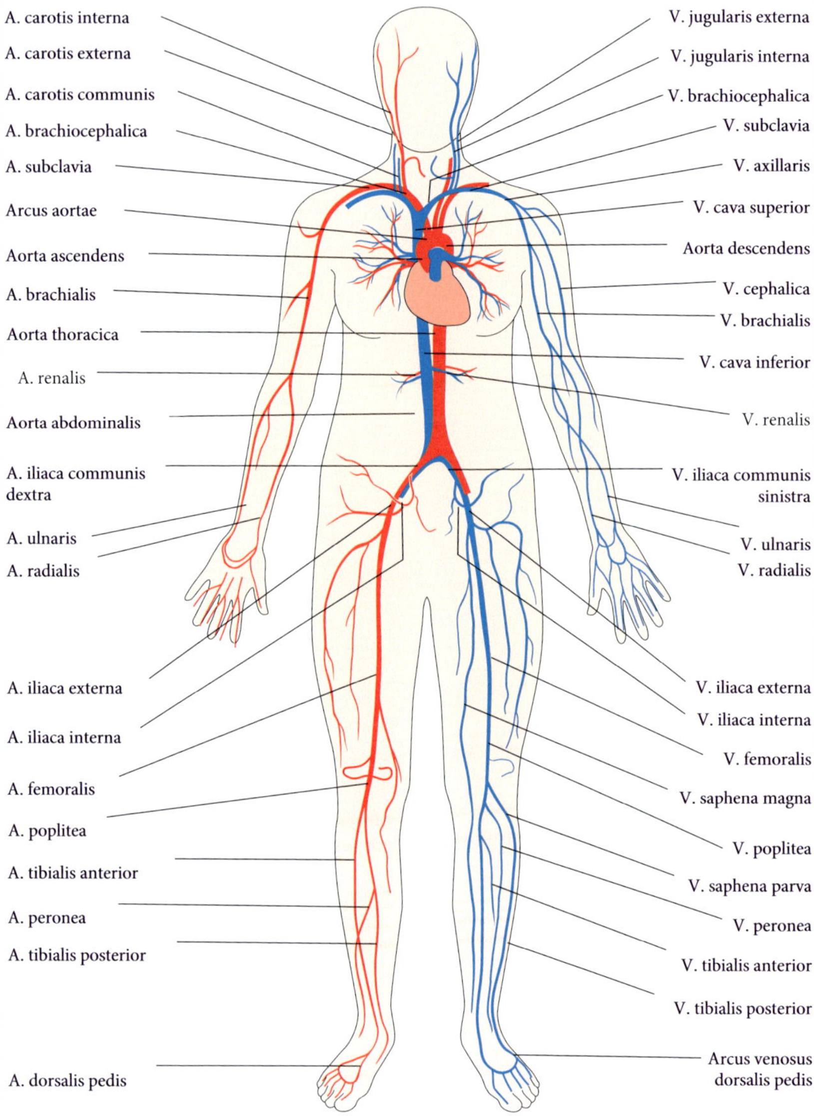

Muskeln

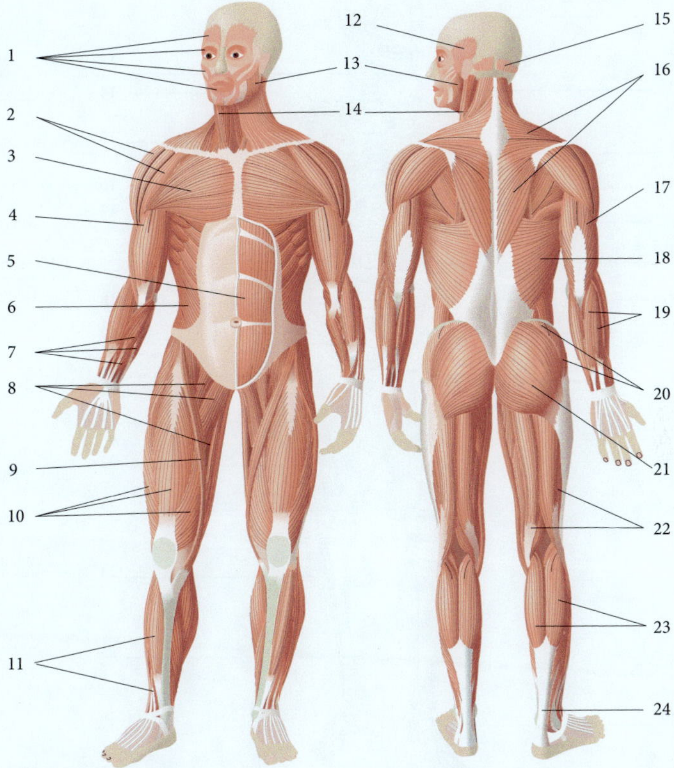

1 mimische Muskulatur
2 Deltamuskel
3 großer Brustmuskel
4 zweiköpfiger Oberarmmuskel – Bizeps
5 gerader Bauchmuskel
6 schräger äußerer Bauchmuskel
7 Hand- und Fingerbeuger
8 Adduktoren
9 Schneidermuskel
10 vierköpfiger Oberschenkelmuskel
11 vordere Schienbeinmuskeln
12 Schläfenmuskel
13 Kaumuskulatur
14 Kopfwender
15 Hinterkopfmuskel
16 Kapuzenmuskel
17 dreiköpfiger Oberarmmuskel – Trizeps
18 breiter Rückenmuskel
19 Hand- und Fingerstrecker
20 mittlerer und kleiner Gesäßmuskel
21 großer Gesäßmuskel
22 zweiköpfiger Oberschenkelmuskel
23 zweiköpfiger Wadenmuskel
24 Achillessehne

Skelett

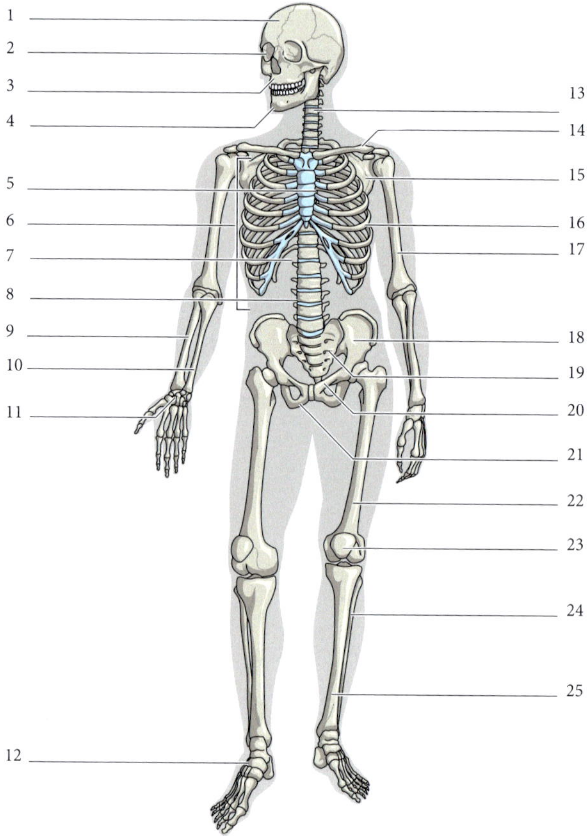

1 Schädel (Cranium)
2 Augenhöhle (Orbita)
3 Oberkiefer (Maxilla)
4 Unterkiefer (Mandibula)
5 Brustbein (Sternum)
6 Brustkorb (Thorax)
7 Rippenbogen (Arcus costalis)
8 Wirbelsäule (Columna vertebralis)
9 Speiche (Radius)
10 Elle (Ulna)
11 Handwurzelknochen (Ossa carpi)
12 Fußwurzelknochen (Ossa tarsi)
13 Halswirbel (Vertebrae cervicales)
14 Schlüsselbein (Clavicula)
15 Schulterblatt (Scapula)
16 Rippen (Costae)
17 Oberarmknochen (Humerus)
18 Darmbein (Os ilium)
19 Kreuzbein (Os sacrum)
20 Schambein (Os pubis)
21 Sitzbein (Os ischii)
22 Oberschenkelknochen (Femur)
23 Kniescheibe (Patella)
24 Wadenbein (Fibula)
25 Schienbein (Tibia)

Die Wirbelsäule

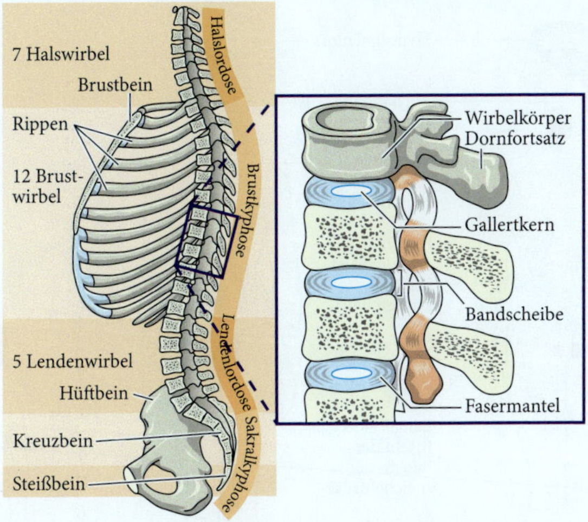

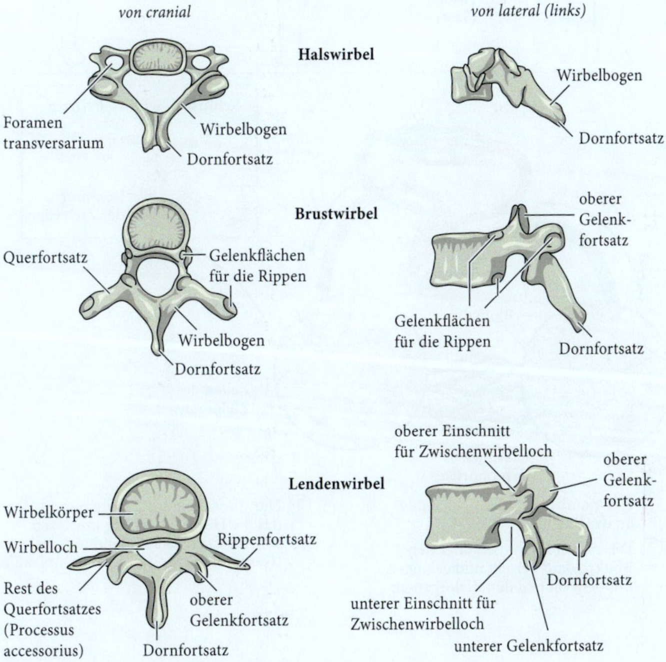

Hormonsystem

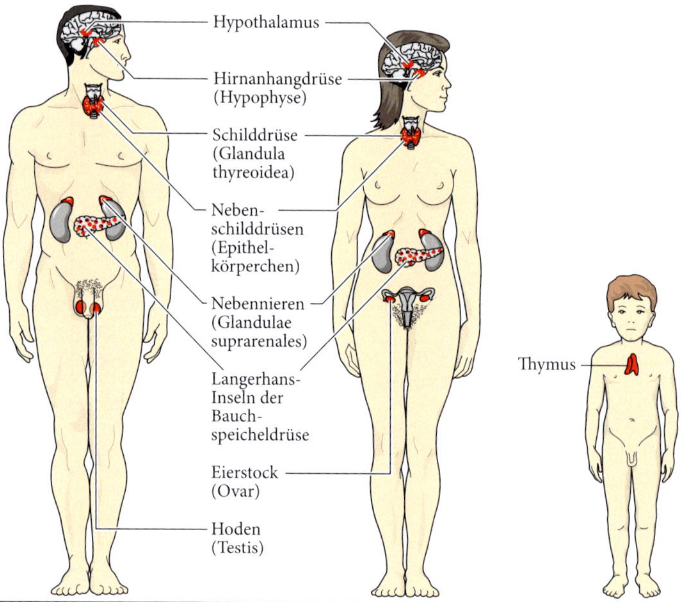

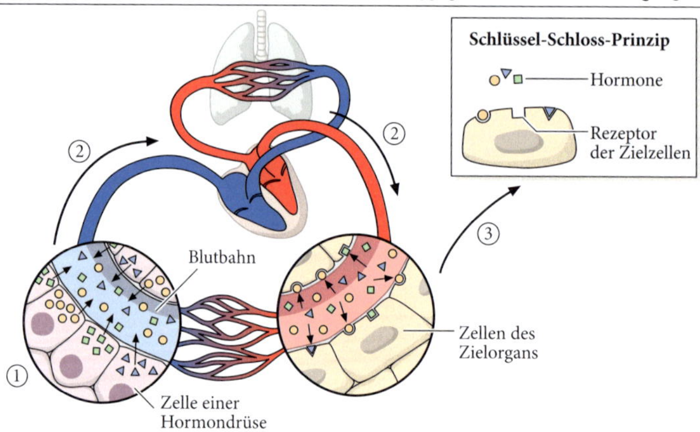

① Hormondrüsen geben Hormone an das Blut ab.

② Die Hormone werden über den Blutkreislauf verteilt und gelangen mit dem Blut zu den Zielorganen.

③ Nur die Zellen des Zielorgans, das die Hormonwirkung umsetzen soll, besitzt passende Bindungsstellen (Rezeptoren) für die Hormonmoleküle.

Hormonsystem

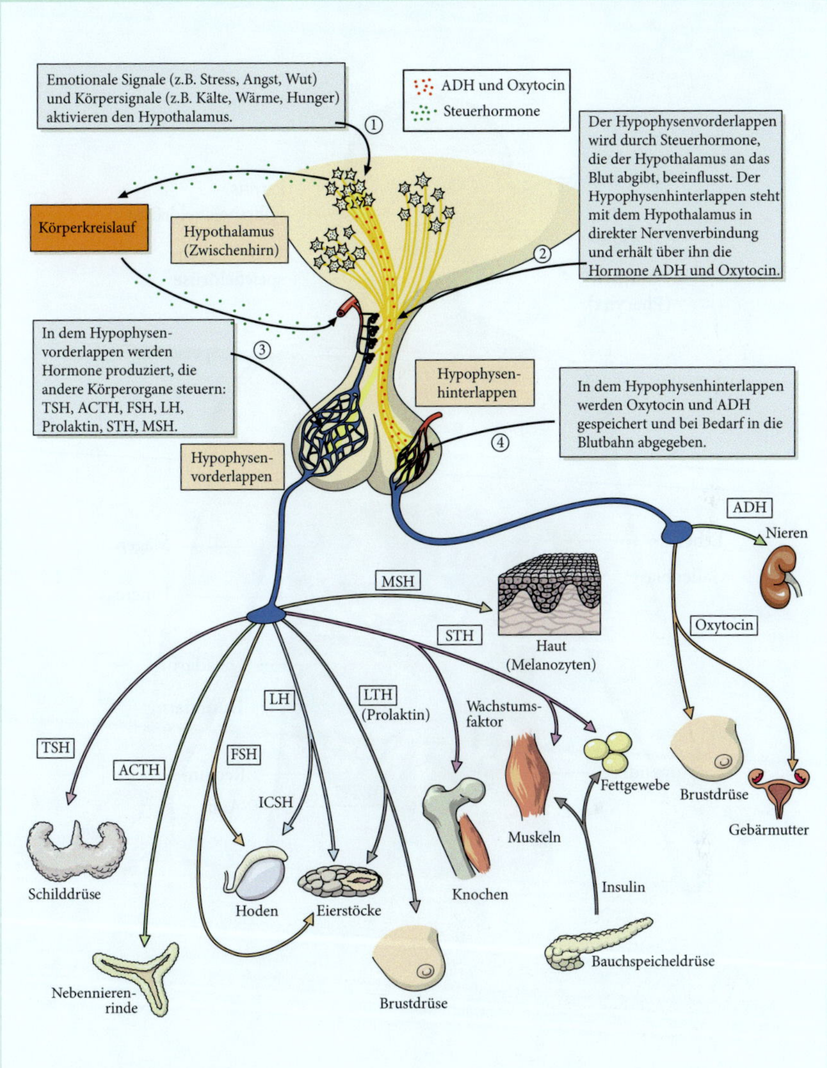

Hypothalamus-Hypophysen-System

Verdauungssystem

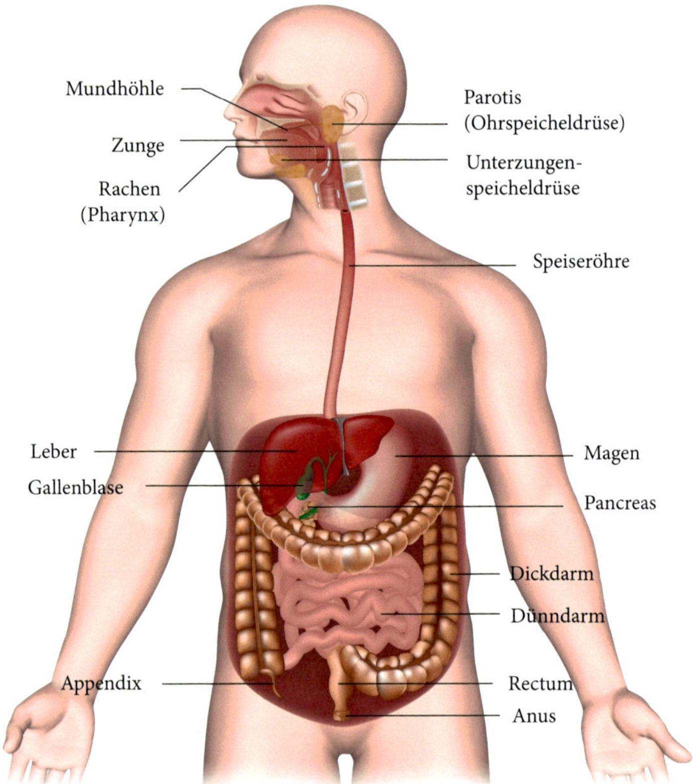

Kohlenhydratstoffwechsel

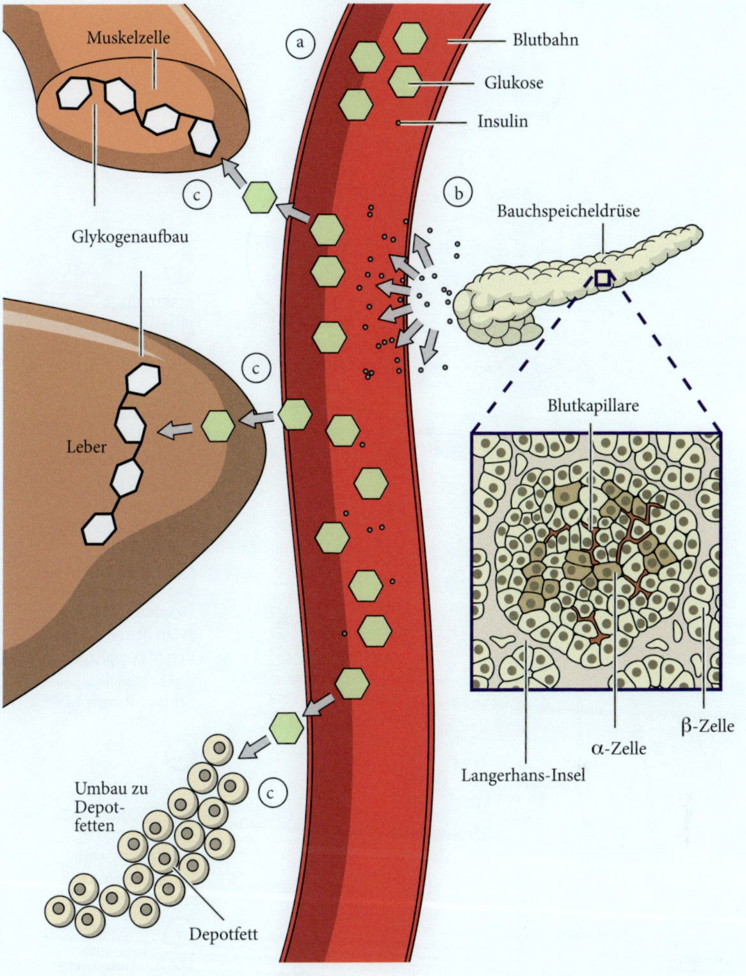

a) Kohlenhydrate aus der Nahrung werden im Darm in einzelne Zuckermoleküle (Glukose) gespalten, die dann in die Blutbahn aufgenommen werden.

b) Die ß-Zellen der Bauchspeicheldrüse reagieren auf den Anstieg der Blutzuckerkonzentration mit einer Insulinausschüttung.

c) Das Insulin gelangt über die Blutbahn zu den Zielgeweben (z. B. Muskel, Leber) und bewirkt dort die Aufnahme von Glukose aus dem Blut in die Zellen und somit die Senkung des Blutzuckerspiegels. Unter Insulinwirkung wird Glukose im Muskel und in der Leber zur Speicherform Glykogen und im Fettgewebe zu Depotfett umgebaut.

***Langerhans-Inseln** und ihre Beteiligung am Kohlenhydratstoffwechsel*

Immunreaktion

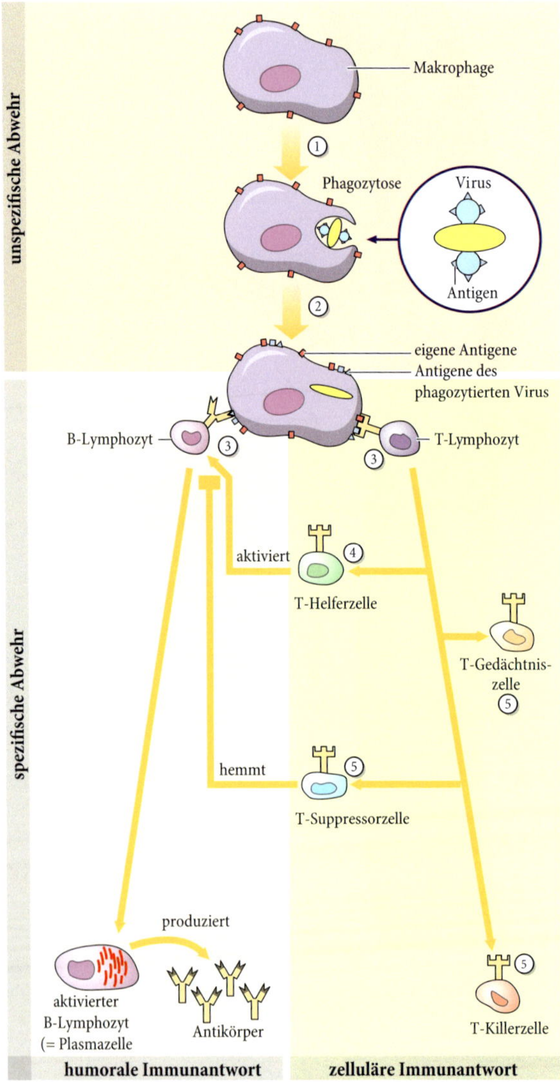

(1)
Makrophage phagozytiert Virus

(2)
Makrophage präsentiert den Lymphozyten eigene Antigene und die Antigene des phagozytierten Virus

(3)
B- und T-Lymphozyten heften sich an den Makrophagen an (Schüssel-Schloss-Prinzip).

(4)
T-Helferzellen aktivieren B-Lymphozyten zur Bildung von Antikörpern.

(5)
Die Immunabwehr wird außerdem durch T-Killerzellen, T-Suppressorzellen und T-Gedächtniszellen unterstützt.

Blutgerinnung

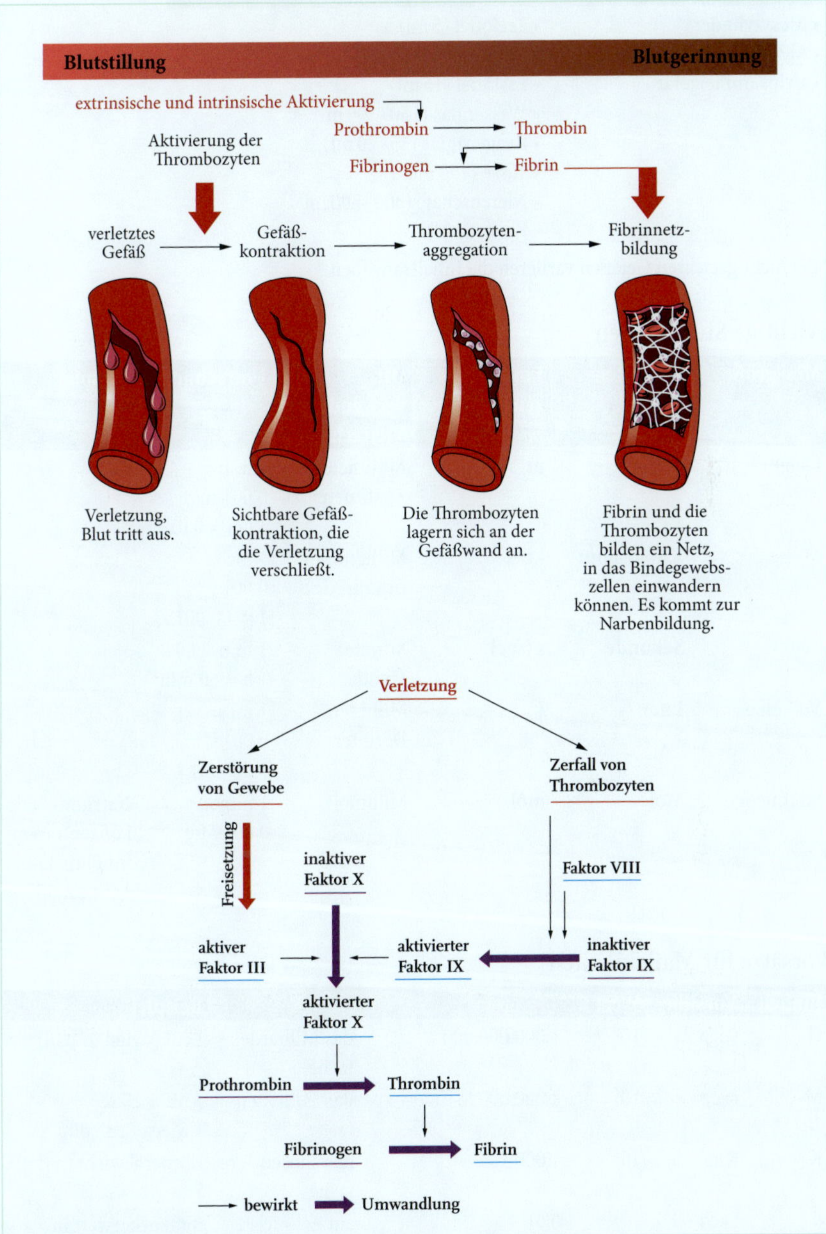

Fibrin und seine Wirkungsweise in der Blutgerinnungskaskade

Messgefäße

Geeichte Messgefäße	Nicht geeichte Messgefäße*
• Messzylinder • Medikamentenglas • Urinsammelgefäß	• Teelöffel (5 ml) • Kinderlöffel (10 ml) • Esslöffel (15 ml) • Wasserglas (150–200 ml) • Reagenzglas (15–20 ml) • Tasse (150 ml) • Nierenschale (300–500 ml) • Eimer (10 l)

*Bei nicht geeichten Gefäßen variieren die Inhaltsangaben

Wichtige SI-Einheiten

Messgröße	Einheitenname	Einheitenzeichen	Oft verwendete Vielfache	Umrechnung	Beispiel
Länge	**Meter**	**m**	Millimeter Zentimeter	1 mm = 0,001 m 1 cm = 0,01 m	
Masse	**Kilogramm**	**kg**	Milligramm Gramm	1 mg = 0,001 g 1 g = 0,001 kg	
Zeit	**Sekunde**	**s (sec)**	Minute Stunde	1 min = 60 s 1 h = 60 min	
Volumen	**Liter**	**L**	Milliliter, Deziliter	1 ml = 0,001 l 1 dl = 0,1 l	
Stoffmenge	**Mol**	**mol**	Millimol	1 mmol = 0,001 Mol	Natrium-konzentration im Blut: 35–145 mmol/l

Vorsätze für Maßeinheiten

Einheit	Vorsilbe	Wert			Beispiel
G	Giga	10^9	1.000.000.000	das Milliarden-fache	Leukozyten in [G/l]
M	Mega	10^6	1.000.000	das Millionen-fache	Antibiotika: 1 Mega Penicillin
K	Kilo	10^3	1.000	das Tausend-fache	Körpergewicht in [kg]
d	Dezi	10^{-1}	0,01	ein Zehntel	Blutzuckerwert in [mg/dl]
z	Zenti	10^{-2}	0,001	ein Hunderstel	Körpergröße in [cm]

Einheit	Vorsilbe	Wert			Beispiel
m	Milli	10^{-3}	0,000.1	ein Tausendstel	Flüssigkeits- ein- und -ausfuhr in [ml]
µ	Mikro	10^{-6}	0,000.001	ein Millionstel	Schilddrüsenhormone in [µg]
n	Nano	10^{-9}	0,000.000.001	ein Milliardstel	Virusgröße in [nm]
p	Piko	10^{-12}	0,000.000.000.001	ein Billionstel	MCH in [pg]
f	Femto	10^{-15}	0,000.000.000.000.001	ein Billiardstel	MCV in [fl]

Beispiel:
Erythrozyt: 7–8 µm (7–8 tausendstel Millimeter)
Virus: 20–250 nm (20–250 millionstel Millimeter)

Epidemiologische Kennzahlen

$$\text{Prävalenz} = \frac{\text{Anzahl bestehender Fälle}}{\text{Gesamtpopulation}} \times 100$$

$$\text{Inzidenz} = \frac{\text{Zahl neuer Fälle innerhalb eines Zeitraums}}{\text{Gesamtpopulation innerhalb eines Zeitraums}}$$

$$\text{Mortalität} = \frac{\text{Anzahl Verstorbener}}{\text{Gesamtpopulation}} \times 100$$

$$\text{Krankheitsspezifische Mortalität} = \frac{\text{Anzahl Verstorbener mit bestimmter Erkrankung}}{\text{Gesamtpopulation}} \times 100$$

$$\text{Letalität} = \frac{\text{Anzahl Verstorbener an einer bestimmten Erkrankung}}{\text{Gesamtanzahl der Erkrankungsfälle}} \times 100$$

$$\text{Relatives Risiko} = \frac{\text{Inzidenz der exponierten Vergleichsgruppe}}{\text{Inzidenz der nicht exponierten Vergleichsgruppe}}$$

Berechnungen im pflegerischen Alltag

Berechnungen zur Infusionstherapie

Beim Umgang mit Infusionen sind Tropfgeschwindigkeit und die Gesamtlaufzeit einer Infusion zu bestimmen.

Vorraussetzungen:
- 1 Tropfen pro Minute entspricht 3 ml pro Stunde (60 Tropfen)
- bei Normalgerät: 20 Tropfen wässriger Lösung entsprechen 1 ml
- bei Minitropfgerät: 60 Tropfen wässriger Lösung entsprechen 1 ml

Formel zur Berechnung für ein Normalgerät:
Tropfgeschwindigkeit:

Beispiel: $\frac{500 \text{ ml} \times 20}{5 \text{ h} \times 60} = 33 \text{ Tropfen/min}$

Berechnungen zur dezentralen Sauerstofftherapie

Formel zur Berechnung

$$\text{Sauerstoffvorrat pro Minute} = \frac{\text{Volumen der Flasche [l] x vorhandener Flaschendruck [bar]}}{\text{angeordnete Literzahl pro min}}$$

Beispiel

Volumen = 10 l, Druck = 150 bar, angeordnete Literzahl pro min = 2 l/min

a) Restinhalt in Litern = Volumen x Druck
$$= 10\,\text{l} \times 150\,\text{bar}$$
$$= 1500\,\text{l}$$

b) Sauerstoffvorrat
$$= \frac{\text{Restinhalt in Litern}}{\text{angeordnete Literzahl pro min}}$$
$$= \frac{1500\,\text{l}}{2\,\text{l/min}}$$
$$= \frac{750\,\text{min}}{60} = 12{,}5\,\text{Std.}$$

Berechnungen zur Insulin- und Heparintherapie

Vorrausetzungen

- standardmäßig enthält 1 ml Insulinlösung 40 IE, seltener auch 100 IE (Internationale Einheiten)
- die Heparin-Konzentrationen ist je nach Hersteller unterschiedlich, z. B.
  - Stechampullen mit 4 ml = 100 000 IE
  - Stechampullen mit 5 ml = 25 000 IE
  - Glasampullen mit 1 ml = 20 000 IE u. a.

Formel zur Berechnung:

$$\text{gegebene Insulin- bzw- Heparinkonzentration pro ml} = \frac{\text{gewünschte IE}}{\text{gesuchte Insulinmenge [ml]}}$$

$$\text{gesuchte Insulin- bzw. Heparinmenge [ml]} = \frac{\text{gewünschte IE}}{\text{gegebene Konzentration in IE pro ml}}$$

Beispiel:

Konzentration = $40\,\frac{\text{IE}}{\text{ml}}$, gewünschte IE = 20,

Insulinmenge
$$= \frac{\text{gewünschte IE}}{\text{gegebene Konzentration in IE x 1 ml}}$$
$$= \frac{20}{40\,\text{IE} \times 1\,\text{ml}}$$
$$= 0{,}5\,\text{ml}$$

Berechnungen zur Lösungsherstellung

Die Konzentration wird in Prozent (%) oder Promille (‰) angegeben. Prozent bedeutet, dass sich in 100 (ml bei Flüssigkeiten bzw. g bei Feststoffen) n % Anteile befinden, z. B.:

- in 100 ml 3 %-iger Zuckerlösung befinden sich 3 g Zucker
- in 100 ml 5 %-iger Alkohollösung befinden sich 5 ml Alkohol.

Promille bedeutet, dass sich in 1000 (ml bei Flüssigkeiten bzw. g bei Feststoffen) n ‰ Anteile befinden. z. B.:

- in 1000 ml 3‰-iger Zuckerlösung befinden sich 3 g Zucker
- in 1000 ml 5‰-iger Alkohollösung befinden sich 5 g Alkohol

Normwerte

Abweichungen weisen nicht automatisch auf eine Krankheit hin und Normwerte stehen nicht für absolute Gesundheit. Entsprechend dem Alter und Geschlecht des Menschen sowie der Tageszeit und Messmethode können die Werte abweichen. Nach den Symbolen ↓↑ folgen mögliche Ursachen für die kritischen Werte über (↑) bzw. unter (↓) den angegebenen Normbereichen.

Blutbild, Gerinnung

Laborparameter	Normwerte
Blutkörperchensenkungsgeschwindigkeit (BSG)	Männer: 3–8 mm (1 h), 5–18 mm (2 h) Frauen: 6–11 mm (1 h), 6–20 mm 2(h) ↑ Entzündungen
Erythrozytenzahl	Männer: 4,8–5,9 x 10^6/µl Frauen: 4,3–5,2 x 10^6/µl ↑ Exsikkose ↓ Anämie
Fibrinogen	200–400 mg/dl ↓ Blutungsgefahr
Hämatokrit (Hkt)	Männer: 40–54 Vol.-% Frauen: 37–47 Vol.-%
Hämoglobin (Hb)	Männer: 14–18 g/dl, Frauen: 12–16 g/dl ↓ mangelnde Sauerstoffstättigung
Leukozytenzahl	4,0–10,0 x 10^3/µl ↑ Entzündung ↓ Vergiftungen, Viruserkrankung
mittlere Hämoglobinkonzentration des Einzelerythrozyten (MCHC)	32–36 g Hb/dl
mittlerer Hämoglobingehalt der Erythrozyten (MCH)	26–34 pg
mittleres Zellvolumen (MCV)	80–94 fl ↓ Eisenmangel
Thromboplastinzeit International Normalized Ratio (INR)	um 1, therapeutisch 2–4, (Standardtest)
Partielle Thromboplastinzeit (PTT)	20–40 s
Plasmathrombinzeit (PTZ)	14–21 s
Thrombozytenzahl	150–400 x 10^3/µl ↓ Blutungsgefahr

Blutgase und Säure-Basen-Haushalt

Laborparameter	Normwerte
sO_2	Sauerstoffsättigung 90–96 % ↓ Lungenemphysem, Asthma
pCO_2	35–45 mmHg (kritisch bei Werten < 19 bzw. > 67)
pH Standard-Bicarbonat	7,34–7,45 22–26 mmol/l ↓ lebensbedrohliche Azidose ↑ lebensbedrohliche Alkalose
pO_2	65–100 mm Hg (kritisch bei Werten < 43 bzw. > 80)

Enzyme (Leber, Pankreas, Muskelzellen)

Laborparameter	Normwerte
Alkalische Phosphatase (AP)	65–120 U/l ↑ im Wachstum, Lebererkrankungen
Alpha-Amylase	70–100 U/l ↑ Pankreatitis 100–2000 U/l
Angiotensin Converting Enzyme (ACE)	8–62 U/l ↓ Blutdrucksenkende Medikamente
Cholinesterase (CHE)	3000–12000 U/l ↓ Leberzirrhose
Kreatinkinase-Isoenzym MB (CK-MB)	< 24 U/l ↑ Herzinfarkt
Gamma-Glutamyl-Transferase (μ-GT)	< 55 U/l ↑ Pankreatitis, Hirninfarkt
Glutamat-Oxalacetat-Transaminase (GOT), Aspartat-Aminotransferase (AST)	< 50 U/l ↑ Lebererkrankungen
Glutamat-Pyruvat-Transaminase (GPT); Alanin-Amino-Transferase (ALT; ALAT)	< 60 U/l ↑ Leber- und Gallenerkrankungen, Herzinsuffizienz, Vergiftungen
Laktat-Dehydrogenase (LDH)	< 240 mmol/l ↑ chronische Leukämie, Hämolyse
Lipase	30–190 U/l ↑ akute Pankreatitis
saure Phosphatase	< 4,3 – 13,5 U/l ↑ Knochenerkrankungen, Leukämie
saure Prostata-Phosphatase	< 3,5 U/l ↑ Prostatakarzinom

Lipidelektrophorese

Laborparameter	Normwerte
Ammoniak	Männer: 19–80 µg/dl Frauen: 25–94 µg/dl ↑ Lebererkrankungen
Bilirubin, direkt Bilirubin, gesamt	0,05–0,3 mg/dl 0,2–1,1 mg/dl ↑ Gallen- und Lebererkrankungen, Vergiftungen
Harnsäure	2,6–6,5 mg/dl < 13 mg/dl: akutes Nierenversagen, Gicht

Niere und Elektrolythaushalt (Serumwerte)

Laborparameter	Normwerte
Chlorid	98–112 mmol/l ↓ Exsikkose, Erbrechen
Harnstoff-N	4,7–24 mg/dl >100 mg/dl: akutes Nierenversagen
Kalium	3,5–5,0 mmol/l < 2,8 mmol: Herzstillstand < 6,2 mmol: Herzrhythmusstörungen
Kalzium	2,15–2,65 mmol/l < 1,65: Tetanie < 3,5 Koma, Niereninsuffizienz
Kreatinin	0,7–1,3 mg/dl ↓ Kachexie ↑ Exsikkose, Niereninsuffizienz
Magnesium	0,75–1,1 mmol/l ↓ Erbrechen, Diarrhoe
Natrium	135–144 mmol/l < 120 mmol/l: Niereninsuffizienz, Schock < 160 mmol/l: Herzinsuffizienz, Ödembildung

Plasmaproteine

Laborparameter	Normwerte
Gesamteiweiß im Liquor	15–45 mg/dl ↑ Blutung und/oder akute Infektion
Gesamteiweiß im Serum	6,6–8,5 g/dl ↓ Kachexie, Leberzirrhose

Stoffwechsel

Laborparameter	Normwerte
Blutglukose (nüchtern)	70–100 mg/dl ↓ Hyoglykämie ↑ Hyperglykämie, Diabetes mellitus
Cholesterin, gesamt	< 200 mg/dl (< 5,2 mmol/l)
HDL-Cholesterin	> 40 mg/dl (> 1 mmol/l)
LDL-Cholesterin	< 150 mg/dl (< 3,9 mmol/l) Fettstoffwechselstörungen
C-Peptid	1,1–3,6 µg/l ↓ Diabetes mellitus Typ I ↑ Pankreastumor
Glykosyliertes Hämoglobin (HbA_1C)	ca. 5–6,4 % des Gesamthämoglobins Wichtiger Wert bei Diabetes mellitus, der einen Rückschluss auf den Blutzuckergehalt der letzten zwei bis drei Monate erlaubt.

Vitamine und Metalle

Laborparameter	Normwerte
Ferritin	30–400 µg/l
Vitamin A	65–275 U/dl
Vitamin B_1	1,6–4,4 µg/dl
Vitamin B_{12}	310–1100 pg/ml
Vitamin B_2	49–104 µg/l
Vitamin B_6	3,6–18 µg/l
Vitamin E	5–20 µg/ml
Zink	55–150 µg/dl

Vitalzeichen

Vitalzeichen	Normwerte
Blutdruck	Erwachsene: systolisch 120–130 mmHg diastolisch: 80–85mmHg ↓ Hypotonie: systolisch < 100 mmHg, diastolisch < 60 mmHg ↑ Hypertonie: systolisch > 140 mmHg, diastolisch > 90 mmHg
	Säugling: 90–60 mmHg
	Kleinkind: 95–65 mmHg
	Schulkind: 105–70 mmHg

Vitalzeichen	Normwerte
Pulsfrequenz	Säugling: 120–140 Pulschläge pro Minute
	Kleinkind: 120 Pulsschläge pro Minute
	Schulkind: 100 Pulsschläge pro Minute
	Jugendliche/Erwachsene: 60–80 Pulsschläge pro Minute
	Senior: 70–90 Pulsschläge pro Minute ↓ Bradykardie (< 60 Pulsschläge pro Minute) ↑ Tachykardie (< 100 Pulsschläge pro Minute)
Atemfrequenz	Säugling: 50 Atemzüge proMinute
	Kleinkind: 30–40 Atemzüge pro Minute
	Schulkind: 20–30 Atemzüge pro Minute
	Jugendliche/Erwachsene: 12–16 Atemzüge pro Minute ↓ Bradypnoe (verlangsamte Atemfrequenz) ↑ Tachypnoe (beschleunigte Atemfrequenz)
Körpertemperatur	< 36,3 °C (Untertemperatur) > 36,3–37,4 °C (Normaltemperatur) > 37,4–38,0 °C (subfebrile Temperatur) > 38,0–39,0 °C (mäßiges Fieber) > 39,0–39,9 °C (hohes Fieber) > 39,9 °C (sehr hohes Fieber, septisches Fieber)

Fotos
S. 19.1: panthermedia/Leung Cho Pan;
S. 19.2: Shutterstock/Kenneth Sponsler;
S. 21.1: mauritius images/alamy stock photo;
S. 21.2: stock.adobe.com/Dan Race;
S. 25.1: A1 PIX/YourPhotoToday;
S. 30.1: mauritius images/Science Source/Stem Jems;
S. 30.2: Shutterstock/Blamb;
S. 31: shutterstock/Alila Medical Media;
S. 33.2: Shutterstock/ Suttha Burawonk;
S. 37.1: Shutterstock/Luis Lauro;
S. 37.2: /contrastwerkstatt;
S. 39: picture alliance/dpa infografik;
S. 40.1: Shutterstock/Chalkom;
S. 42.1: stock.adobe.com/vchalup;
S. 42.2: stock.adobe.com/vchalup;
S. 43: mauritius images/Science Source/Michael Abbey;
S. 44.2: stock.adobe.com/satyrenko;
S. 44.3: picture alliance/Eventpress Ho;
S. 49.4: stock.adobe.com/Andrew Dorey;
S. 51.3: mauritius images/BSIP SA/Alamy;
S. 56.1: Okapia/Stanford eye clinic/NAS/OKAPIA;
S. 56.2: dpa Picture-Alliance/Wissen Media Verlag/Picture-Allia;
S. 57.1: Shutterstock/Nerthuz;
S. 57.2: Shutterstock/Ilusmedical; 58.1: stock.adobe.com/Bilderzwerg;
S. 58.2: mauritius images/BSIP SA/Alamy;
S. 59.1: stock.adobe.com/Peter Atkins;
S. 59.3: doc-stock health & wellness/Phototake;
S. 60.1: doc-stock health & wellness/Phototake;
S. 62: stock.adobe.com/Cherries;
S. 63.1: stock.adobe.com/pholidito;
S. 63.2:
S. Weiss, Potsdam;
S. 64.2: stock.adobe.com/Sagittaria;
S. 65.1: YourPhotoToday/BSIP;
S. 66: Shutterstock/Tefi;
S. 67.3: stock.adobe.com/Cherries;
S. 70.1: A1 PIX YourPhotoToday/Amelie Benoist;
S. 70.2: stock.adobe.com/Łukasz Szczepański;
S. 75.1: Shutterstock/GOLFX;
S. 75.2: shutterstock/Gajus;
S. 77.1: Colourbox;
S. 78.1: stock.adobe.com/Herjua,
S. 78.2: stock.adobe.com/b4producer;
S. 80.1-6: stock.adobe.com/chanawit;
S. 87.1: mauritius images/BSIP SA/Alamy;
S. 87.2: stock.adobe.com/Bilderzwerg;
S. 89.1: stock.adobe.com/Johannes Menk;
S. 91.2: stock.adobe.com/Bilderzwerg;
S. 93: dpa Picture-Alliance/OKAPIA/Dr.med.J.P.Müller/OKAPIA KG, Ge;
S. 96: Karen Mall;
S. 98.1: stock.adobe.com/digitale fotografien;
S. 98.2: doc-stock health & wellness/MediaforMedical/Warrick G.;
S. 99.1: Clip Dealer/burtsevserge;
S. 99.2: shutterstock/joshya;
S. 101.1: Shutterstock/Juan Gaertner;
S. 103.1: stock.adobe.com/Jörg Lantelme;
S. 103.2: stock.adobe.com/Tobilander;
S. 105.2: doc-stock health & wellness/BSIP;
S. 105.3: mauritius images/Science Source/Biophoto Associates;
S. 106: Shutterstock/sciencepics;
S. 111.1: Shutterstock/Amawasri Pakdara;
S. 111.2: Shutterstock/vchal;
S. 116.1: doc-stock health & wellness/Imagebroker RM/F1online;
S. 116.3: stock.adobe.com/M.Dörr & M.Frommherz;
S. 119.1: Colourbox/Barabasa;
S. 120.1: Shutterstock/mayer kleinostheim;
S. 120.2: Fresenius Kabi Deutschland GmbH, Bad Homburg;
S. 121.1: stock.adobe.com/oguzdkn;
S. 124.2: doc-stock health & wellness/sciencephoto;
S. 125.1: dpa Picture-Alliance/OKAPIA/Dr.med.J.P.Müller/OKAPIA KG, Ge;
S. 125.2: stock.adobe.com/Robert Kneschke;
S. 127.1: stock.adobe.com/meenon;
S. 127.2: shutterstock/Sebastian Kaulitzki;
S. 133.2: F1online/doc-stock health & wellness;
S. 135: Shutterstock/NoPainNoGain;
S. 146.1: mauritius images/Holger Burmeister/Alamy;
S. 146.2: F1online/doc-stock health & wellness/Custom Medical;
S. 146: stock.adobe.com/Thomas Zagler:
S. 152.2: mauritius images/BSIP SA/Alamy;
S. 153.1: Shutterstock/Microgen;
S. 156.1: F1online/doc-stock health & wellness/Custom Medical;
S. 156.2: Colourbox;
S. 159.1: Dr. Robert Ofenloch, Universitätsklinikum Heidelberg/© Diepgen TL, Yihune G et al. Dermatology Online Atlas (www.dermi S.net). Reprinted with permission;
S. 160.1: Trusetal Verbandstoffwerke GmbH, Schloss Holte-Stukenbrock;
S. 160.2: dpa Picture-Alliance/Klaus Rose;
S. 161.a: dpa Picture-Alliance/chromorange;
S. 161.b: Shutterstock/Darq;
S. 168.1: F1 online/doc-stock health & wellness/CAVALLINI JAMES/BSIP;
S. 168.3: Picture-Alliance/Globus;
S. 170.1: stock.adobe.com/pressmaster;
S. 170.2: F1online/ doc-stock health & wellness/Custom Medical;
S. 180: shutterstock/Alila Medical Media

Illustrationen
Heinisch G., Berlin (Illustrationen): S. 26.1+2, 82, 97.1-4, 122, 134, 157
Kramer, A., Stuttgart (Illustrationen): S. 165
Krüper W., Bielefeld (Fotos): S. 49.3, 51.1+2, 91.2, 116.2, 131, 171.1–3
Mair J., München (Illustrationen): S. 11, 12, 15, 20.1+2, 22.1+2, 24, 25.2, 26.2, 28, 29.1+2, 32.1+2, 33.1, 37.3, 40.2, 41, 42.2, 45, 46.1+2, 47, 48, 50, 52, 53, 55, 59.2, 60.2, 64.1, 65.2, 67.1, 76, 77.2, 79, 83, 85, 90, 95.1+2, 100, 101.2, 102, 105.1, 108, 110, 113, 114, 117, 121.2, 123, 124.1, 133.1, 136, 138, 143, 145, 151, 152.1, 153.2, 154, 159.2, 161.3, 162.2, 163, 164, 168.2, 172, 173, 176, 177, 178, 179, 181, 182, 183
Raichle G., Ulm (Illustrationen): S. 36, 49.1+2, 65.3, 67.2, 68, 81, 112, 115, 118, 119.2, 128, 140.1, 148, 174, 175
Welz N., Berlin (Illustrationen): Vorsatz S. 2, S. 17, S. 44.1

Pflegias

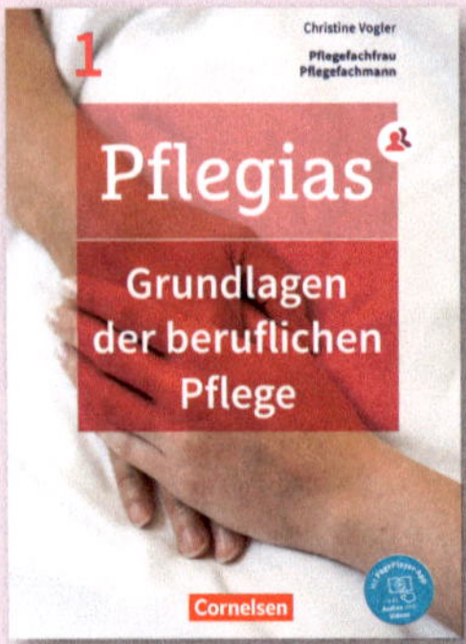

Pflegias Band 1
978-3-06-451223-8

Die Reihe „Pflegias“ steht für ein neues Pflegelehrbuch, das einem modernen Bild der Pflege entspricht. Der erste Band, „Grundlagen der beruflichen Pflege“, erläutert Basiskonzepte und Querschnittsaufgaben der Pflege. Hier werden das berufliche Selbstverständnis, die verschiedenen Gruppen von Akteuren, die unterschiedlichen Settings der Versorgung sowie bereichsübergreifende pflegerische Tätigkeiten und Prinzipien thematisiert.

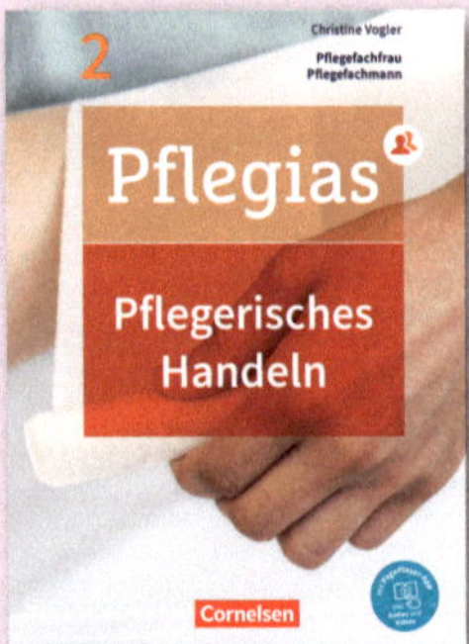

Pflegias Band 2
978-3-06-451225-2

Der Band „Pflegerisches Handeln“ umfasst Phänomene und pflegerische Handlungen sowie die dazugehörigen Grundlagen aus den Bezugswissenschaften. Hier geht es zunächst um Prävention und Beratung, um die Förderung der Gesundheitskompetenz in diesem Bereich. Danach werden Pflegeinterventionen beschrieben, die pflegebedürftige Menschen in diesem Bereich unterstützen.

Im zweiten Teil jedes Kapitels werden die theoretischen Grundlagen aus den relevanten Bezugswissenschaften dargestellt.